Taschenatlas Röntgenanatomie

Torsten B. Möller
Emil Reif

6., unveränderte Auflage
243 Abbildungen

Georg Thieme Verlag
Stuttgart · New York

Dr. med. Torsten B. Möller
Dr. med. Emil Reif
Gemeinschaftspraxis
Radiologie und Nuklearmedizin
Werkstraße 1
66763 Dillingen/Saar

Bibliografische Information der Deutschen Nationalbibliothek

Die Deutsche Nationalbibliothek verzeichnet diese Publikation in der Deutschen Nationalbibliografie; detaillierte bibliografische Daten sind im Internet über http://dnb.d-nb.de abrufbar.

1. Auflage 1991
2. Auflage 1998
3. Auflage 2006
4. Auflage 2010
5. Auflage 2014

1. englische Auflage 1992
2. englische Auflage 1999
3. englische Auflage 2010
1. französische Auflage 2004
1. griechische Auflage 1992
2. griechische Auflage 2002
1. italienische Auflage 1996
2. italienische Auflage 2007
1. japanische Auflage 1995
2. japanische Auflage 2000
3. japanische Auflage in Vorbereitung
1. portugiesische Auflage 2001
1. russische Auflage 2006
1. spanische Auflage 1994
2. spanische Auflage 2001
3. spanische Auflage in Vorbereitung
1. türkische Auflage 2001

Rüdigerstraße 14
70469 Stuttgart
Deutschland
Telefon: +49/(0)711/8931-0
Unsere Homepage: www.thieme.de

Printed in Germany

Umschlaggestaltung: Thieme Verlagsgruppe
Satz: Primustype Hurler GmbH, Notzingen
gesetzt aus Textline mit Herkules Pro
Druck: AZ Druck und Datentechnik GmbH

ISBN 978-3-13-240377-2 1 2 3 4 5 6

Auch erhältlich als E-Book:
eISBN (PDF) 978-3-13-240378-9

Wichtiger Hinweis: Wie jede Wissenschaft ist die Medizin ständigen Entwicklungen unterworfen. Forschung und klinische Erfahrung erweitern unsere Erkenntnisse, insbesondere was Behandlung und medikamentöse Therapie anbelangt. Soweit in diesem Werk eine Dosierung oder eine Applikation erwähnt wird, darf der Leser zwar darauf vertrauen, dass Autoren, Herausgeber und Verlag große Sorgfalt darauf verwandt haben, dass diese Angabe **dem Wissensstand bei Fertigstellung des Werkes** entspricht.
Für Angaben über Dosierungsanweisungen und Applikationsformen kann vom Verlag jedoch keine Gewähr übernommen werden. **Jeder Benutzer ist angehalten**, durch sorgfältige Prüfung der Beipackzettel der verwendeten Präparate und gegebenenfalls nach Konsultation eines Spezialisten festzustellen, ob die dort gegebene Empfehlung für Dosierungen oder die Beachtung von Kontraindikationen gegenüber der Angabe in diesem Buch abweicht. Eine solche Prüfung ist besonders wichtig bei selten verwendeten Präparaten oder solchen, die neu auf den Markt gebracht worden sind. **Jede Dosierung oder Applikation erfolgt auf eigene Gefahr des Benutzers.** Autoren und Verlag appellieren an jeden Benutzer, ihm etwa auffallende Ungenauigkeiten dem Verlag mitzuteilen.

Trotz Einführung des digitalen Röntgens hat sich an der Erstellung, der Beurteilung und vor allem an der Bedeutung des Wissens um die anatomischen Details konventioneller Röntgenbilder in den letzten Jahren nichts Grundsätzliches geändert. Beleg hierfür ist dieses Buch. Die weite Verbreitung, über die wir uns sehr freuen, war zusätzlicher Ansporn, an vielen Details herumzufeilen, noch bessere Einstellungen in das Buch aufzunehmen, Zeichnungen auszutauschen und einige Röntgenaufnahmen neu aufzunehmen. Die Gliederung hält sich dabei weiterhin streng an die „Röntgennormalbefunde" und an den „Taschenatlas der Einstelltechnik". Wir möchten so ohne größere Überschneidungen jeweils ein bestimmtes Kapitel der konventionellen Röntgendiagnostik kurz und präzise darstellen, dem Leser aber trotzdem die Möglichkeit geben, ebenso übersichtlich einen anderen Aspekt der gleichen Materie, der möglicherweise zu einem anderen Zeitpunkt für ihn wichtig ist, zu erfassen. Der gleiche einheitliche Stil und die gleichen Röntgenbilder dienen als Klammer, um das Lesen, Lernen oder Nachschlagen leicht zu machen.

Dillingen

Torsten B. Möller
Emil Reif

Skelettdiagnostik *1*

Schädel *2*
Schädel p.-a. *3*
Schädel, seitlich *5*
Hinterhauptsaufnahme nach Towne *7*
Nasennebenhöhlen okzipitomental *9*
Nasennebenhöhlen okzipitofrontal *11*
Orbita p.-a. *13*
Orbitaaufnahme nach Rhese *15*
Oberkiefer *17*
Unterkieferast *19*
Unterkiefer nach Clementschitsch *21*
Orthopantomogramm des Kiefer- und Gesichtsschädels *23*

Schädel – Nasenskelett seitlich *24*
Jochbogen *25*

Schädel *26*
Schädelbasis *27*
Pyramidenvergleichsaufnahmen nach Altschul *29*
Felsenbein nach Schüller *31*
Felsenbein nach Stenvers *33*
Felsenbein nach Mayer *35*
Sella seitlich *37*
Sella a.-p. *39*

Wirbelsäule *40*
Ganzaufnahme der Wirbelsäule a.-p. *41*
Halswirbelsäule a.-p. *43*
Halswirbelsäule seitlich *45*
Halswirbelsäule schräg *47*
Brustwirbelsäule a.-p. *49*
Brustwirbelsäule seitlich *51*
Lendenwirbelsäule a.-p. *53*
Lendenwirbelsäule seitlich *55*
Lendenwirbelsäule schräg *57*
Becken a.-p. *59*
Becken a.-p. (Kind) *61*
Beckenaufnahme nach Martius *63*
Beckenaufnahme nach Guthmann *65*
Ala-Aufnahme des Beckens *67*
Obturatoraufnahme des Beckens *69*
Iliosakralgelenk a.-p., 30° ipsilateral angehoben *71*
Kreuzbein a.-p. *73*
Kreuzbein seitlich *75*
Steißbein a.-p. *77*
Steißbein seitlich *79*

Obere Extremität *80*
Knöcherner Hemithorax *81*
Sternum a.-p. *83*
Sternum seitlich *85*
Beide Schultern a.-p. unter Belastung *87*
Klavikula a.-p. *89*
Klavikula schräg *91*
Akromioklavikulargelenk *93*
Skapula a.-p. *95*
Skapula seitlich *97*
Schultergelenk a.-p. *99*
Schultergelenk in Elevation *101*
Schulter axial *103*
Schulter tangential *105*
Schulter transthorakal *107*
Oberarm a.-p. *109*
Oberarm seitlich *111*
Ellenbogengelenk a.-p. *113*
Ellenbogengelenk seitlich *115*
Axialaufnahme des Ellenbogens *117*
Radius schräg *119*
Unterarm a.-p. *121*
Unterarm seitlich *123*
Hand a.-p. *125*
Hand halbschräg *127*

Handgelenk a.-p. *129*
Handgelenk seitlich *131*
Karpaltunnel *133*
Skaphoidaufnahmen *135*
Spezialaufnahme des Os pisiforme *137*
Finger in 2 Ebenen *139*

Untere Extremität 140
Ganzbeinaufnahme im Stand *141*
Hüftgelenk a.-p. *143*
Hüfte nach Lauenstein *145*
Konturaufnahme des Femurkopfes (Schneider I) *147*
Konturaufnahme des Femurkopfes (Schneider II) *149*
Hüfte axial *151*
Oberschenkel a.-p. *153*
Oberschenkel seitlich *155*
Kniegelenk a.-p. *157*
Kniegelenk seitlich *159*
Tunnelaufnahme des Kniegelenks nach Frik *161*
Patella 30°, 60° und 90° *163*
Unterschenkel a.-p. *165*
Unterschenkel seitlich *167*
Oberes Sprunggelenk a.-p. *169*
Oberes Sprunggelenk seitlich *171*
Fuß a.-p. *173*
Fuß seitlich *175*
Kalkaneus seitlich *177*
Kalkaneus tangential *179*
Mittelfuß a.-p. *181*
Mittelfuß schräg *183*
Vorfuß a.-p. *185*
Vorfuß schräg *187*
Großzehe a.-p./seitlich *189*

Übrige Nativdiagnostik *191*

Übersichtsaufnahmen *192*
Thorax p.-a. *193*
Thorax p.-a. (Herz und Gefäße) *195*
Thorax seitlich *197*
Thoraxräume *199*
Thorax 1. schräger Durchmesser *201*
Thorax 2. schräger Durchmesser *203*
Abdomen im Stand *205*
Abdomen im Liegen *207*

Zielaufnahmen *208*
Mammographie kraniokaudal *209*
Mammographie mediolateral *211*
Tracheazielaufnahme a.-p. *213*
Tracheazielaufnahme seitlich *215*

Tomographien *216*
Tomographie des Lungenhilus a.-p. *217*
Tomographie des Lungenhilus rechts seitlich *219*
Tomographie der Iliosakralgelenke *221*

Kontrastuntersuchungen *223*

Verdauungssystem *224*
Hypopharynx a.-p. *225*
Hypopharynx seitlich *227*
Ösophagus *229*
Magen (Ösophagus) *231*
Magen *233*
Magen (Duodenum) *235*
Magen-Darm-Passage *237*
Dünndarm *239*
Zielaufnahme der Ileozäkalregion *241*
Kolon *243*
Rektum *245*
Defäkographie *247*

Intravenöse Organuntersuchungen *248*
Intravenöses Urogramm *249*
Intravenöses Cholezystocholangiogramm *251*

Arthrographien *252*
Arthrographie des Handgelenkes p.-a. *253*
Arthrographie des Handgelenkes seitlich *255*
Arthrographie des Schultergelenkes a.-p. *257*
Arthrographie des Schultergelenkes schräg *259*
Arthrographie des Kniegelenkes *261*
Arthrographie des oberen Sprunggelenkes *263*

Arterielle Angiographien *264*
A. carotis interna a.-p., arterielle Phase *265*
A. carotis interna seitlich, arterielle Phase *267*
A. carotis interna a.-p., venöse Phase *269*
A. carotis interna seitlich, venöse Phase *271*
A. vertebralis a.-p., arterielle Phase *273*
A. vertebralis seitlich, arterielle Phase *275*
A. vertebralis a.-p., venöse Phase *277*
A. vertebralis seitlich, venöse Phase *279*
Halsgefäße a.-p. *281*
Aortenbogen a.-p. *283*
A. pulmonalis, arterielle Phase *285*
A. pulmonalis a.-p., venöse Phase *287*
Truncus coeliacus, arterielle Phase *289*
Truncus coeliacus, venöse Phase *291*
A. mesenterica superior, arterielle Phase *293*
A. mesenterica superior, venöse Phase *295*
Aa. renales, arterielle Phase *297*
Aa. renales, venöse Phase *299*
Becken-Bein-Angiographie, Beckenetage *301*
Becken-Bein-Angiographie, Oberschenkel *303*
Becken-Bein-Angiographie, Knie *305*
Becken-Bein-Angiographie, Unterschenkel *307*
Becken-Bein-Angiographie, distaler Unterschenkel *309*

Venöse Angiographien *310*
V. cava superior a.-p. *311*
V. cava inferior a.-p. *313*
V. cava inferior seitlich *315*
Armphlebographie, Oberarm *317*
Armphlebographie, Unterarm *319*
Beinphlebographie *321*

Spezialuntersuchungen *323*
Thorakale Myelographie a.-p. *325*
Thorakale Myelographie seitlich *327*
Lumbale Myelographie a.-p. *329*
Lumbale Myelographie seitlich *331*
Lumbale Myelographie schräg *333*
Bipedale Lymphograpie a.-p., Einlaufphase *335*
Bipedale Lymphographie schräg, Einlaufphase *337*
Bipedale Lymphographie a.-p., Speicherphase *339*
Bronchographie a.-p. links *341*
Bronchographie seitlich links *343*
Sialographie der Glandula parotidea, Aufsicht *345*
Sialographie der Glandula parotidea a.-p. *347*
Hysterosalpingographie *349*
Galaktographie *351*
ERCP (Endoskopische retrograde Choledochopankreatikographie *353*

Skelettdiagnostik

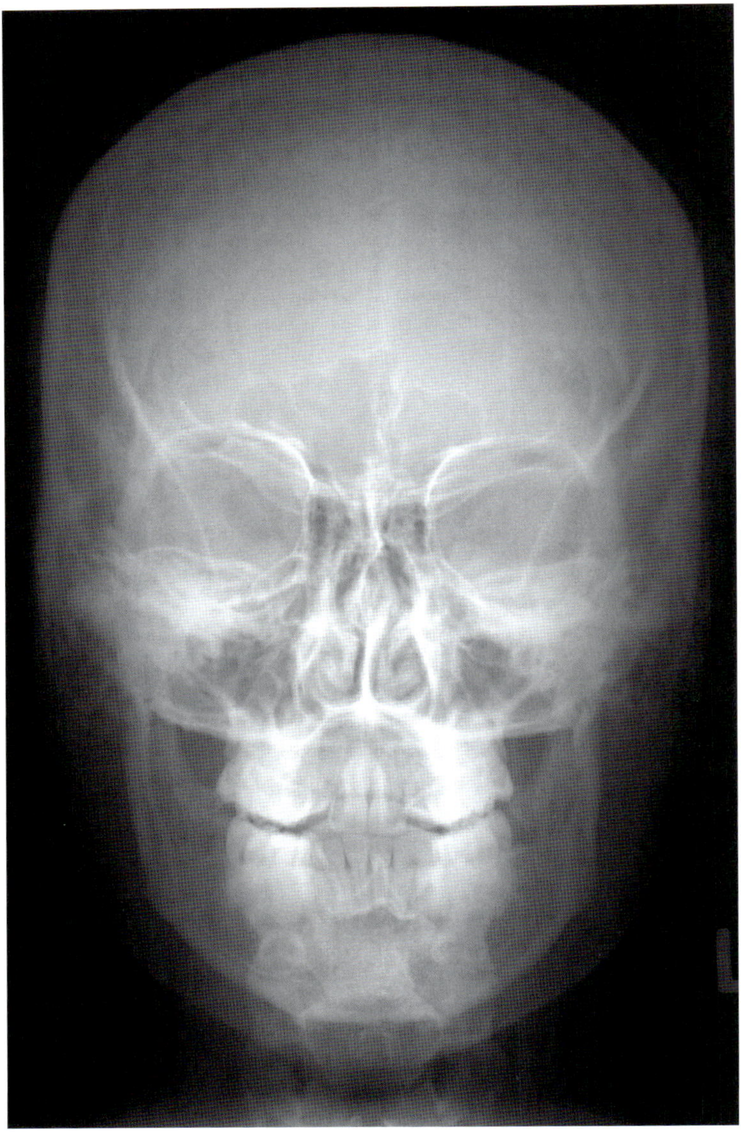

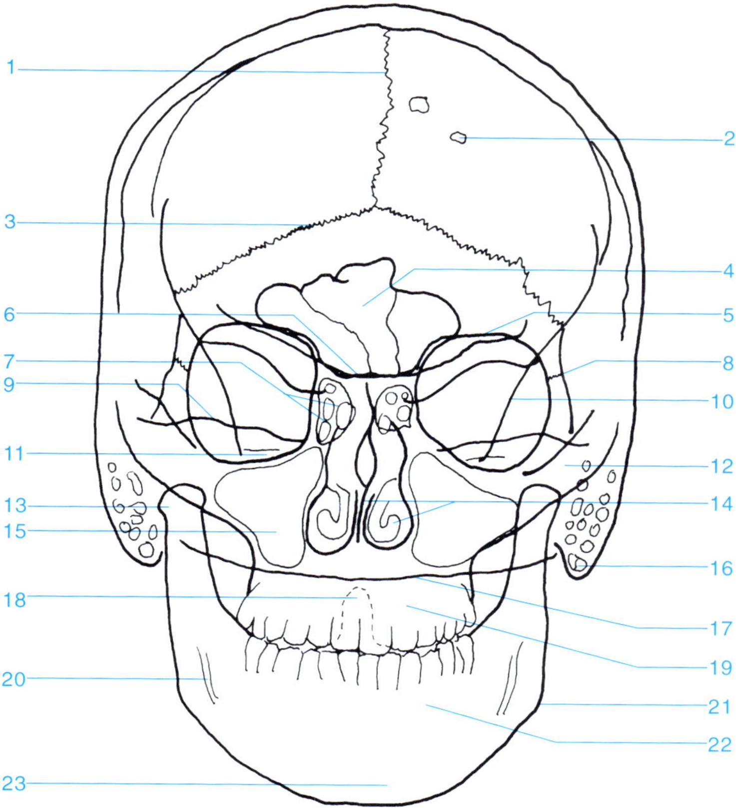

1 Sutura sagittalis
2 Foveolae granulares
3 Sutura lambdoidea
4 Sinus frontalis (Stirnhöhlen)
5 Orbitadach
6 Planum sphenoidale
7 Siebbeinzellen (Cellulae ethmoidales)
8 Sutura frontozygomatica
9 Pyramidenoberkante
10 Linea innominata
11 Meatus acusticus internus (innerer Gehörgang)
12 Arcus zygomaticus (Jochbogen)
13 Caput mandibulae
14 Septum nasi und untere Nasenknochen
15 Sinus maxillaris (Oberkieferhöhle)
16 Processus mastoideus (Mastoidspitze)
17 Okzipitalschuppe
18 Dens
19 Maxilla (Oberkiefer)
20 Canalis mandibulae
21 Angulus mandibulae
22 Mandibula (Unterkiefer)
23 Protuberantia mentalis

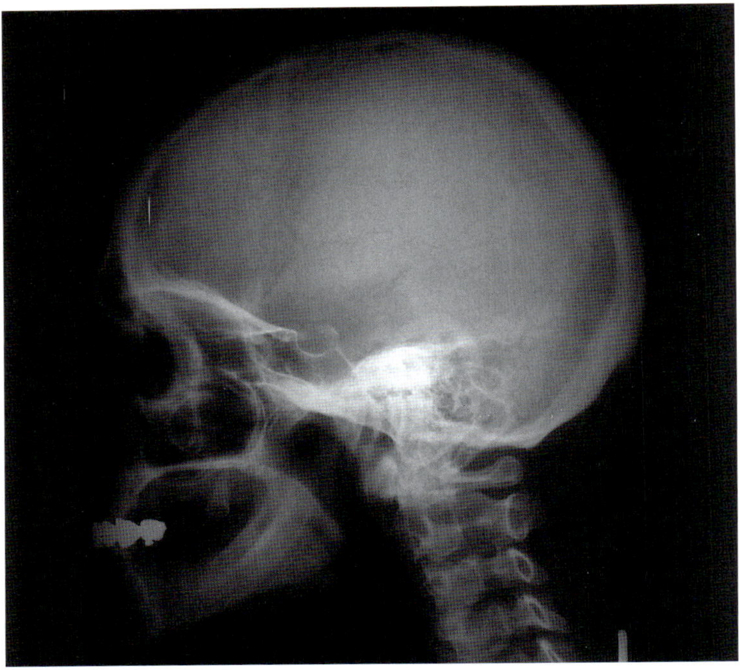

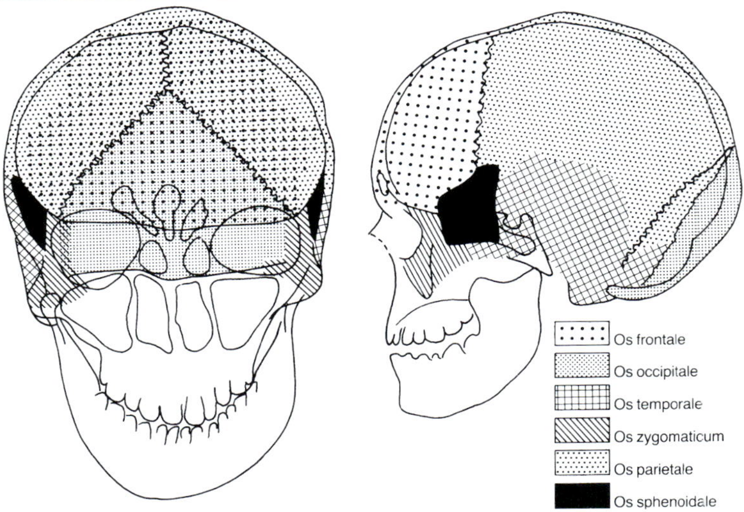
Os frontale
Os occipitale
Os temporale
Os zygomaticum
Os parietale
Os sphenoidale

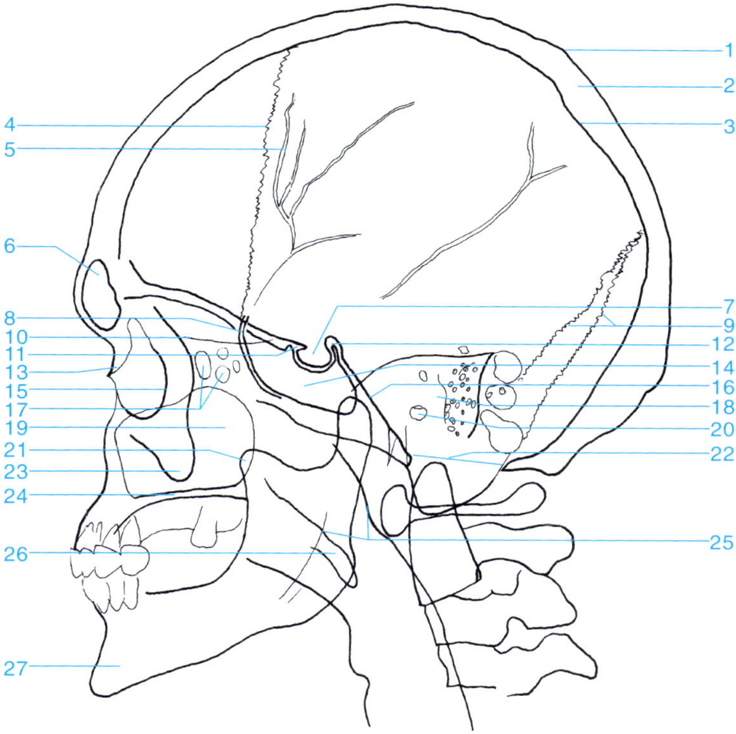

1 Lamina externa
2 Diploe
3 Lamina interna
4 Sutura coronalis
5 Sulcus der A. meningea media
6 Sinus frontalis
7 Fossa hypophysialis
8 Ala major ossis sphenoidalis
9 Sutura lambdoidea
10 Lamina cribrosa
11 Processus clinoideus anterior (vorderer Klinoidfortsatz)
12 Processus clinoideus posterior (hinterer Klinoidfortsatz)
13 Os nasale
14 Sinus sphenoidalis (Keilbeinhöhle)
15 Os zygomaticum (laterale Orbitawand)
16 Klivus
17 Cellulae ethmoidales (Siebbeinzellen)
18 Pars petrosa ossis temporalis (Felsenbein)
19 Sinus maxillaris (Oberkieferhöhle)
20 Porus acusticus externus
21 Processus coronoideus mandibulae
22 Foramen magnum
23 Processus zygomaticus
24 Palatum durum (harter Gaumen)
25 Nasopharynx
26 Palatum molle (weicher Gaumen)
27 Mandibula

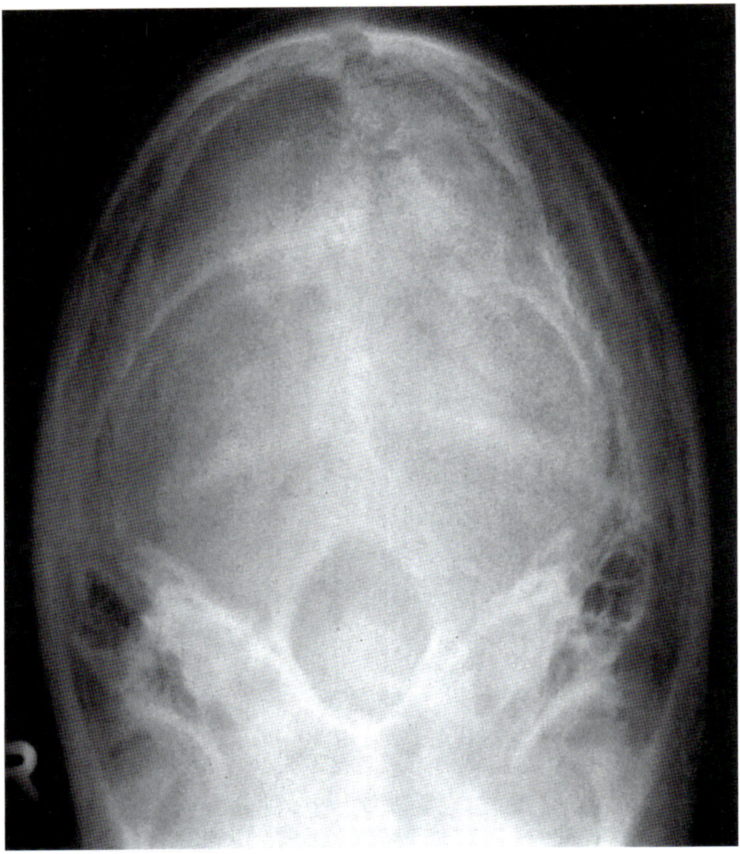
R

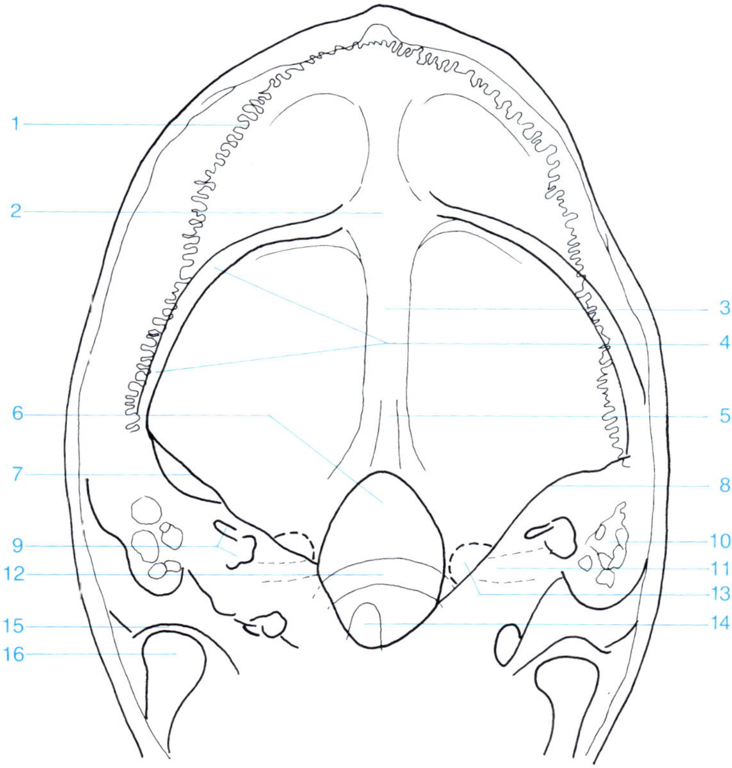

- **1** Sutura lambdoidea
- **2** Protuberantia occipitalis (externa und interna)
- **3** Os occipitale
- **4** Sulcus sinus transversi
- **5** Crista occipitalis
- **6** Foramen magnum
- **7** Felsenbeinkante
- **8** Eminentia arcuata
- **9** Labyrinthkern
- **10** Cellulae mastoideae (Mastoidzellen)
- **11** Meatus acusticus internus
- **12** Arcus posterior atlantis (hinterer Atlasbogen)
- **13** Foramen jugulare
- **14** Dens
- **15** Articulatio temporomandibularis (Kiefergelenk)
- **16** Caput mandibulae

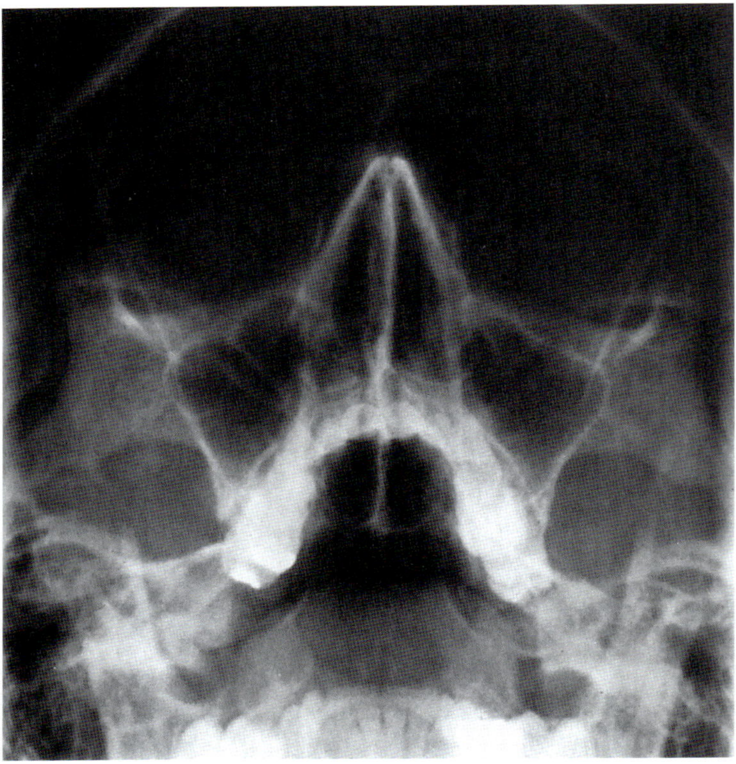

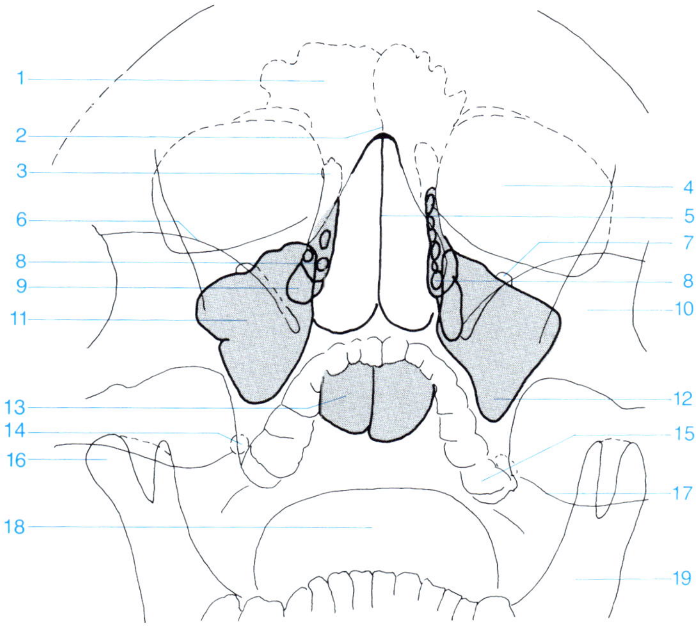

1 Sinus frontalis
2 Os nasale
3 vordere Ethmoidalzellen
4 Orbita
5 Septum nasi (Nasenseptum)
6 Ala major (großer Keilbeinflügel)
7 Foramen infraorbitale
8 Foramen rotundum
9 hintere Ethmoidalzellen
10 Os zygomaticum
11 Sinus maxillaris
12 Recessus alveolaris maxillae
13 Sinus sphenoidalis (Keilbeinhöhle)
14 Foramen ovale
15 Processus alveolaris maxillae
16 Caput mandibulae
17 Margo superior partis petrosae (Felsenbeinoberkante)
18 Lingua (Zunge)
19 Mandibula (Unterkiefer)

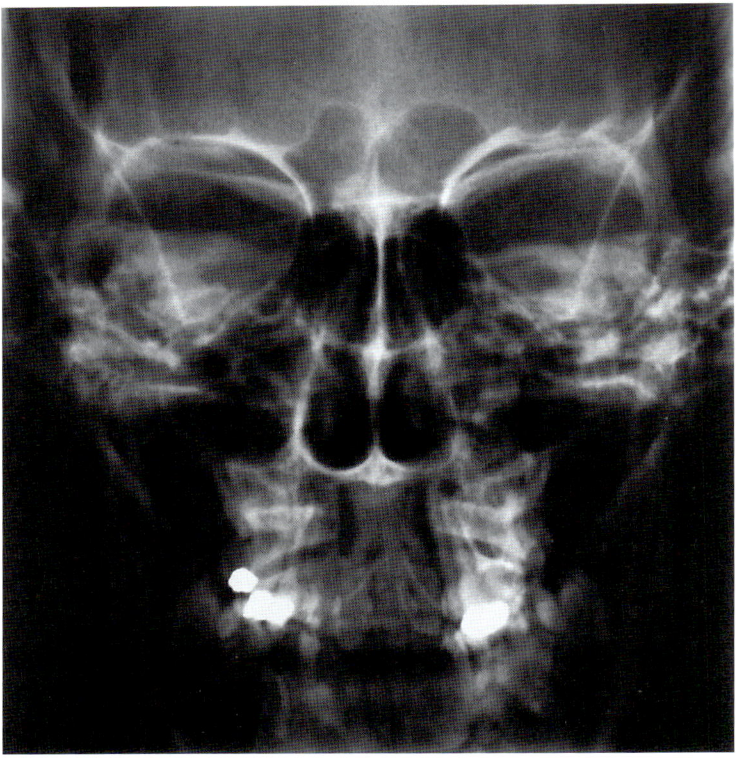

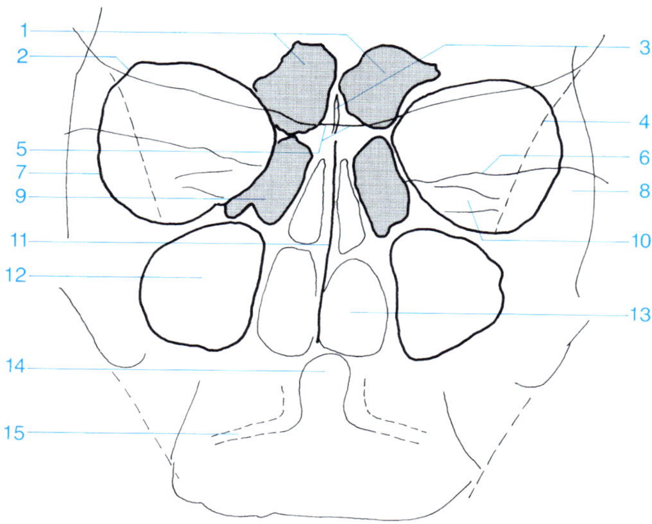

1 Sinus frontalis
2 Orbitadach
3 Crista galli
4 Linea innominata
5 Planum sphenoidale
6 Margo superior partis petrosae (Felsenbeinoberkante)
7 laterale Orbitawand
8 Os zygomaticum
9 anteriore Siebbeinzellen
10 Meatus acusticus internus (innerer Gehörgang)
11 Septum nasi (Nasenseptum)
12 Sinus maxillaris (Oberkieferhöhle)
13 Cavitas nasi (Nasenhaupthöhle)
14 Dens
15 Articulatio atlantoaxialis (Atlantoaxialgelenk)

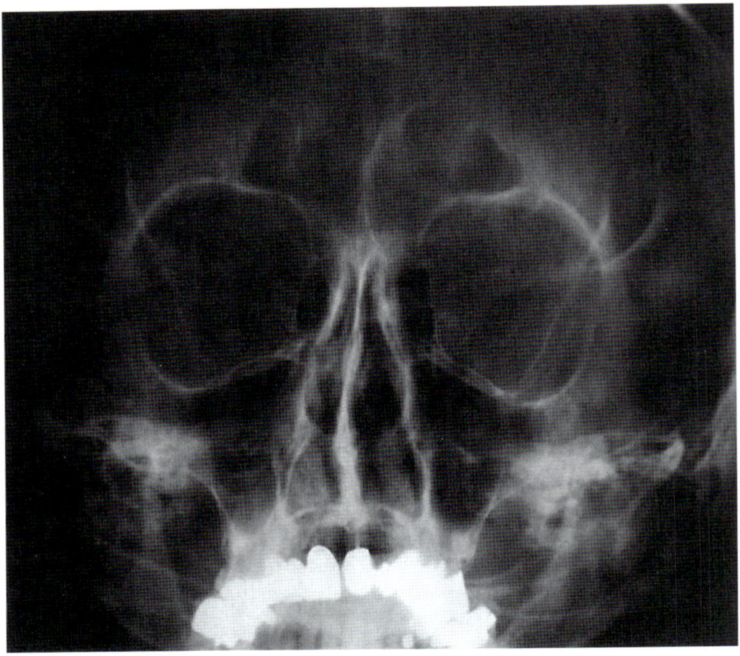

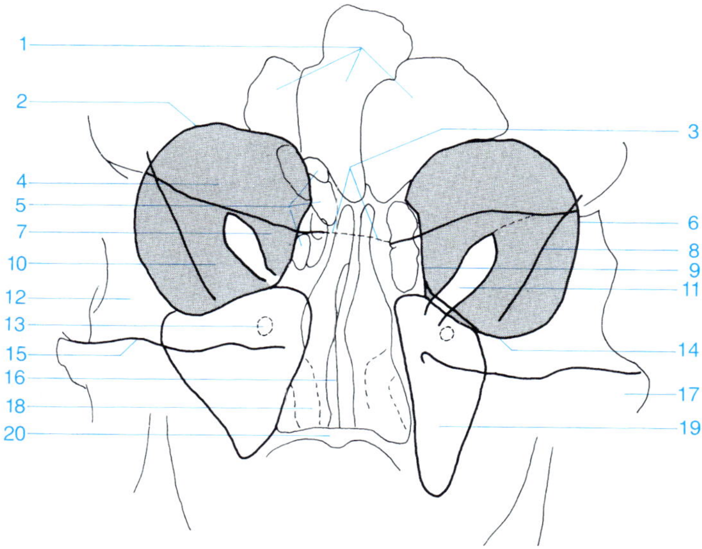

1 Sinus frontalis
2 Orbitadach
3 Planum sphenoidale
4 Orbita (grau unterlegt)
5 Cellulae ethmoidales (Siebbeinzellen)
6 laterale Orbitawand
7 Ala minor ossis sphenoidalis (kleiner Keilbeinflügel)
8 Linea innominata
9 Lamina orbitalis (papyracea)
10 Ala major ossis sphenoidalis (großer Keilbeinflügel)
11 Fissura orbitalis superior
12 Processus frontalis ossis zygomatici
13 Foramen rotundum
14 Orbitaboden
15 Pyramidenoberkante
16 Septum nasi (Nasenseptum)
17 Arcus zygomaticus
18 Concha nasalis inferior (untere Nasenmuschel)
19 Sinus maxillaris (Oberkieferhöhle)
20 Palatum durum (harter Gaumen)

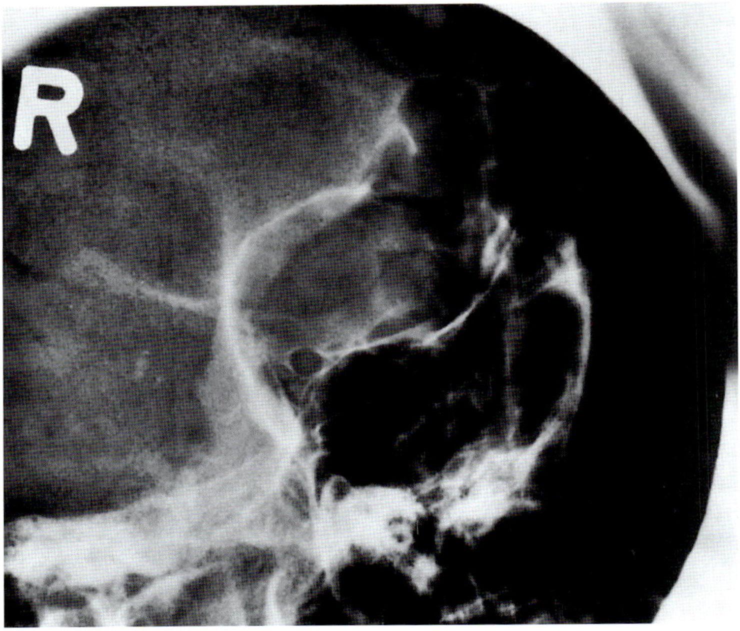
R

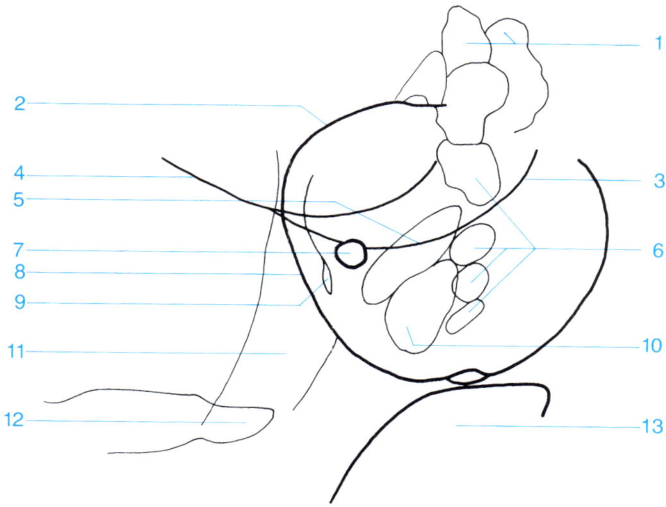

1 Sinus frontalis
2 Orbitadach
3 Ala minor sinistra (linker kleiner Keilbeinflügel)
4 Ala minor dextra (rechter kleiner Keilbeinflügel)
5 Planum sphenoidale
6 Cellulae ethmoidales
7 Canalis opticus
8 laterale Orbitawand
9 Fissura orbitalis superior
10 Sinus sphenoidalis (Keilbeinhöhle)
11 Os zygomaticum (Jochbein)
12 Pars petrosa ossis temporalis (Felsenbein)
13 Sinus maxillaris (Oberkieferhöhle)

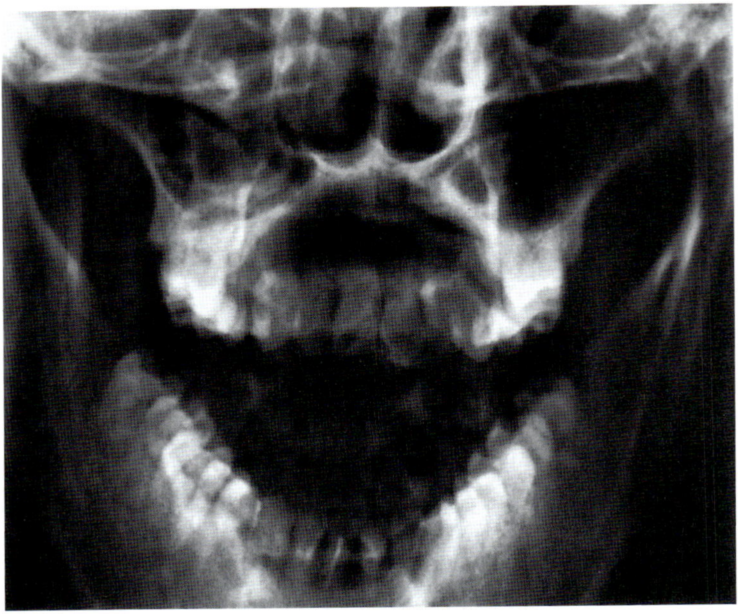

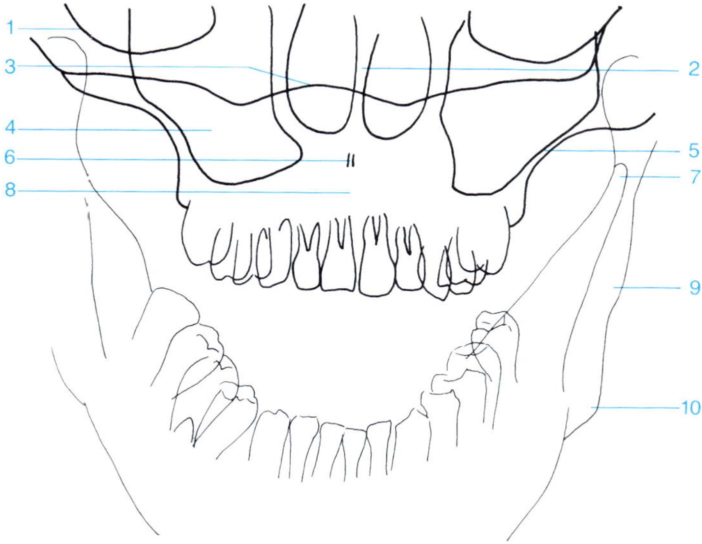

1 Orbitaboden
2 Septum nasi (Nasenseptum)
3 Planum nuchale
4 Sinus maxillaris (Oberkieferhöhle)
5 laterale Maxillakontur
6 Spina nasalis anterior
7 Processus coronoideus
8 Maxilla (Oberkiefer)
9 R. mandibulae
10 Angulus mandibulae

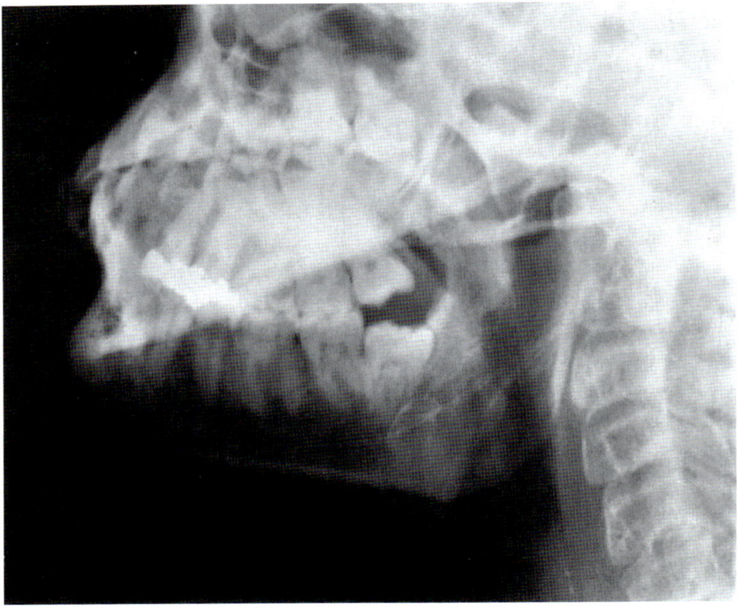

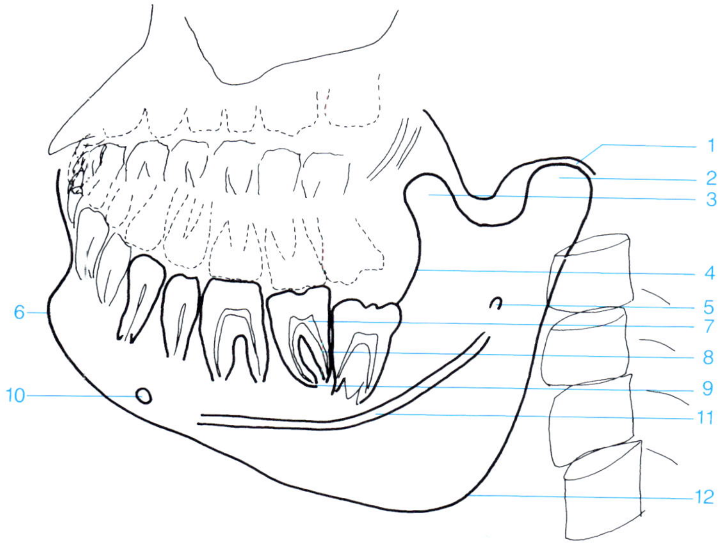

1 Articulatio temporomandibularis (Kiefergelenk)
2 Caput mandibulae (Kieferköpfchen)
3 Processus coronoideus
4 Alveolarrand
5 Foramen mandibulae
6 Protuberantia mentalis
7 Cavitas dentis (pulparis) (Pulpahöhle)
8 Canalis radicis dentis
9 Foramen apicis radicis dentalis
10 Foramen mentale
11 Canalis mandibulae
12 Angulus mandibulae (Kieferwinkel)

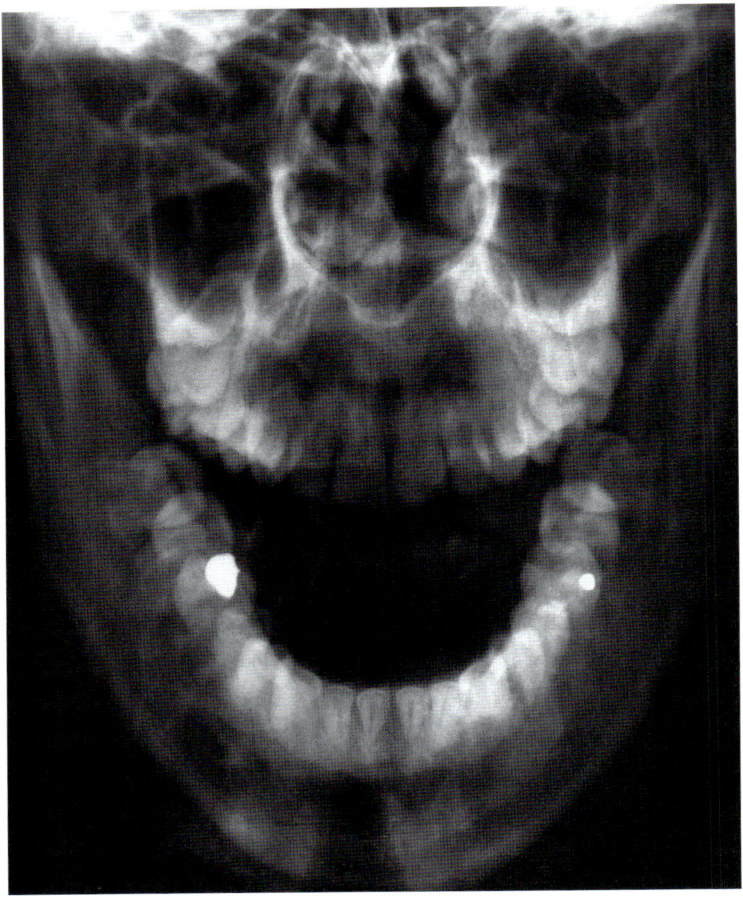

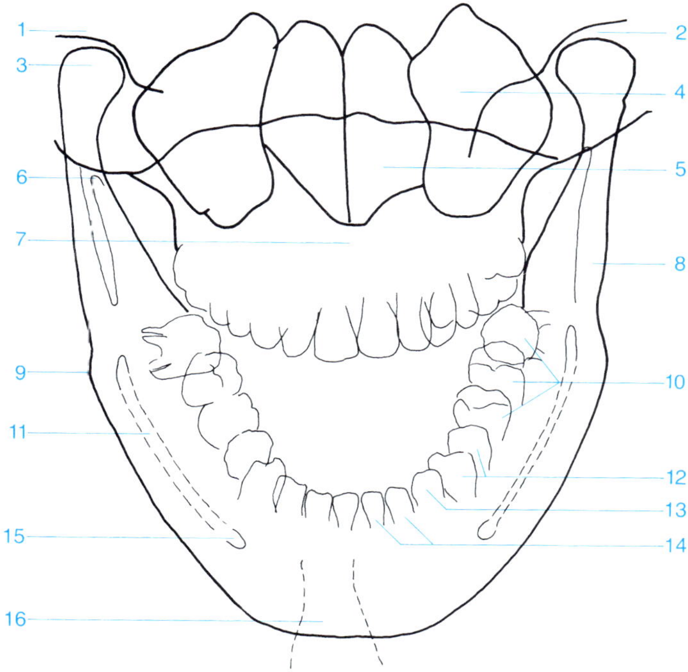

1 Pfannendach des Kiefergelenks
2 Articulatio temporomandibularis (Kiefergelenk)
3 Caput mandibulae
4 Sinus maxillaris (Oberkieferhöhle)
5 Cavitas nasi (Nasenhaupthöhle)
6 Processus coronoideus
7 Maxilla (Oberkiefer)
8 R. mandibulae
9 Angulus mandibulae
10 Dentes molares
11 Canalis mandibulae
12 Dentes praemolares
13 Dens caninus
14 Dentes incisivi
15 Foramen mentale
16 Tuberculum mentale (Überprojektion von Tracheaaufhellungsband)

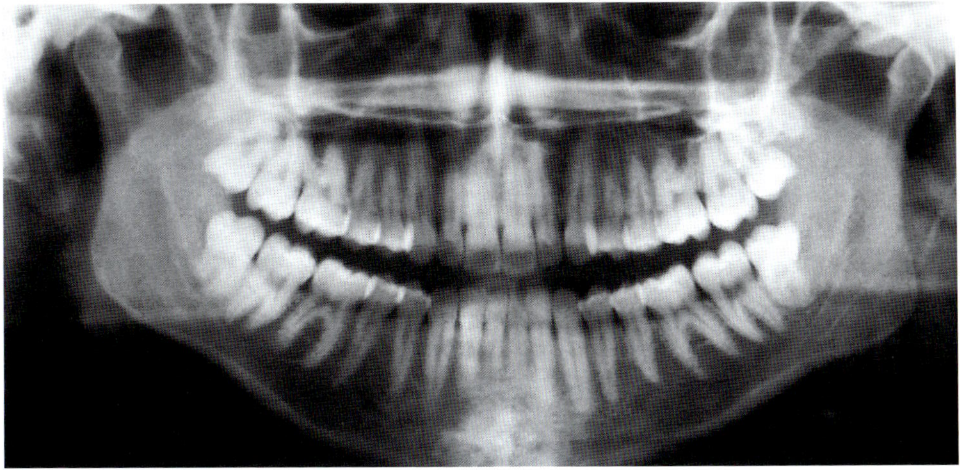

1 Processus styloideus
2 Palatum molle (weicher Gaumen)
3 Caput mandibulae
4 Processus condylaris
5 Arcus zygomaticus
6 Processus coronoideus
7 Orbitaboden
8 Cavitas nasi (Nasenhaupthöhle)
9 Palatum durum (harter Gaumen)
10 Recessus alveolaris (Oberkieferhöhlenboden)
11 Sinus maxillaris
12 Fossa pterygopalatina
13 Processus pterygoideus
14 Angulus mandibulae
15 Zungenschatten
16 Canalis mandibulae
17 Os hyoideum
18 Foramen apicis radicis dentalis
19 Canalis radicis dentis (Wurzelkanal)
20 Cavitas dentis (pulparis) (Pulpahöhle)
21 Kronendentin
22 Enamelum (Zahnschmelz)
23 Foramen mentale
24 Radix dentis (Zahnwurzel)
25 Dentes incisivi (Frontzähne)
26 Dens caninus (Eckzahn)
27 Dentes praemolares (vordere Backenzähne)
28 Dentes molares (hintere Backenzähne)

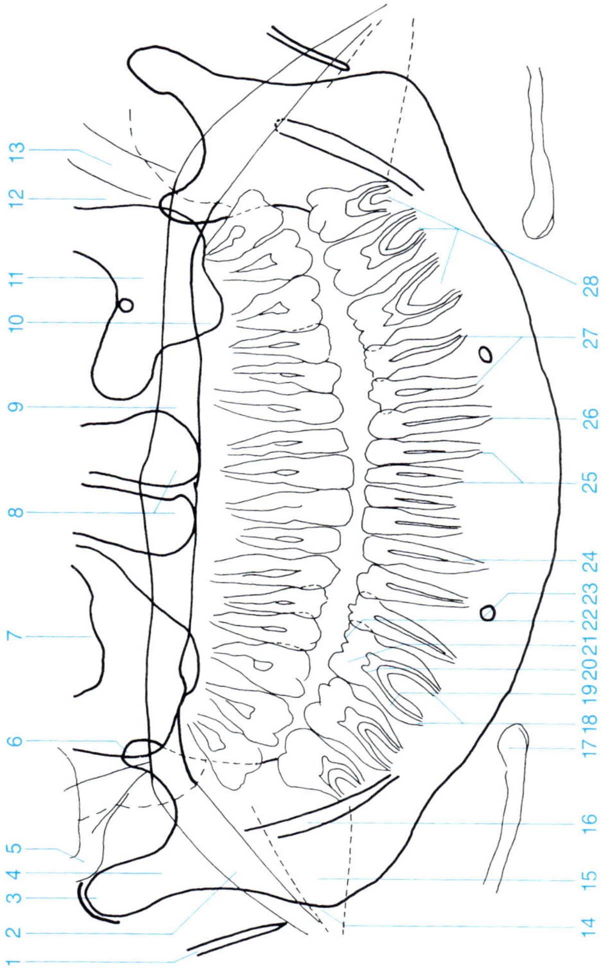
1
2
3
4
5
6
7
8
9
10
11
12
13
14
15
16
17
18
19
20
21
22
23
24
25
26
27
28

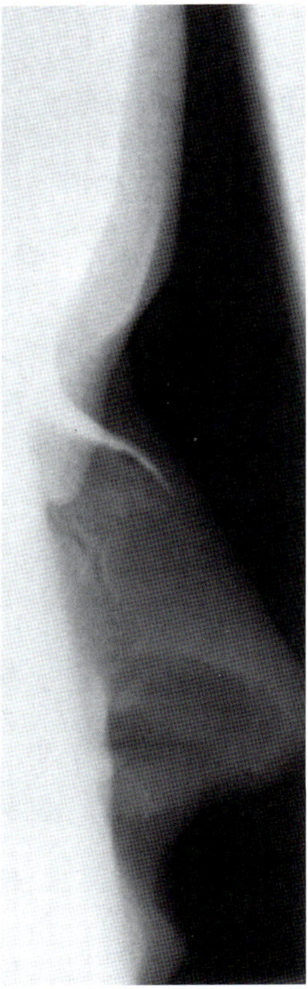

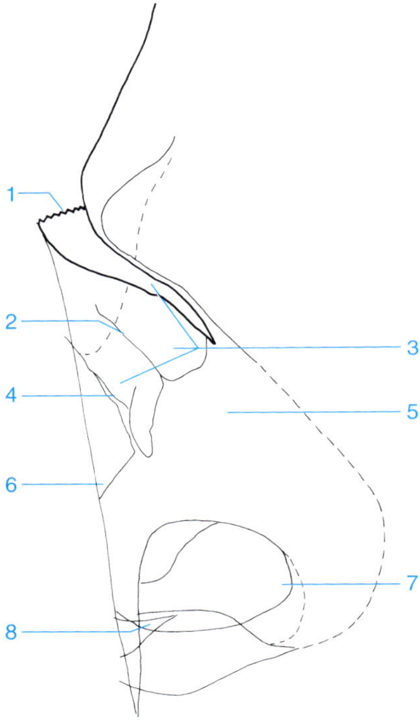

1 Sutura frontonasalis
2 Sulci ethmoidales
3 Os nasale
4 Sutura nasomaxillaris
5 Cartilago nasi (Nasenknorpel)
6 Maxilla
7 Vestibulum nasi
8 Spina nasalis anterior

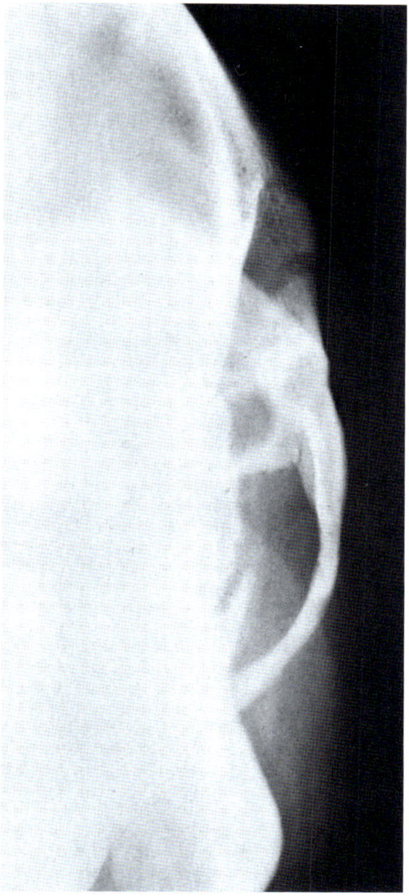

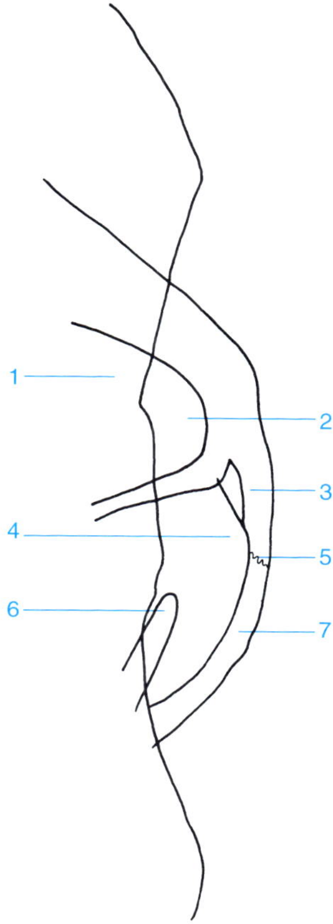

1 Sinus maxillaris
2 Recessus zygomaticus (des Sinus maxillaris)
3 Arcus zygomaticus (Jochbogen)
4 Fossa temporalis
5 Sutura temporozygomatica
6 Processus coronoideus (orthograd)
7 Processus zygomaticus ossis temporalis

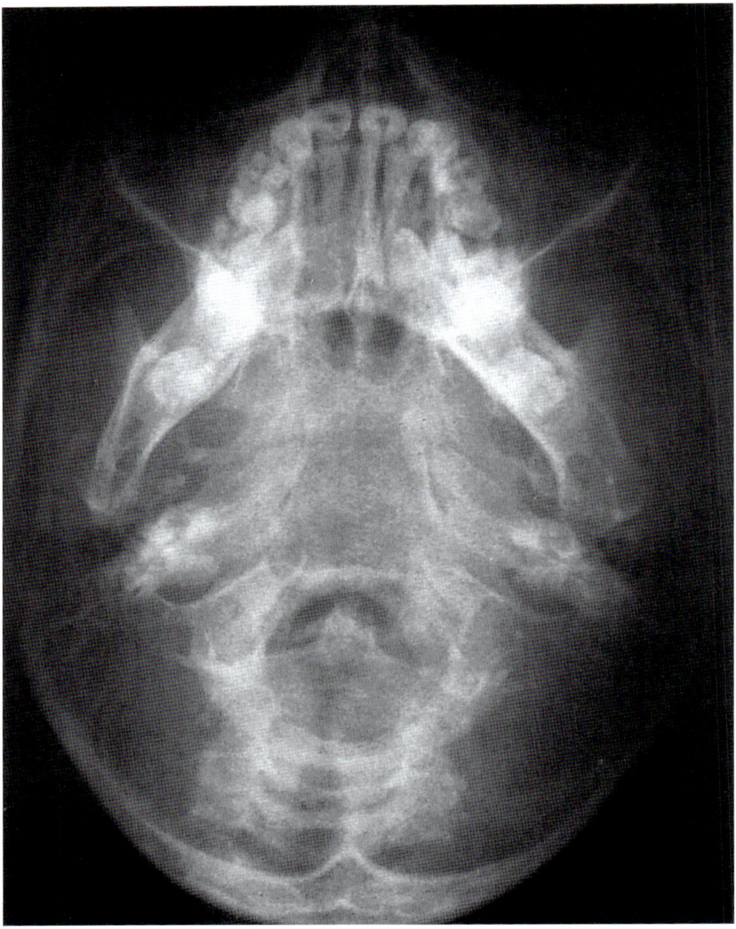

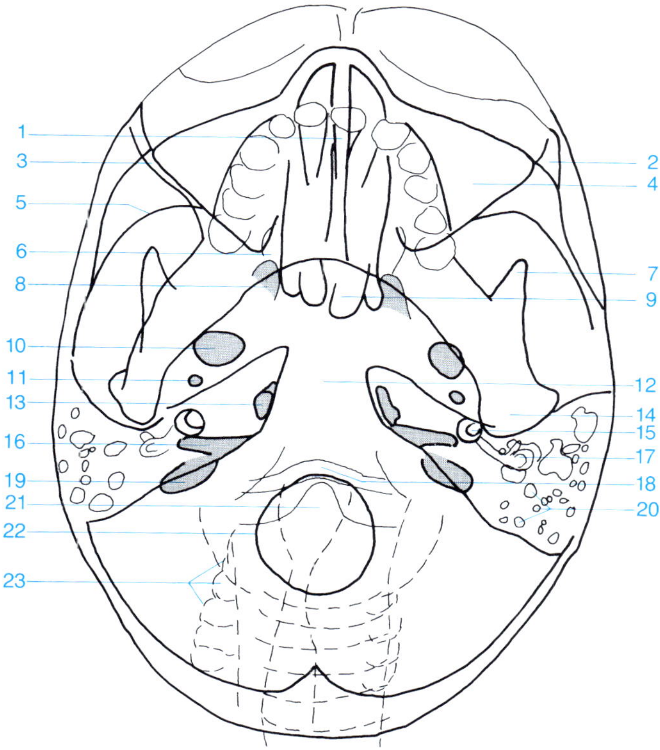

1 Septum nasi
2 Os zygomaticum
3 Facies infratemporalis maxillae
4 Sinus maxillaris (Oberkieferhöhle) (und Orbita, teilweise übereinanderprojiziert)
5 Fossa cranialis media, Ala major (vorderer Pol)
6 Fossa pterygopalatina
7 Processus coronoideus
8 Fossa pterygoidea
9 Sinus sphenoidalis (Keilbeinhöhle)
10 Foramen ovale
11 Foramen spinosum
12 Klivus
13 Foramen lacerum
14 Caput mandibulae
15 Kochlea
16 Meatus acusticus internus (innerer Gehörgang)
17 Ductus semicirculares (Bogengänge)
18 Arcus anterior atlantis (vorderer Atlasbogen)
19 Foramen jugulare
20 Cellulae mastoideae (Mastoidzellen)
21 Dens axis
22 Foramen magnum
23 HWS

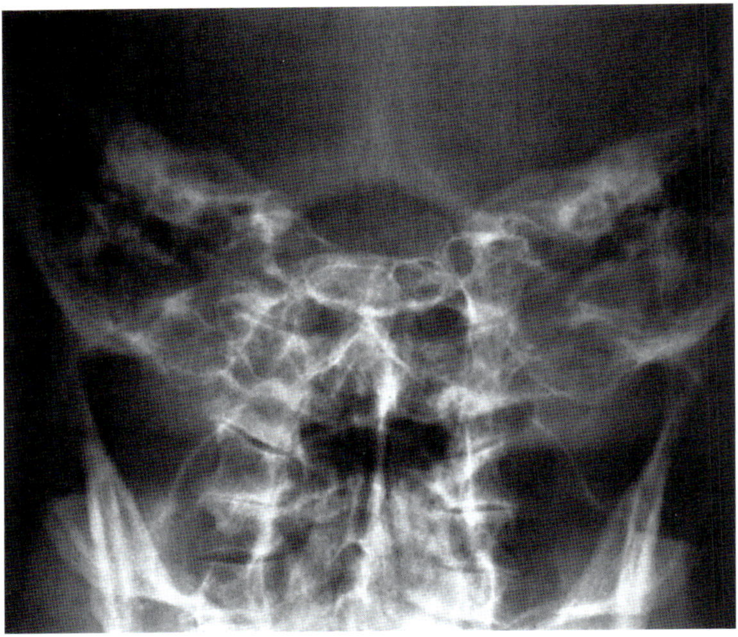

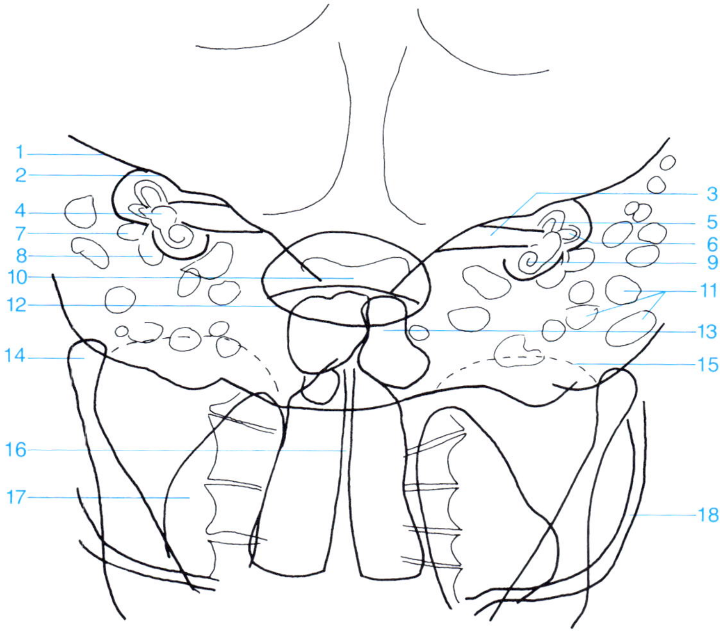

1 Pyramidenoberkante
2 Eminentia arcuata
3 Meatus acusticus internus (innerer Gehörgang)
4 Vestibulum
5 Ductus semicircularis anterior superior (oberer Bogengang)
6 Ductus semicircularis lateralis (horizontaler Bogengang)
7 Antrum mastoideum
8 Cavum tympani
9 Kochlea
10 Dorsum sellae
11 Cellulae mastoideae (Mastoidzellen)
12 Foramen magnum
13 Sinus frontalis
14 Caput mandibulae
15 Orbitadach
16 Septum nasi (Nasenseptum) und Cavitates nasi (Nasenhaupthöhlen)
17 Sinus maxillaris (Oberkieferhöhle)
18 Arcus zygomaticus (Jochbogen)

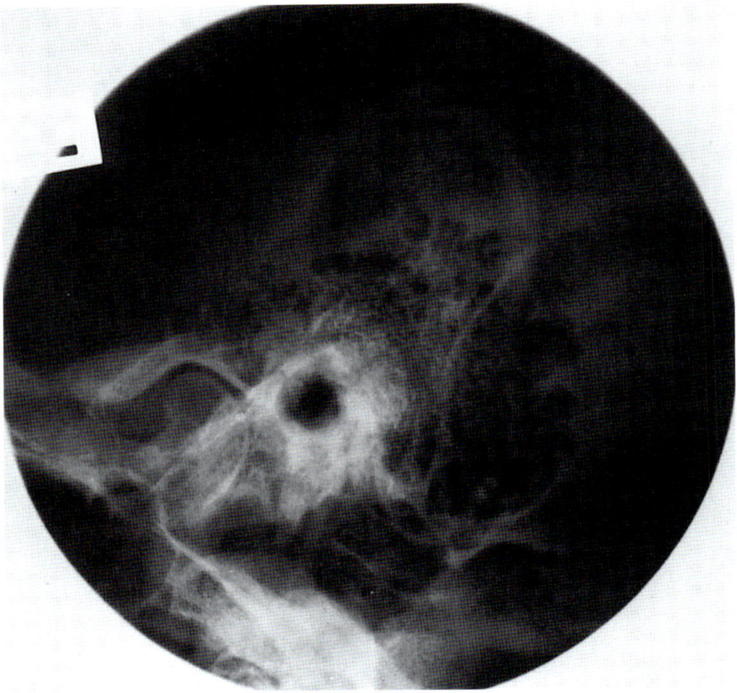

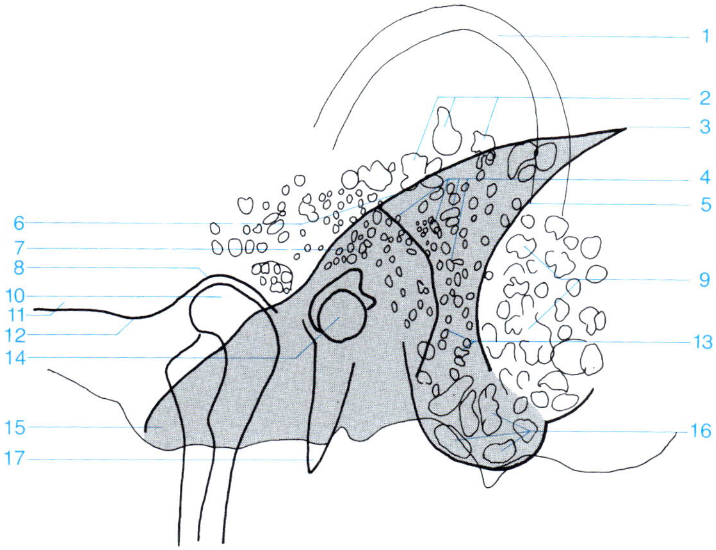

1 Concha auricularis (Ohrmuschel)
2 Schuppenzellen
3 Sinus-Dura-Winkel (Citelli-Winkel)
4 periantrale Zellen
5 Sulcus sinus sigmoidei
6 Pyramidenvorderkante
7 Antrum mastoideum
8 Kiefergelenkpfanne
9 retrosinöse Zellen (Marginalzellen)
10 Caput mandibulae (Kieferköpfchen)
11 Processus zygomaticus ossis temporalis
12 Tuberculum articulare
13 Schwellenzellen bzw. retrofaziale Zellen
14 Meatus acusticus internus und externus (innerer und äußerer Gehörgang)
15 Pyramidenspitze
16 Terminalzellen im Processus mastoideus (Mastoidspitze)
17 Processus styloideus

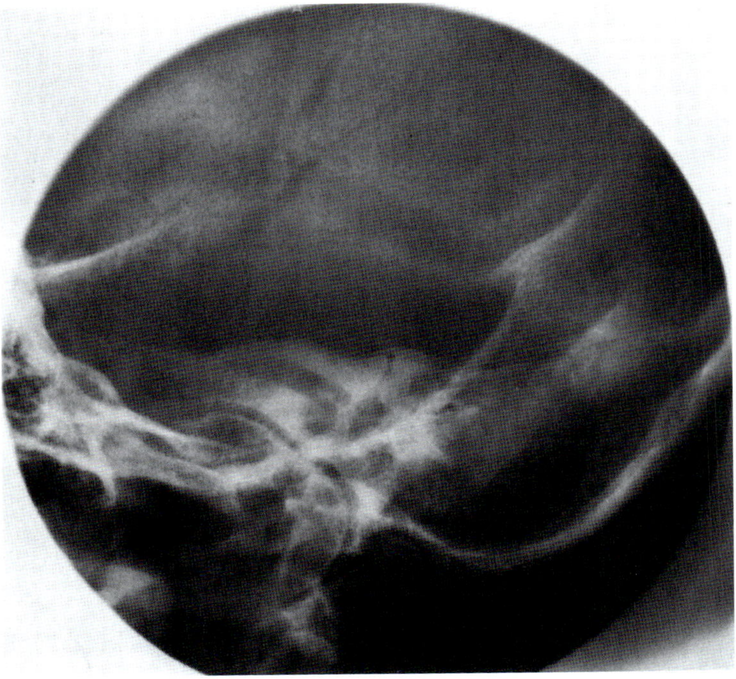

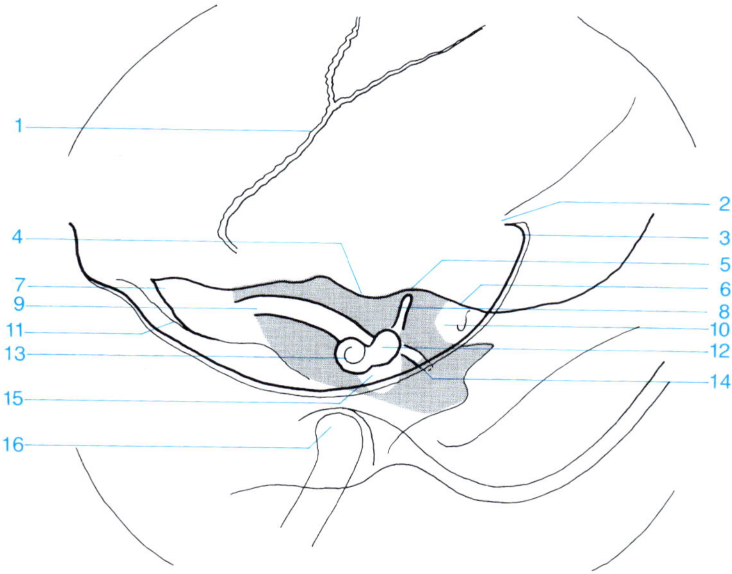

1 Sutura sphenosquamosa
2 Protuberantia occipitalis interna
3 Crista occipitalis interna
4 Fossa subarcuata
5 Eminentia arcuata
6 Tegmen antri
7 Pyramidenspitze
8 Ductus semicircularis anterior superior (oberer Bogengang)
9 Meatus acusticus internus (innerer Gehörgang)
10 Antrum
11 Fissura sphenopetrosa
12 Vestibulum
13 Kochlea
14 Ductus semicircularis lateralis (horizontaler Bogengang)
15 Cavum tympani
16 Caput mandibulae

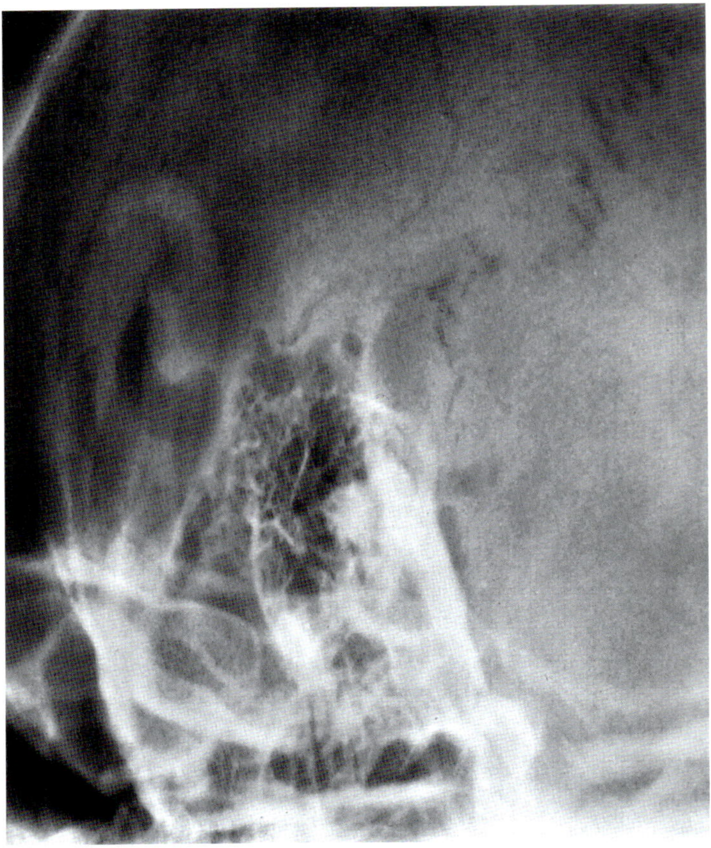

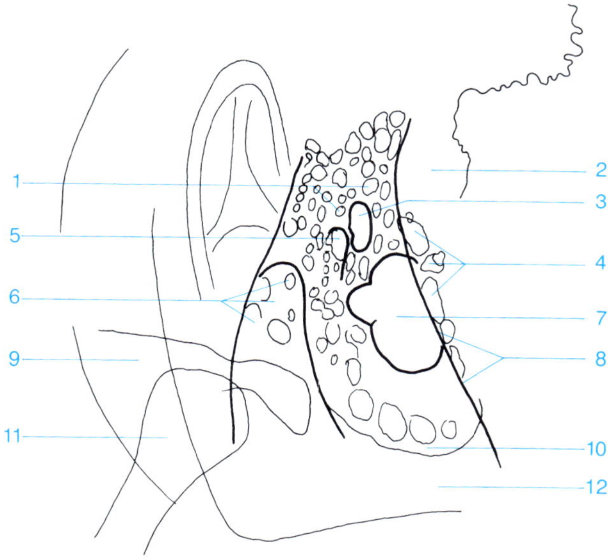

1 periantrale Zellen
2 Sinus sigmoideus
3 Antrum
4 retrosinöse Zellen
5 Aditus ad antrum
6 Meatus acusticus externus und Cavitas tympanica (Paukenhöhle)
7 Labyrinthblock
8 knöcherne Sinusschale (hintere Pyramidenkante)
9 Os zygomaticum
10 Mastoidspitze
11 Caput mandibulae
12 Pyramidenspitze

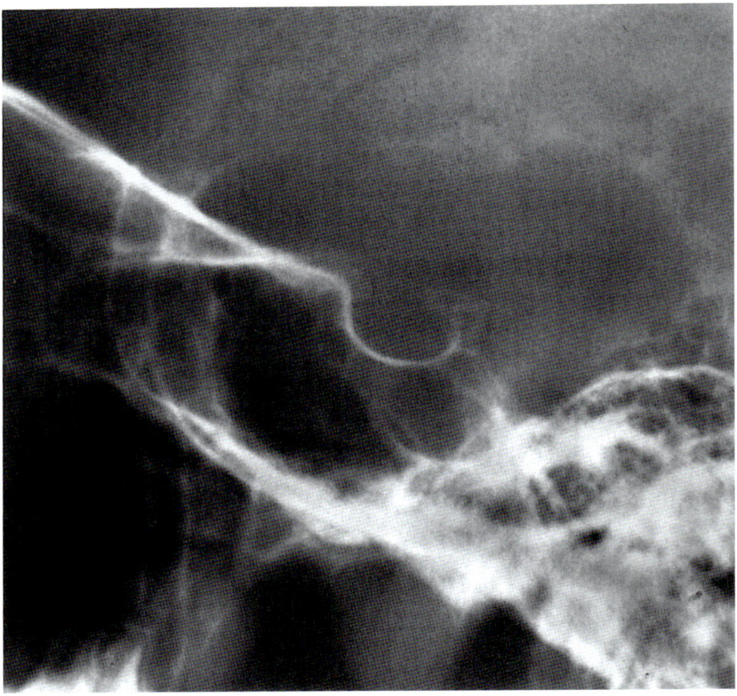

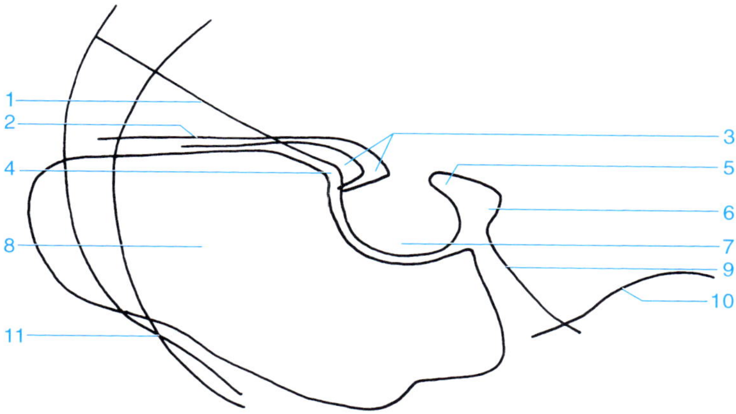

1 Pars orbitalis ossis frontalis
2 Planum sphenoidale
3 Processus clinoidei anteriores (vordere Klinoidfortsätze)
4 Tuberculum sellae
5 Processus clinoidei posteriores (hintere Klinoidfortsätze)
6 Dorsum sellae
7 Fossa hypophysialis (Hypophysengrube)
8 Sinus sphenoidalis (Keilbeinhöhle)
9 Klivus
10 Crista pyramidalis
11 Ala major ossis sphenoidalis (mittlere Schädelgrube)

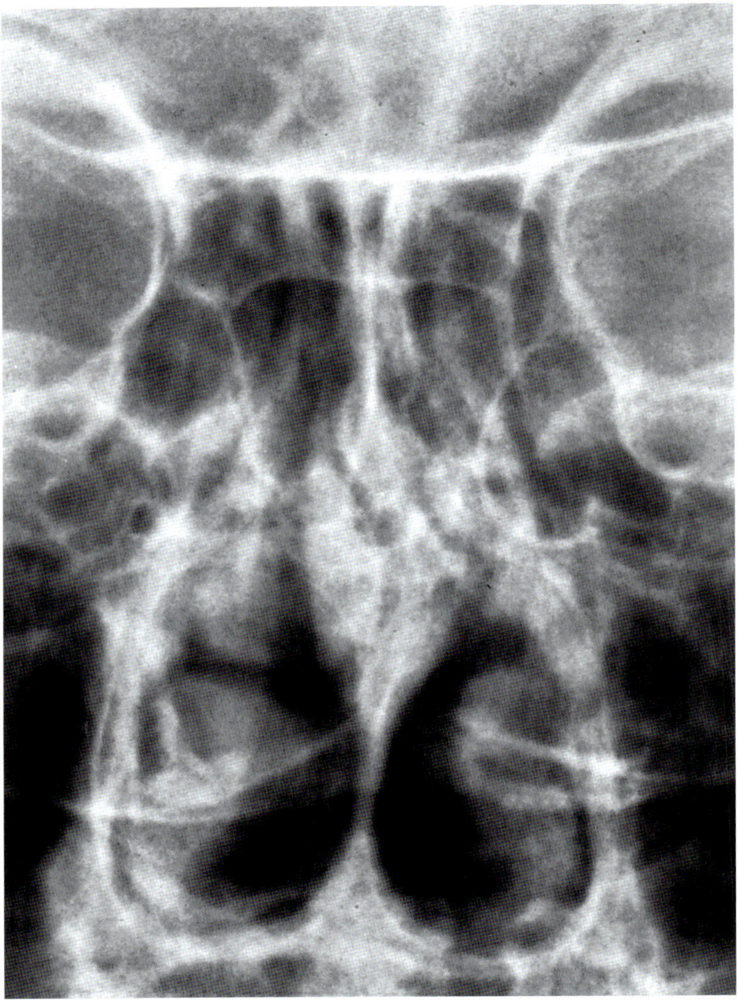

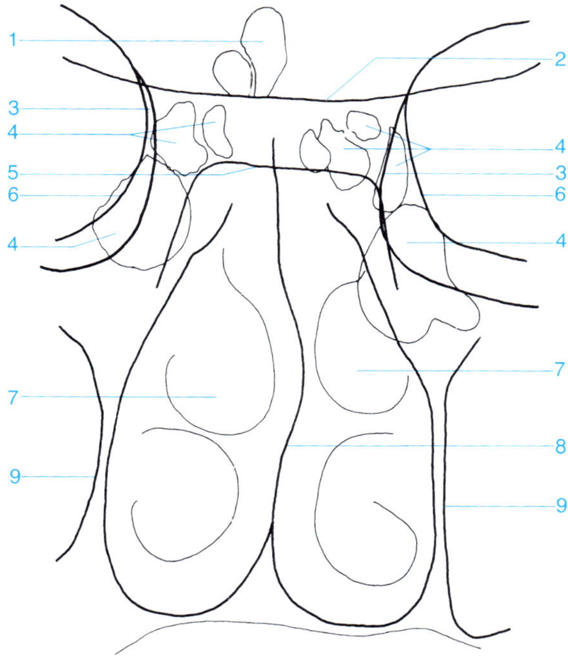

1 Sinus frontalis (Stirnhöhlen)
2 Planum sphenoidale
3 Paries medialis (mediale Orbitawand)
4 Cellulae ethmoidales (Siebbeinzellen)
5 Fossa hypophysialis (Boden der Sella)
6 Lamina orbitalis (papyracea)
7 Conchae nasales (Nasenmuscheln)
8 Septum nasi (Nasenseptum)
9 mediale Oberkieferhöhlenwand

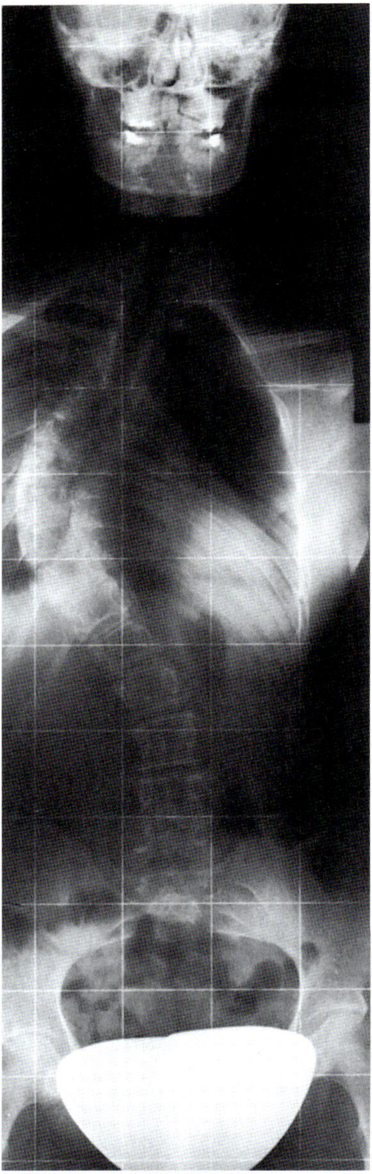

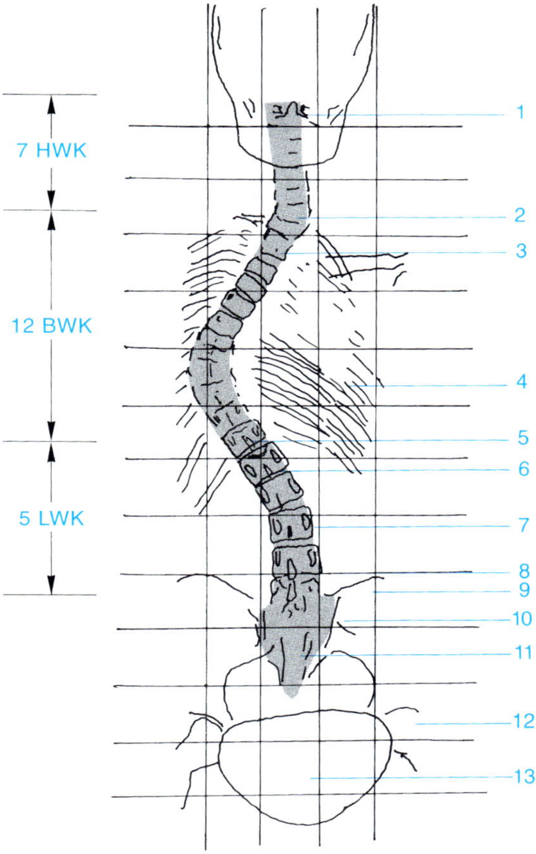

1 Dens axis
2 C VII
3 Th II
4 Rippengitter
5 Th XII
6 L I
7 Bogenwurzel L III
8 Processus spinosus (Dornfortsatz) L VI
9 Os ilii
10 Articulatio sacroiliaca (Iliosakralfuge)
11 Os sacrum
12 Articulatio coxae (Hüftgelenk)
13 Gonadenschutz

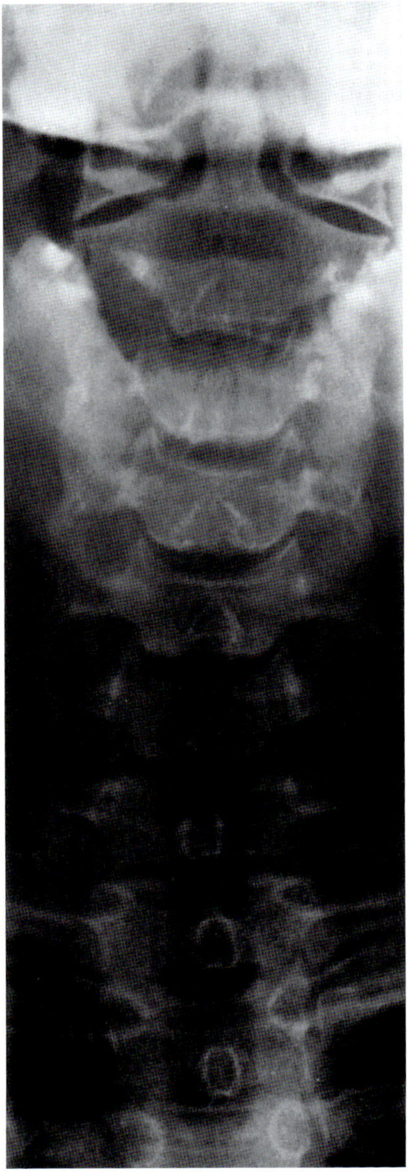

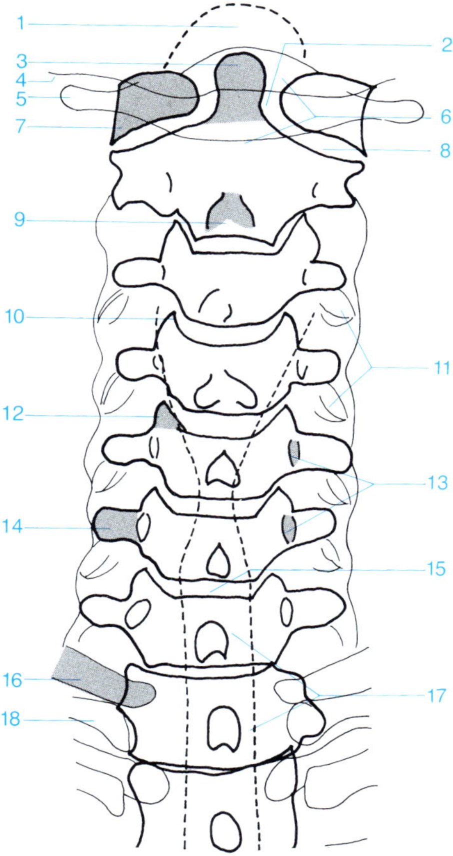

1 Foramen magnum
2 Articulatio atlantoaxialis mediana (Atlantodentalgelenk)
3 Dens axis
4 Okziput
5 Processus transversus
6 Arkus
7 Massa lateralis (von C I)
8 Articulatio atlantoaxialis lateralis (Atlantoaxialgelenk)
9 Processus spinosus (zweigeteilt)
10 Unkovertebralgelenk
11 überlappende Gelenkfortsätze (der Intervertebralgelenke)
12 Processus uncinatus
13 Pediculus arcus vertebrae
14 Processus transversus
15 Zwischenwirbelraum
16 Processus transversus vertebrae thoracicae I
17 Tracheaaufhellungsband
18 Costa I (1. Rippe)

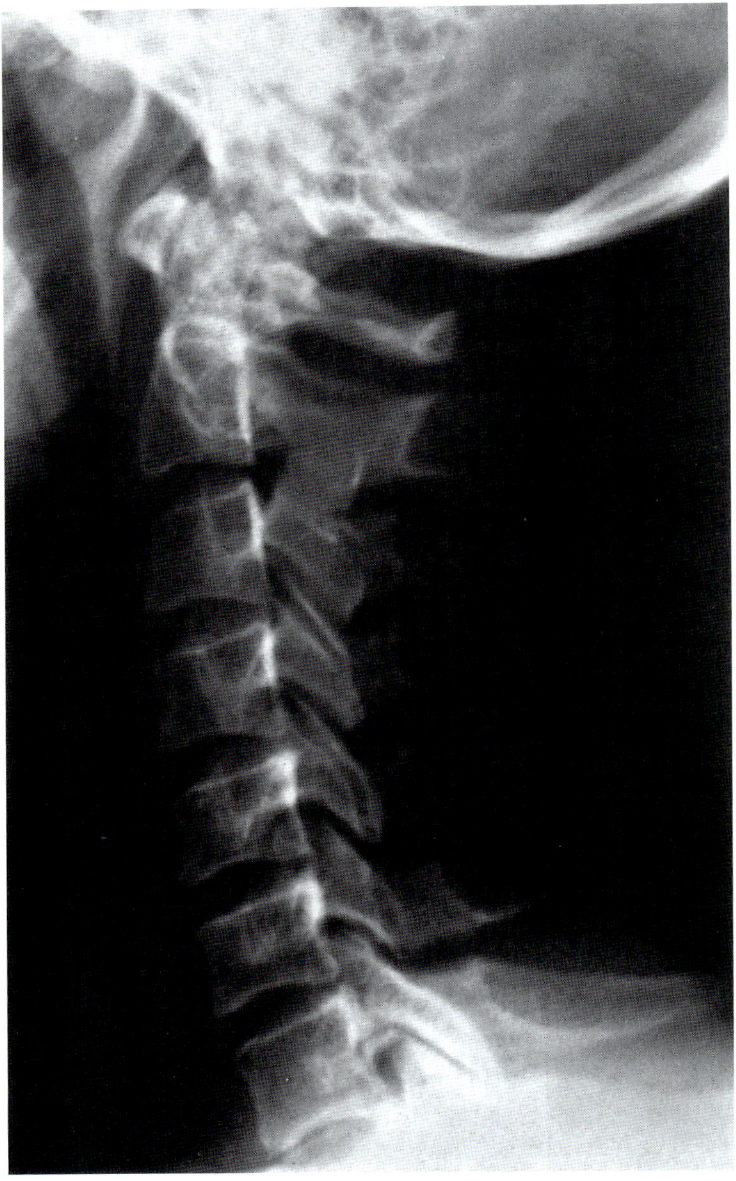

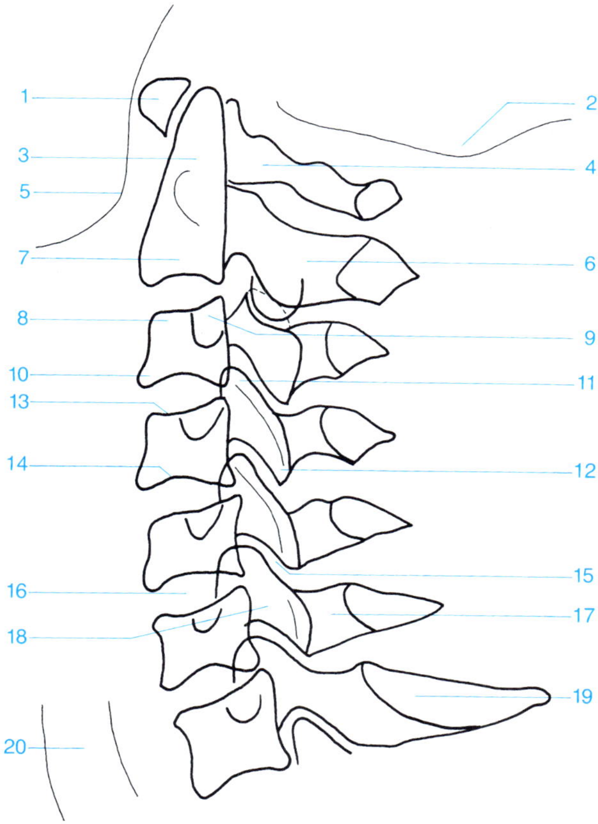

1 Arcus anterior (vorderer Atlasbogen)
2 Basis cranii (Schädelbasis)
3 Dens axis
4 Arcus posterior (hinterer Atlasbogen)
5 Mandibula
6 Processus spinosus
7 Corpus axis
8 vordere obere Wirbelkörperkante
9 Processus transversus
10 vordere untere Wirbelkörperkante
11 Processus articularis superior (oberer Gelenkfortsatz)
12 Processus articularis inferior (unterer Gelenkfortsatz)
13 Wirbelkörperdeckplatte
14 Wirbelkörpergrundplatte
15 Intervertebralgelenk (= kleines Wirbelgelenk)
16 Zwischenwirbelraum
17 Arkus (Bogen)
18 Gelenkpfeiler
19 Processus spinosus (vertebrae prominentis)
20 Trachea

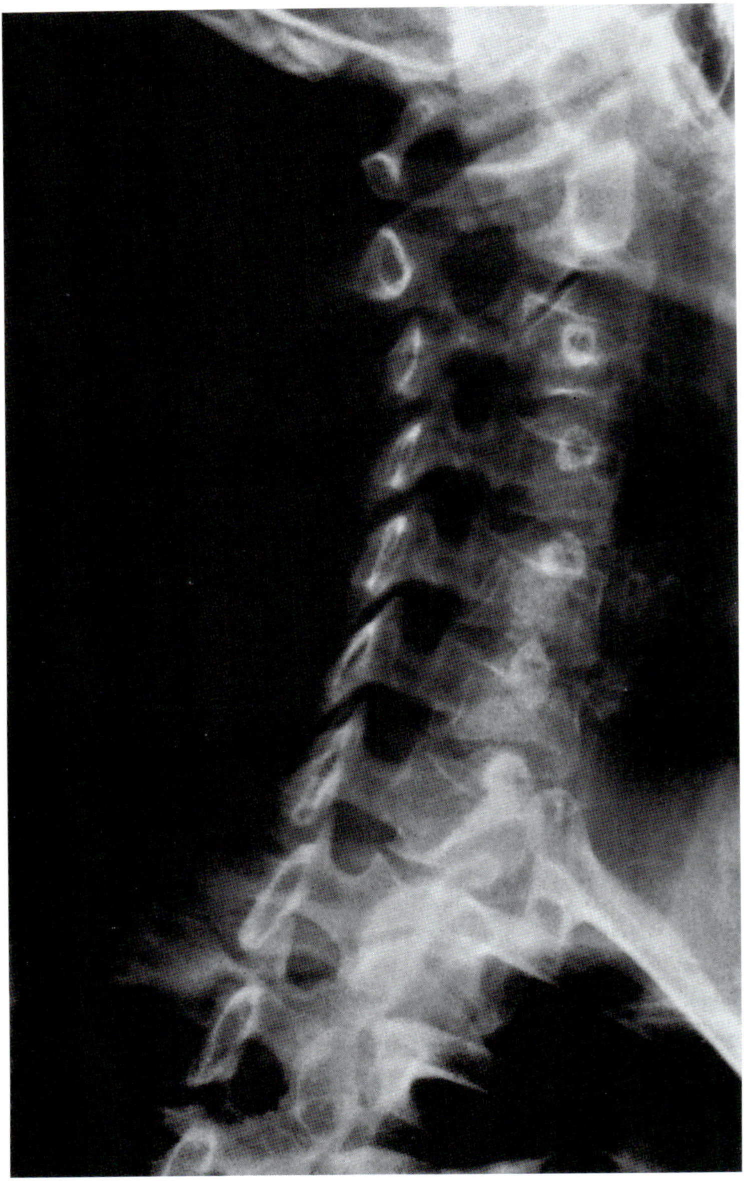

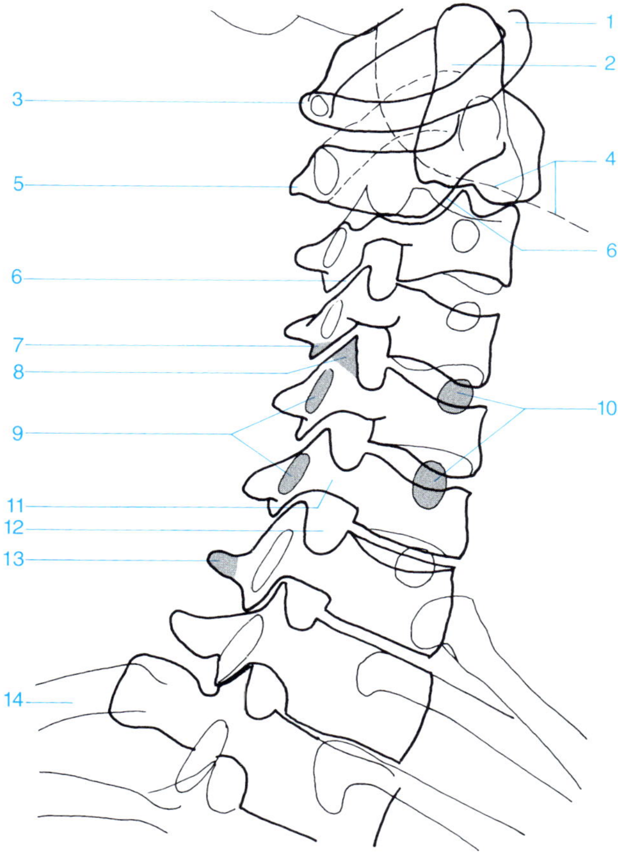

1 Arcus anterior
2 Dens
3 Atlas
4 Mandibula
5 Axis
6 Articulatio zygapophysialis (kleines Wirbelgelenk bzw. Intervertebralgelenk)
7 Processus articularis inferior
8 Processus articularis superior
9 Processus transversus
10 Pediculus der Gegenseite (orthograd getroffen)
11 Pediculus arcus vertebrae
12 Foramen intervertebrale
13 Processus spinosus
14 Costae (Rippen)

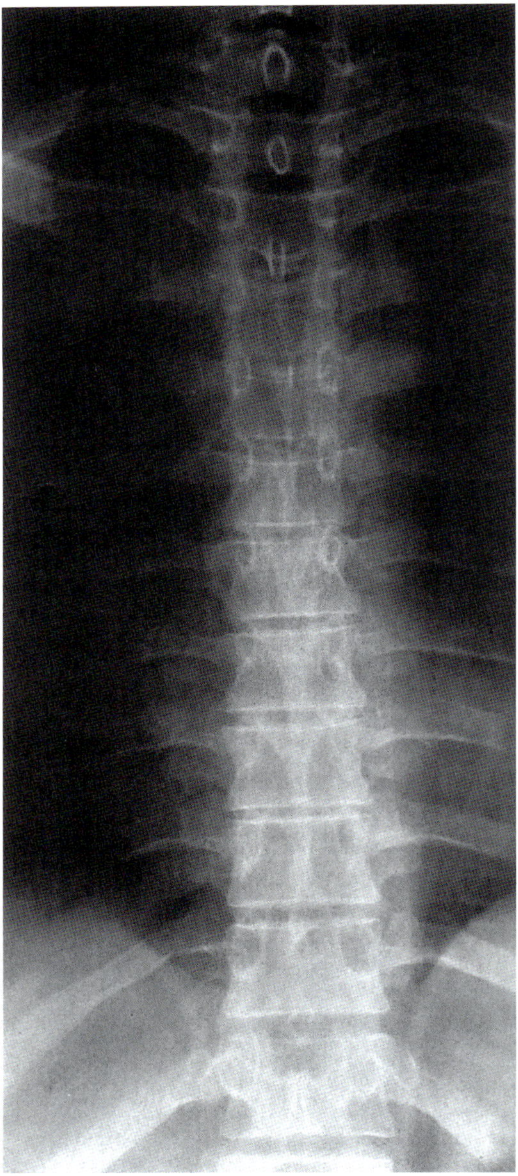

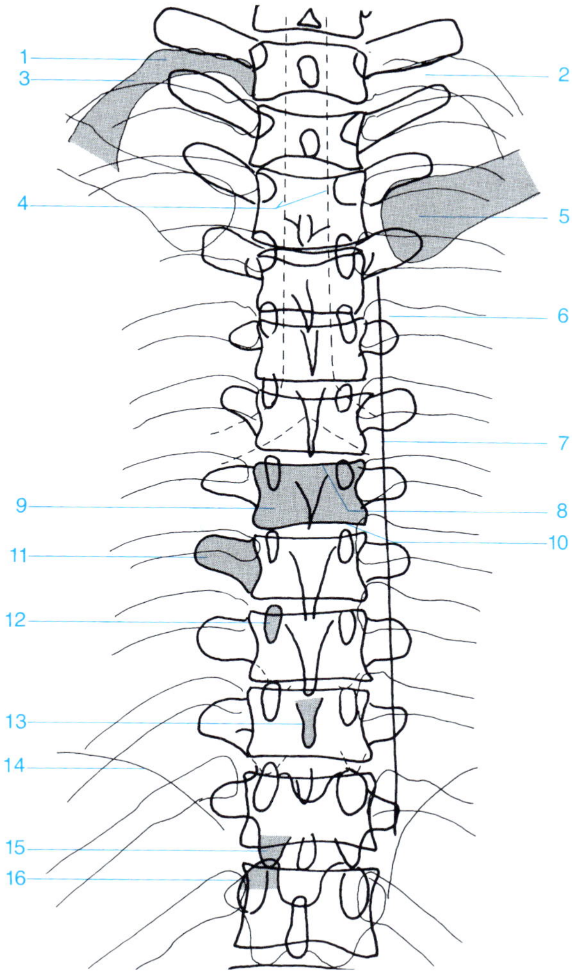

1 Tuberculum costae I
2 Collum costae
3 Costa I (1. Rippe)
4 Trachea
5 Klavikula
6 Caput costae
7 Paravertebrallinie
8 Wirbelkörperdeckplatte
9 Corpus vertebrae (Wirbelkörper)
10 Wirbelkörpergrundplatte
11 Processus transversus (Querfortsatz)
12 Pediculus arcus vertebrae
13 Processus spinosus (Dornfortsatz)
14 Diaphragma (Zwerchfell)
15 Processus articularis inferior
16 Processus articularis superior

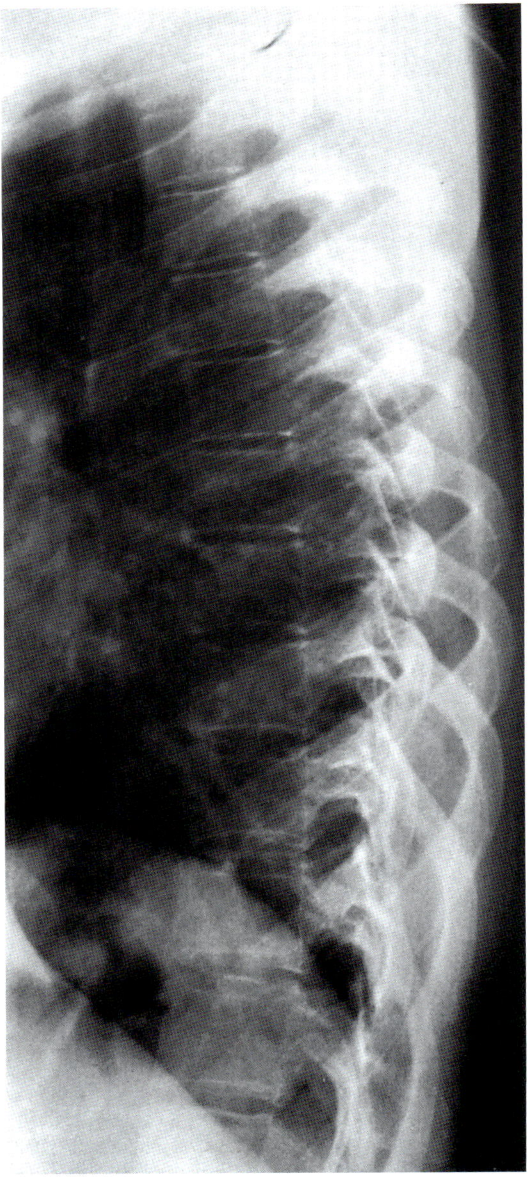

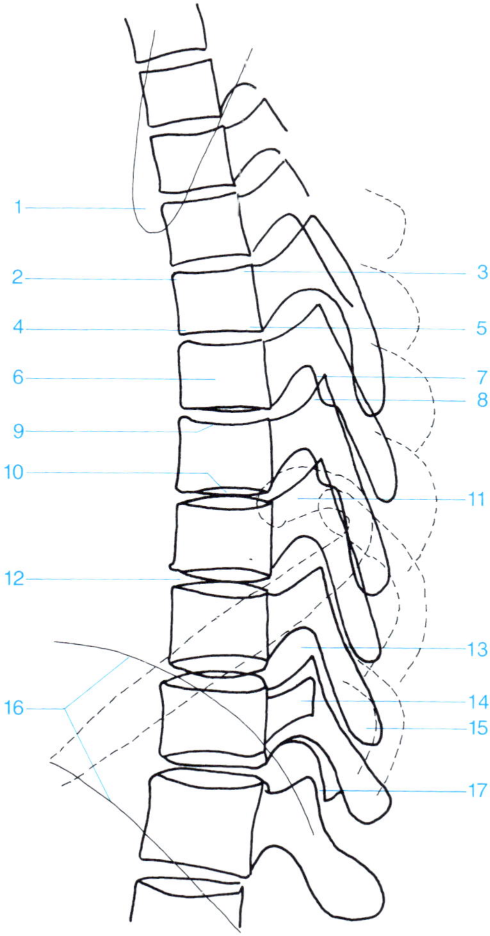

1 Skapula
2 vordere obere Abschlußkante
3 hintere obere Abschlußkante
4 vordere untere Abschlußkante
5 hintere untere Abschlußkante
6 Corpus vertebrae (Wirbelkörper)
7 Processus articularis superior
8 Processus articularis inferior
9 Wirbelkörperdeckplatte
10 Wirbelkörpergrundplatte
11 Caput costae (Rippenköpfchen)
12 Zwischenwirbelraum
13 Foramen intervertebrale
14 Processus transversus
15 Processus spinosus
16 Zwerchfellkuppe
17 Articulatio intervertebralis (Intervertebralgelenk)

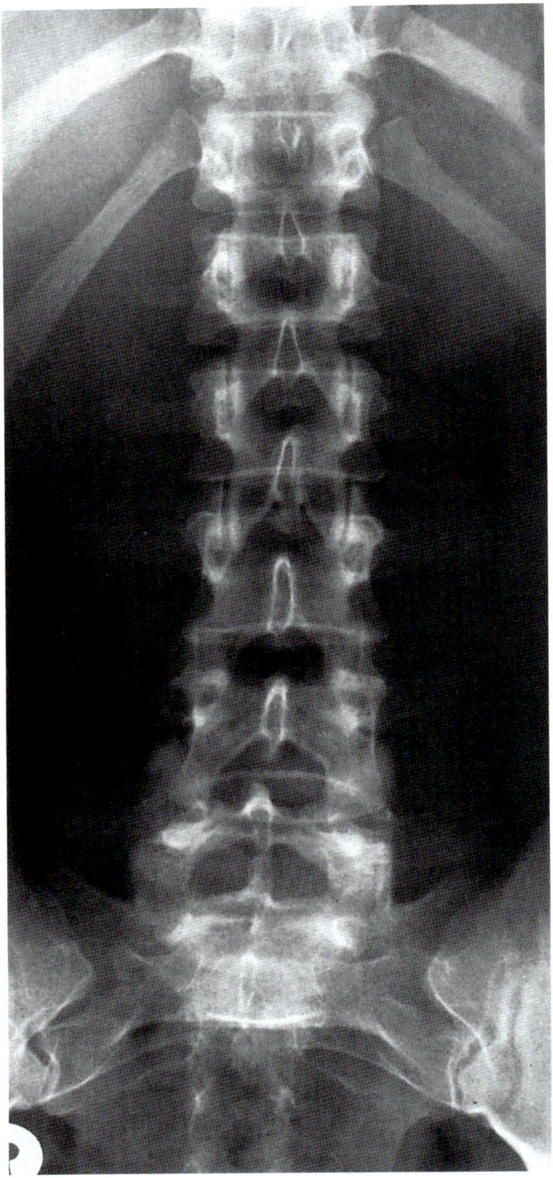

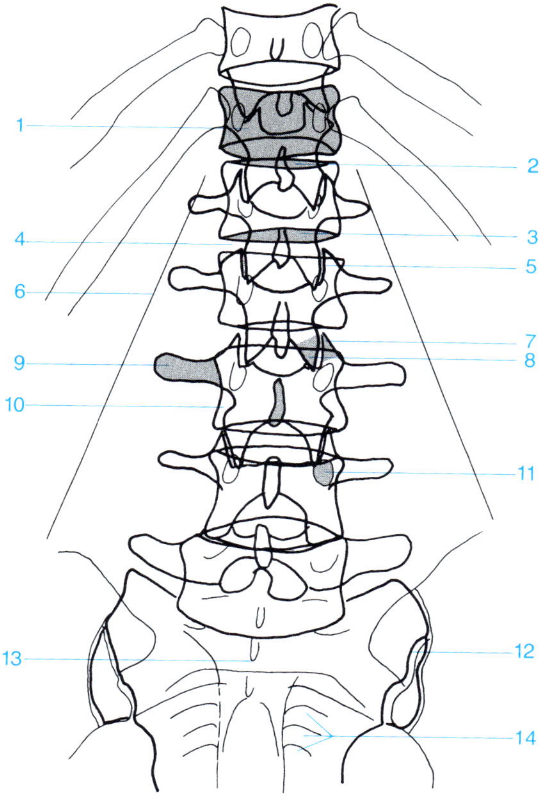

1 Corpus vertebrae (Wirbelkörper)
2 Wirbelkörperdeckplatte
3 Wirbelkörpergrundplatte
4 Zwischenwirbelraum
5 Intervertebralgelenk (kleines Wirbelgelenk)
6 Psoasschatten
7 Processus articularis superior (oberer Gelenkfortsatz)
8 Processus articularis inferior (unterer Gelenkfortsatz)
9 Processus transversus (Querfortsatz)
10 Processus spinosus (Dornfortsatz)
11 Pediculus arcus vertebrae
12 Articulatio sacroiliaca (Iliosakralgelenk)
13 Os sacrum
14 Foramina sacralia

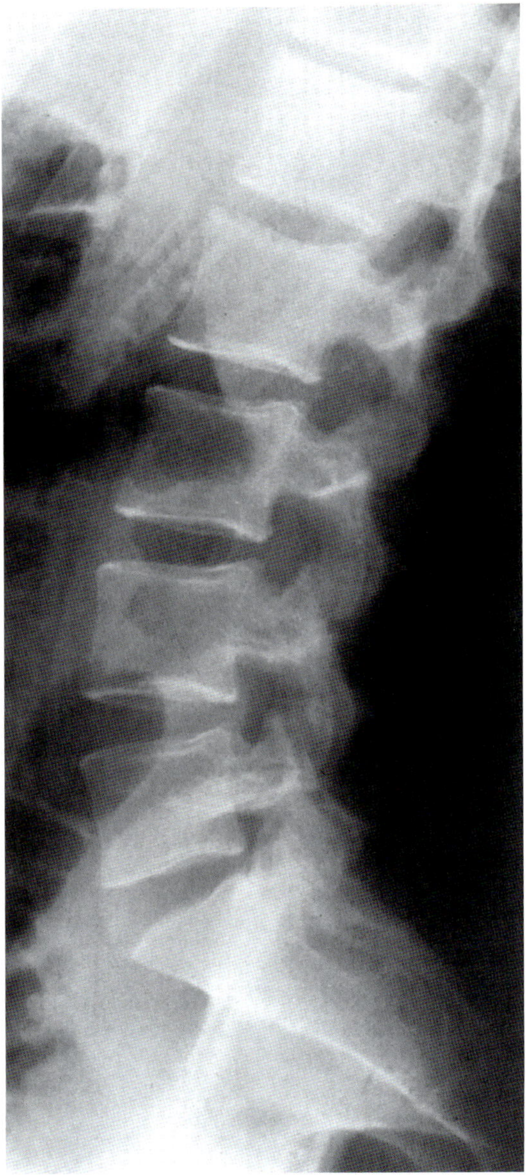

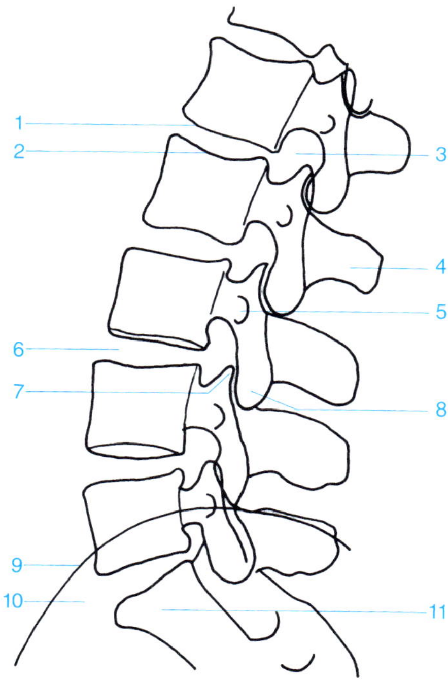

1 Wirbelkörpergrundplatte
2 Wirbelkörperdeckplatte
3 Foramen intervertebrale
4 Processus spinosus (Dornfortsatz)
5 Processus transversus (Querfortsatz)
6 Intervertebralraum (Zwischenwirbelraum)
7 Processus articularis superior (oberer Gelenkfortsatz)
8 Processus articularis inferior (unterer Gelenkfortsatz)
9 Crista iliaca
10 Promontorium
11 Os sacrum

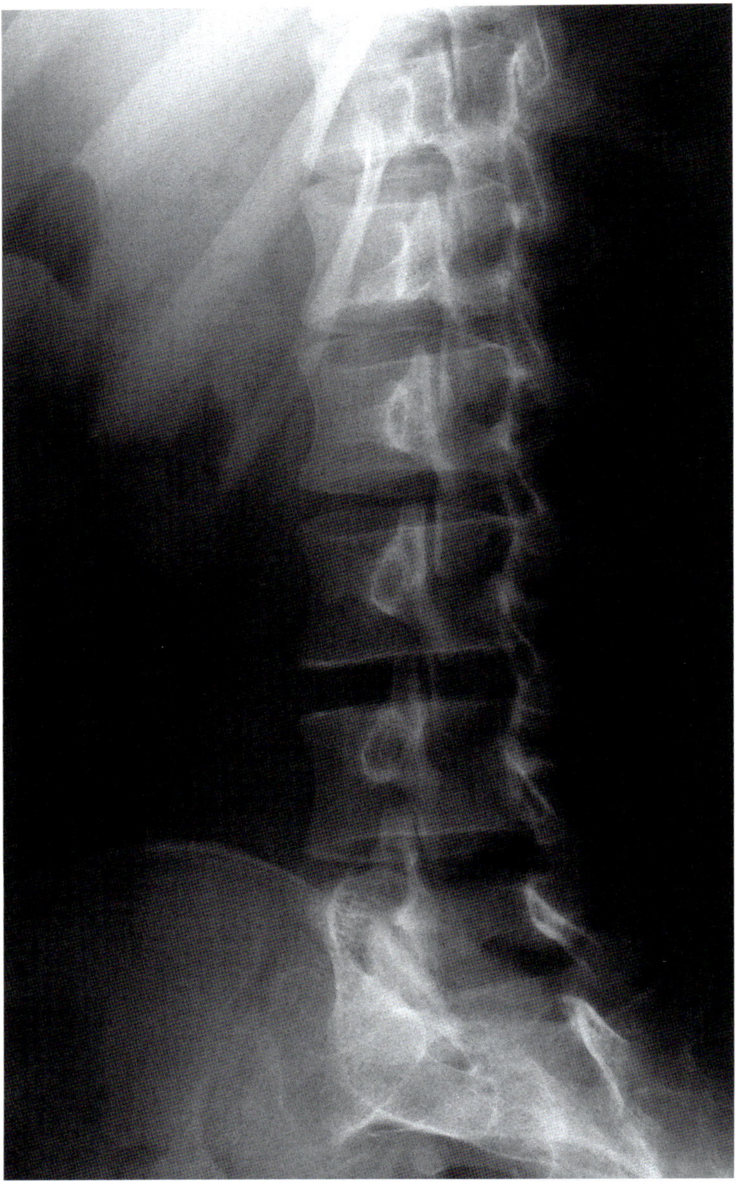

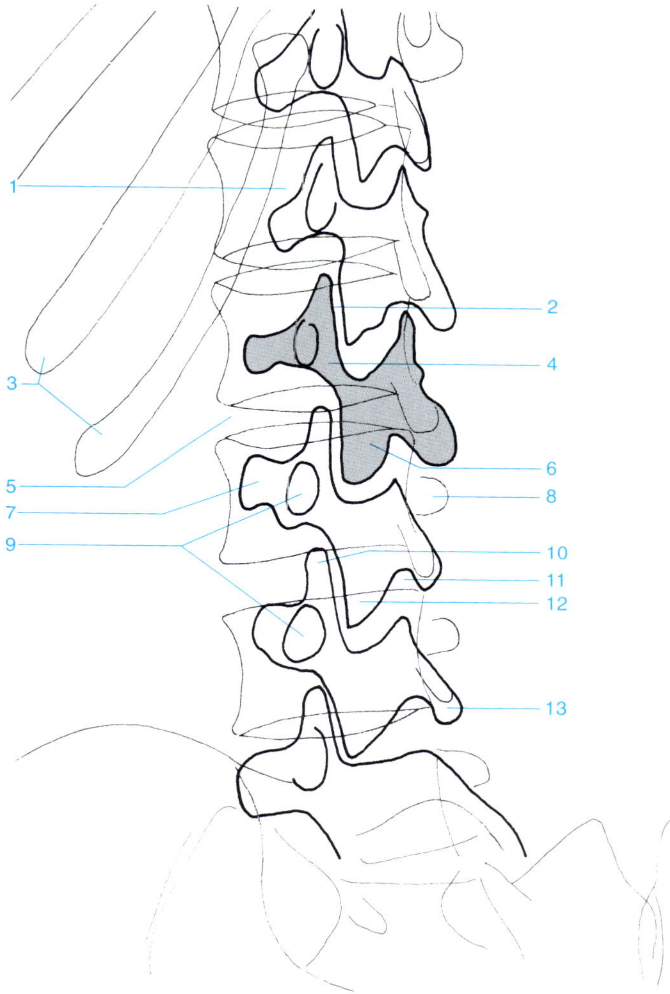

1 Corpus vertebrae (Wirbelkörper)
2 Intervertebralgelenk (kleines Wirbelgelenk)
3 Costae (Rippen)
4 Interartikularportion
5 Zwischenwirbelraum
6 Lamina arcus vertebrae
7 Processus costalis (nahe)
8 Processus costalis (entfernt)
9 Pediculus arcus vertebrae
10 Processus articularis superior
11 Foramen intervertebrale
12 Processus articularis inferior
13 Processus spinosus

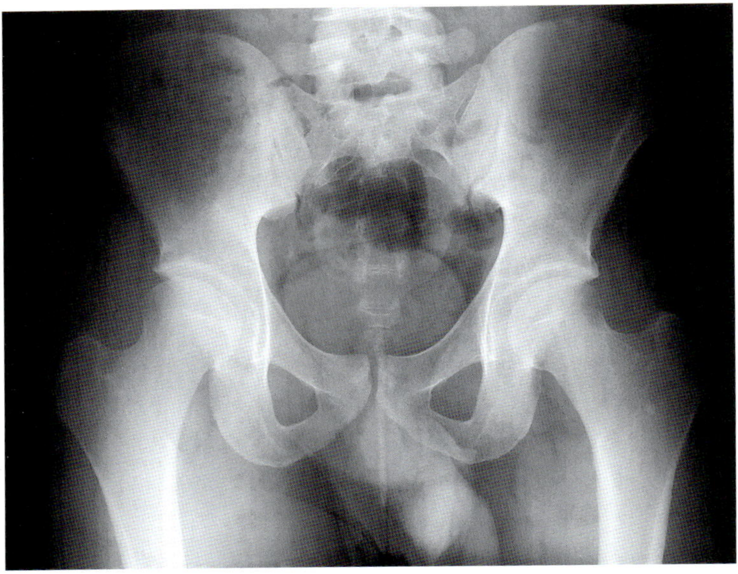

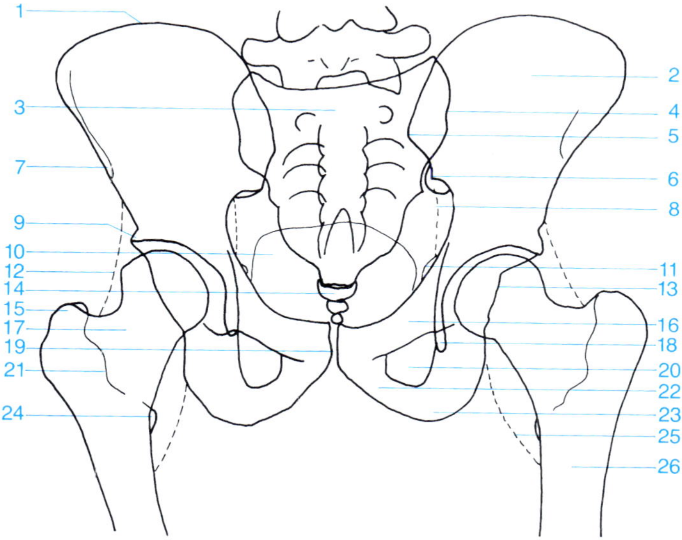

1 Crista iliaca
2 Ala ossis ilii (Beckenschaufel)
3 Os sacrum
4 Articulatio sacroiliaca (Iliosakralgelenk)
5 Spina iliaca posterior superior
6 Spina iliaca posterior inferior
7 Spina iliaca anterior superior
8 Weichteillinie des M. obturator internus
9 Limbus acetabuli (Pfannenerker)
10 Blasenschatten
11 Spina ischiadica
12 Fettstreifen medial vom M. glutaeus minimus
13 hinterer Pfannenrand
14 Os coccygis
15 Trochanter major
16 R. superior ossis pubis (oberer Schambeinast)
17 Collum femoris (Schenkelhals)
18 Köhler-Tränenfigur
19 Symphysis
20 Foramen obturatum
21 Crista intertrochanterica
22 R. inferior ossis pubis (unterer Schambeinast)
23 Tuber ischiadicum
24 Trochanter minor
25 Fettstreifen medial vom M. iliopsoas
26 Femur

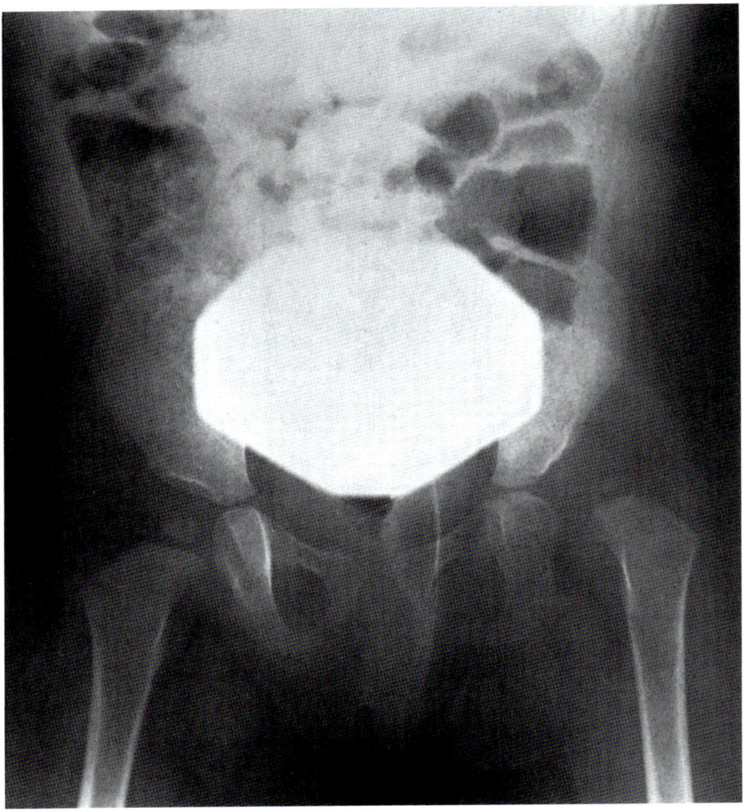

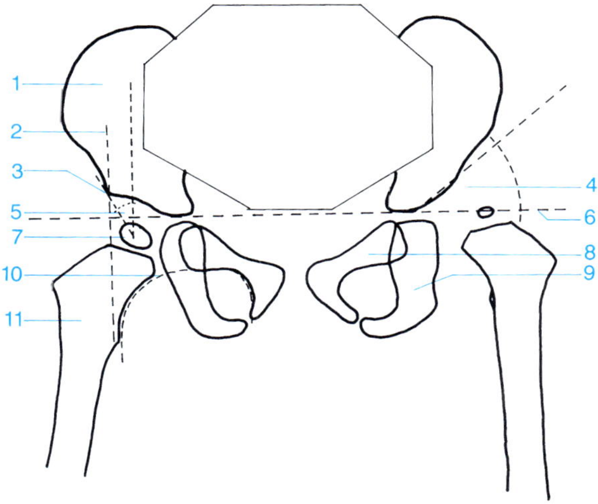

1 Os ilii
2 Ombrédanne-Linie (Senkrechte vom Pfannenerker auf die Hilgenreiner-Horizontale)
3 Pfannenerker
4 Pfannendachneigungswinkel
5 Zentrum-Ecken-Winkel nach Wiberg (Winkel zwischen Senkrechter auf Epiphysenzentrum EZ und Pfannenerker-EZ-Linie)
6 Hilgenreiner-Linie (Verbindung der Y-Fugen)
7 Femurkopfepiphyse
8 Os pubis
9 Os ischii
10 Shenton-Ménard-Linie (Verbindung obere Rundung Foramen obturatum – Schenkelhals)
11 Femur

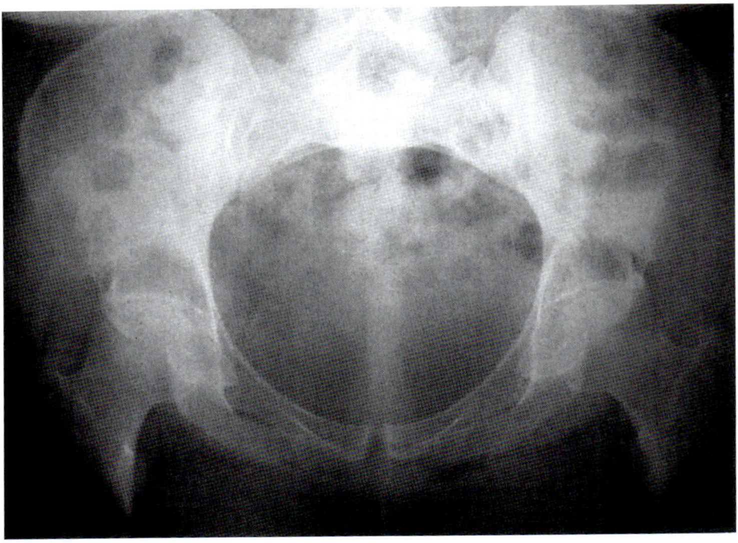

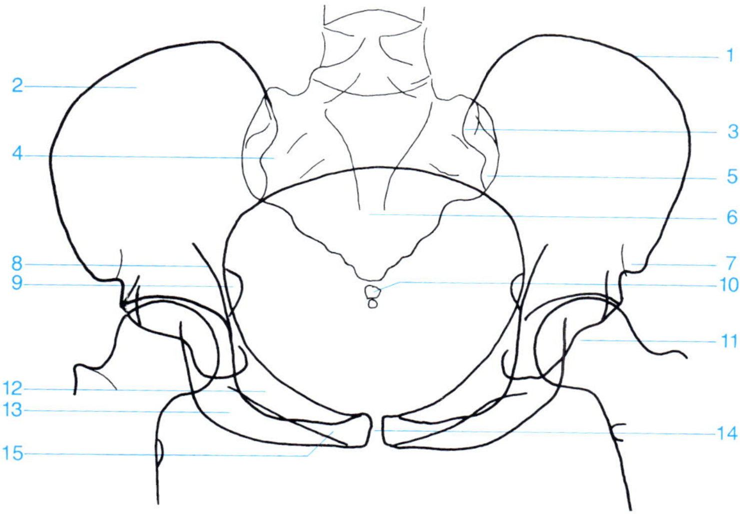

1 Crista iliaca
2 Ala ossis ilii (Beckenschaufel)
3 Spina iliaca posterior superior
4 Ala sacralis
5 Spina iliaca posterior inferior
6 Os sacrum
7 Spina iliaca anterior superior
8 Eminentia iliopubica
9 Spina ischiadica
10 Os coccygis
11 Caput femoris (Hüftkopf)
12 R. superior ossis pubis
13 Tuber ischiadicum
14 Symphysis
15 R. inferior ossis pubis

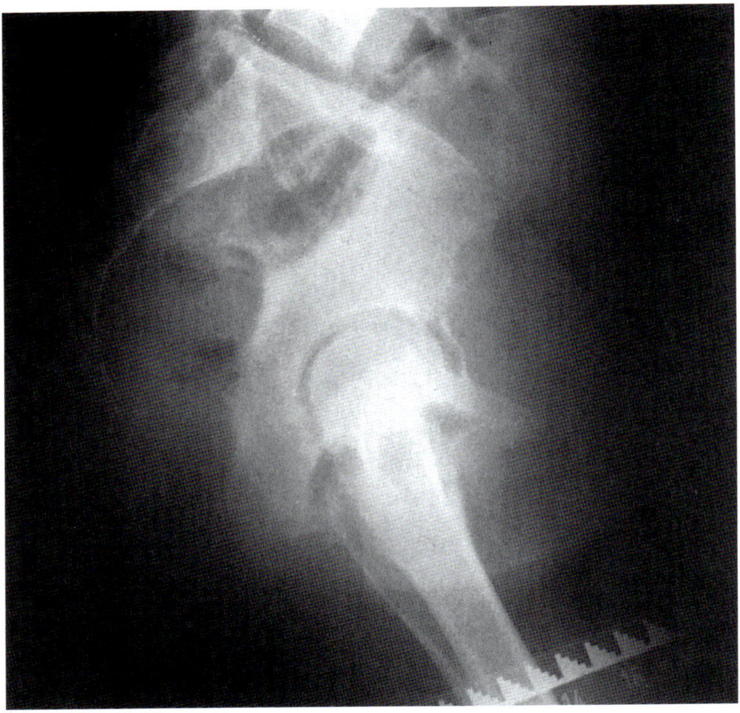

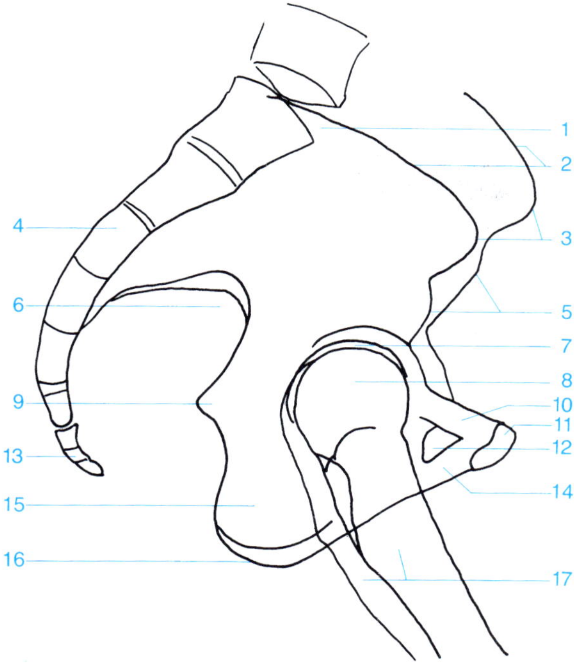

1 Promontorium
2 Crista iliaca
3 Spina iliaca anterior superior
4 Os sacrum
5 Spina iliaca anterior inferior
6 Incisura ischiadica major
7 Hüftgelenkspalt
8 Caput femoris (Hüftkopf)
9 Spina ischiadica
10 R. superior ossis pubis
11 Symphysis
12 Foramen obturatum
13 Os coccygis
14 R. inferior ossis pubis
15 Corpus ossis ischii
16 Tuber ischiadicum
17 Femur

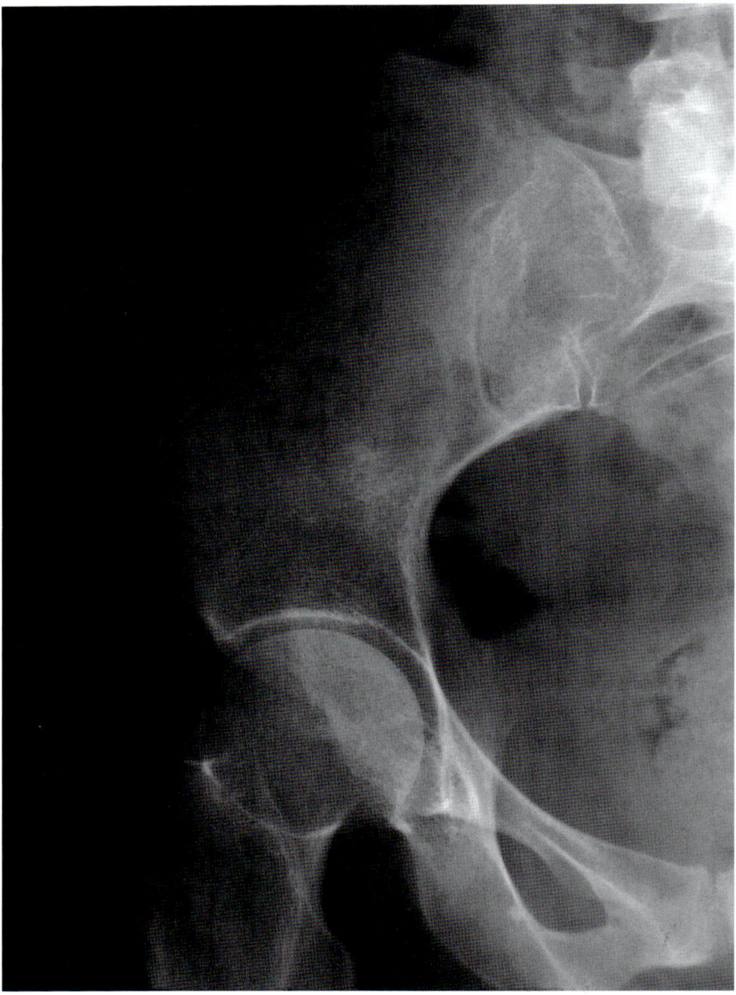

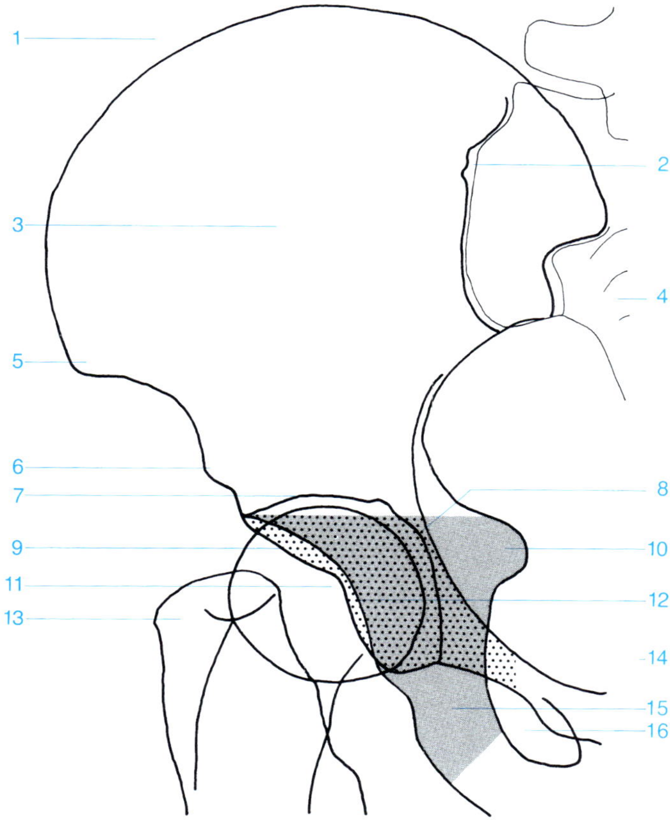

1 Crista iliaca
2 Articulatio sacroiliaca (Iliosakralgelenk)
3 Ala ossis ilii (Beckenschaufel)
4 Os sacrum
5 Spina iliaca anterior superior
6 Spina iliaca anterior inferior
7 Pfannendach
8 hinterer Pfannengrund
9 vorderer Pfannenrand
10 Spina ischiadica
11 Caput femoris (Hüftkopf)
12 hinterer Pfannenrand
13 Trochanter major
14 Corpus ossis pubis (vorderer Gelenkpfeiler)
15 Corpus ossis ischii (hinterer Gelenkpfeiler)
16 Foramen obturatum

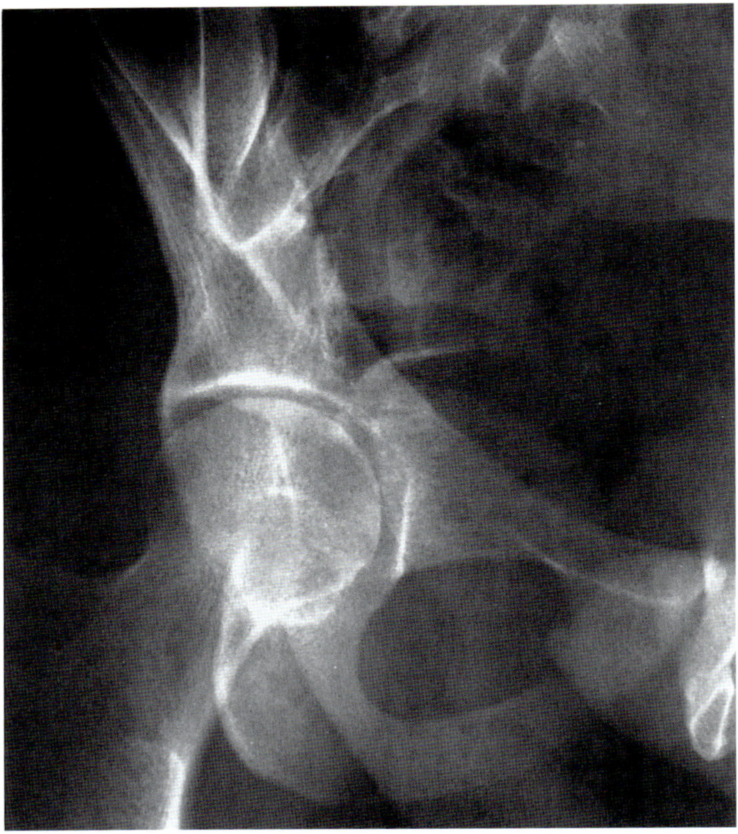

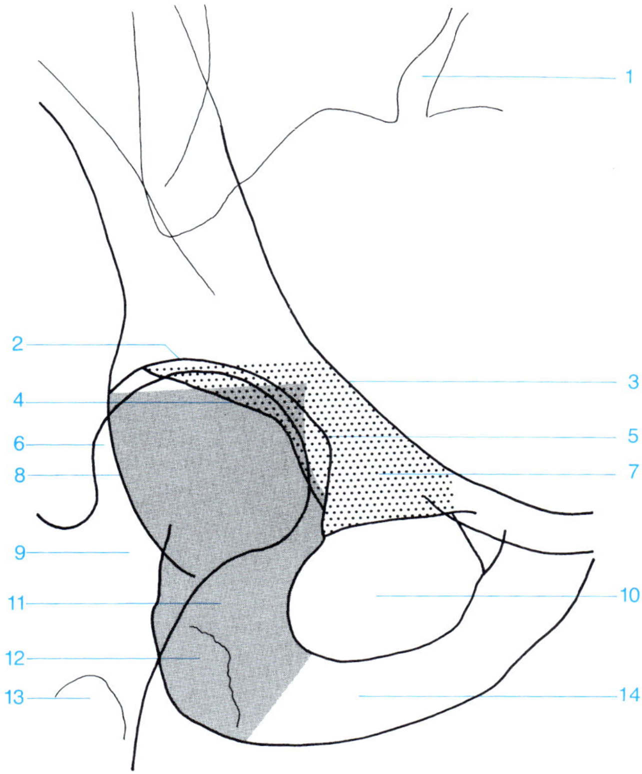

1 Articulatio sacroiliaca (Iliosakralgelenk)
2 Pfannendach
3 Linea terminalis
4 vorderer Pfannenrand
5 vorderer Pfannengrund
6 Caput femoris (Femurkopf)
7 Corpus ossis pubis (vorderer Gelenkpfeiler)
8 hinterer Pfannenrand
9 Collum femoris (Femurhals)
10 Foramen obturatum
11 Corpus ossis ischii (hinterer Gelenkpfeiler)
12 Tuber ischiadicum
13 Trochanter minor
14 R. inferior ossis pubis

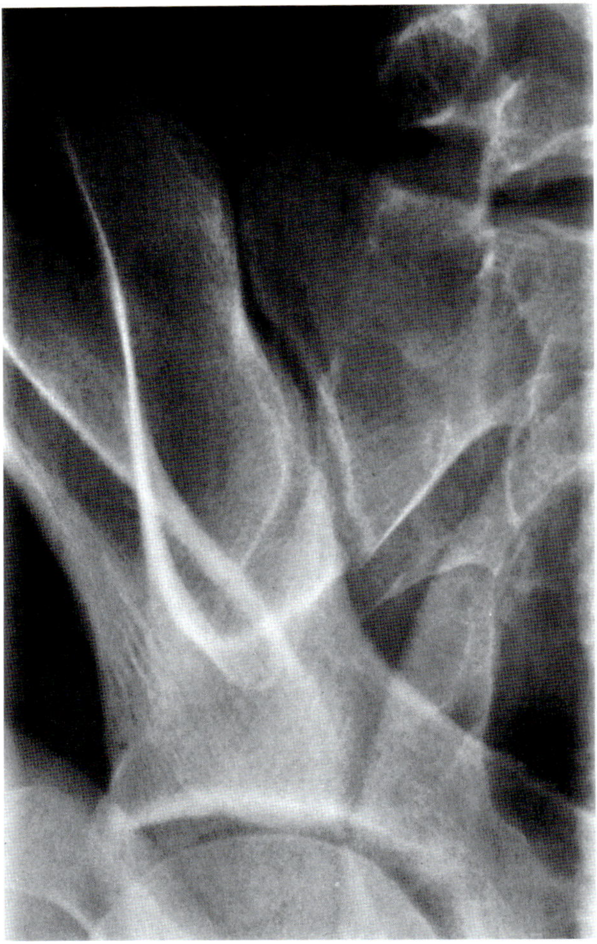

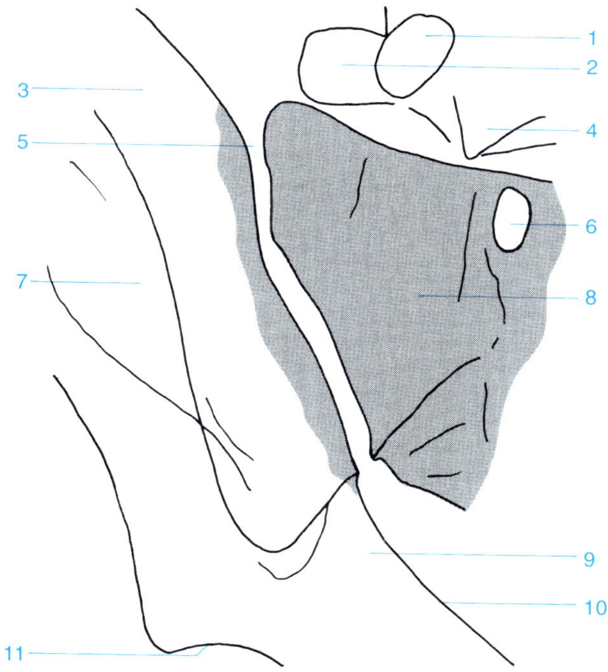

1 Bogenwurzel L V
2 Processus transversus (Querfortsatz) L V
3 Ala ossis ilii
4 Corpus vertebrae (Wirbelkörper) L V
5 Articulatio sacroiliaca (Iliosakralgelenk)
6 Foramen sacrale
7 Os ilium
8 Os sacrum, Pars lateralis
9 Corpus ossis ilii
10 Linea arcuata
11 Pfannendach des Hüftgelenkes

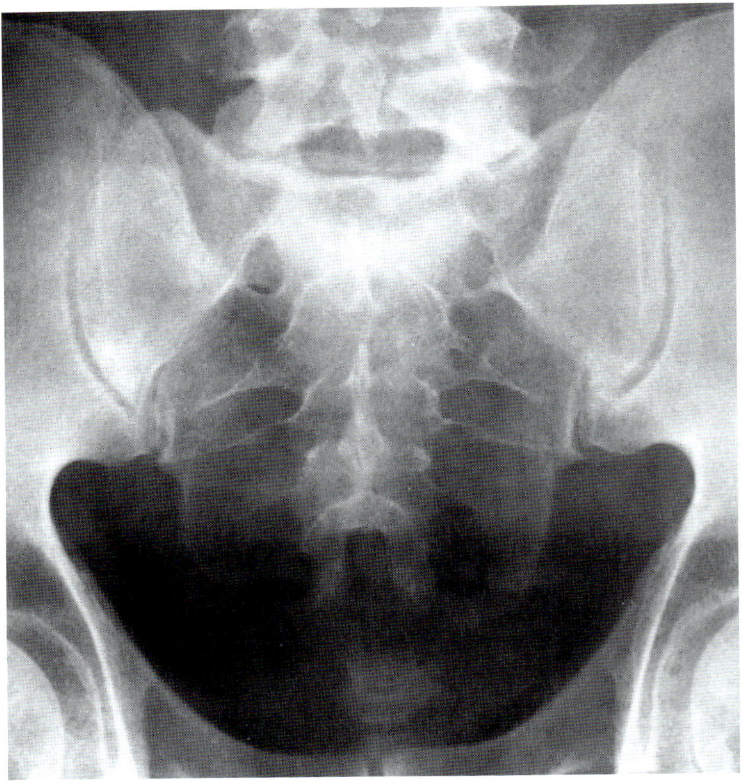

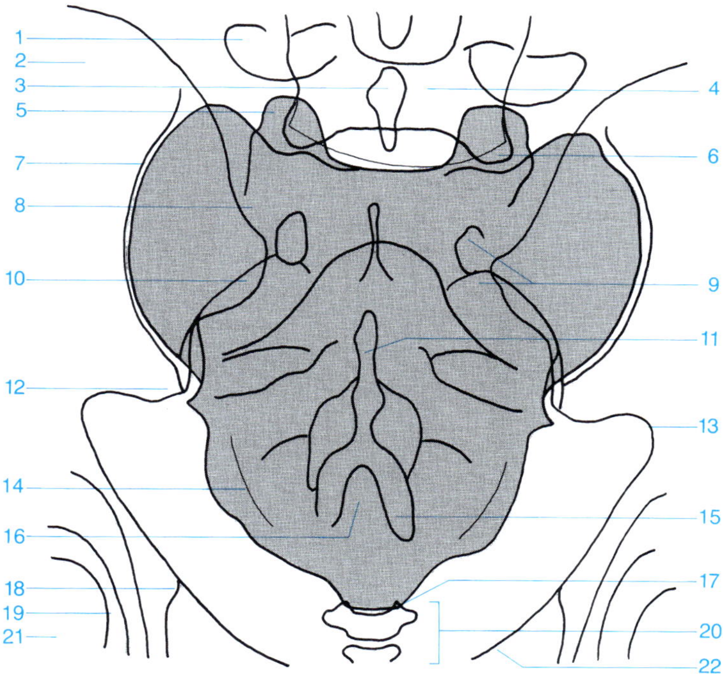

1 Processus transversus (Querfortsatz)
2 Ala ossis ilii (Beckenschaufel)
3 Processus spinosus
4 L V
5 Processus articularis superior
6 Processus articularis inferior (L V)
7 Articulatio sacroiliaca (Iliosakralgelenk)
8 Ala sacralis
9 Foramina sacralia
10 Spina iliaca posterior superior
11 Crista sacralis mediana
12 Spina iliaca posterior inferior
13 Incisura ischiadica major
14 Crista sacralis lateralis
15 Cornu sacrale
16 Hiatus sacralis
17 Cornu coccygeum
18 Spina ischiadica
19 Articulatio coxae (Hüftgelenk)
20 Os coccygis
21 Caput femoris (Femurkopf)
22 R. superior ossis pubis

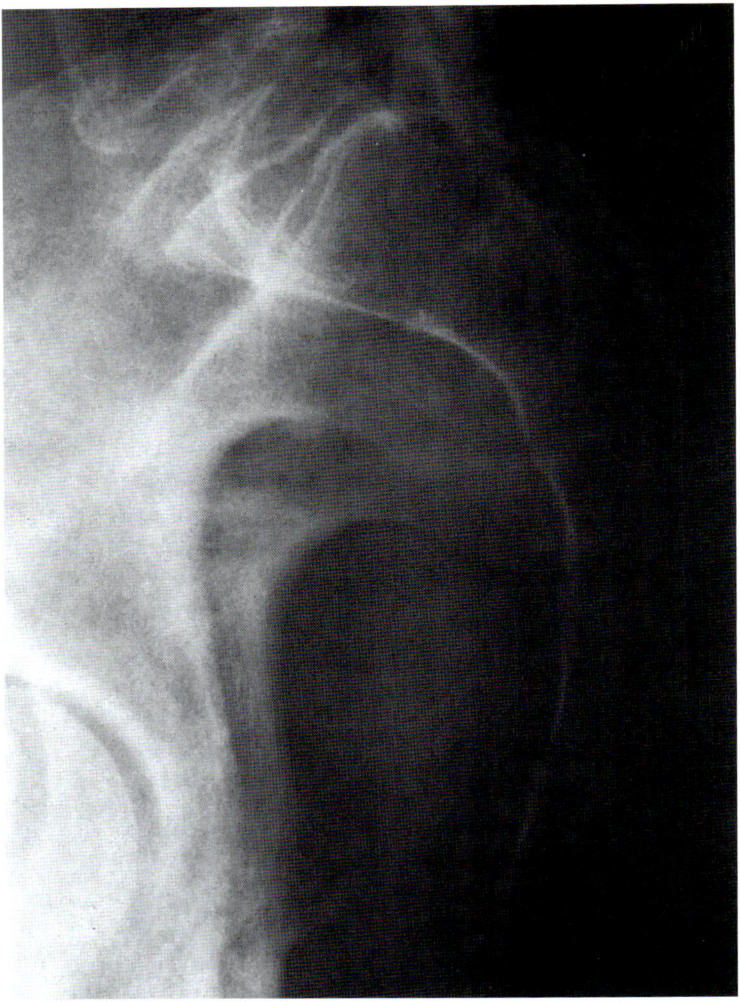

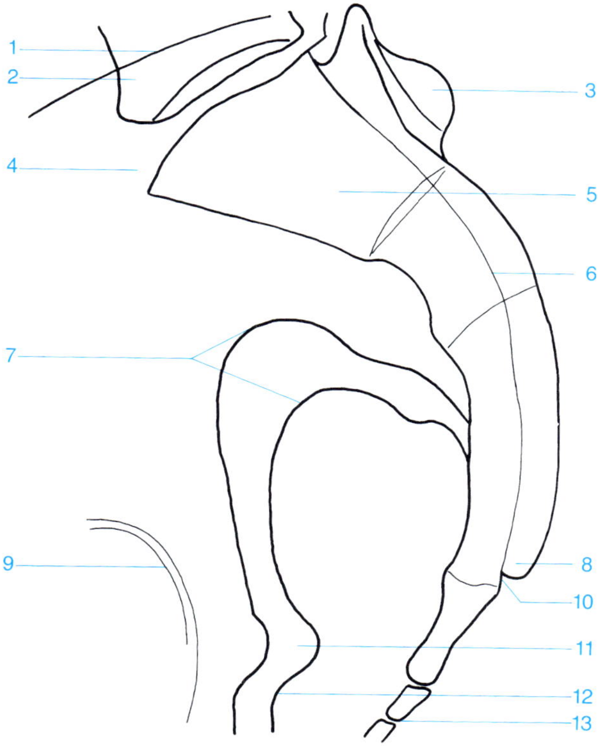

1 Crista iliaca
2 L V
3 Crista sacralis mediana
4 Promontorium
5 Os sacrum
6 Canalis sacralis
7 Incisura ischiadica major
8 Cornu sacrale
9 Articulatio coxae (Hüftgelenk)
10 Hiatus (canalis) sacralis
11 Spina ischiadica
12 Incisura ischiadica minor
13 Os coccygis

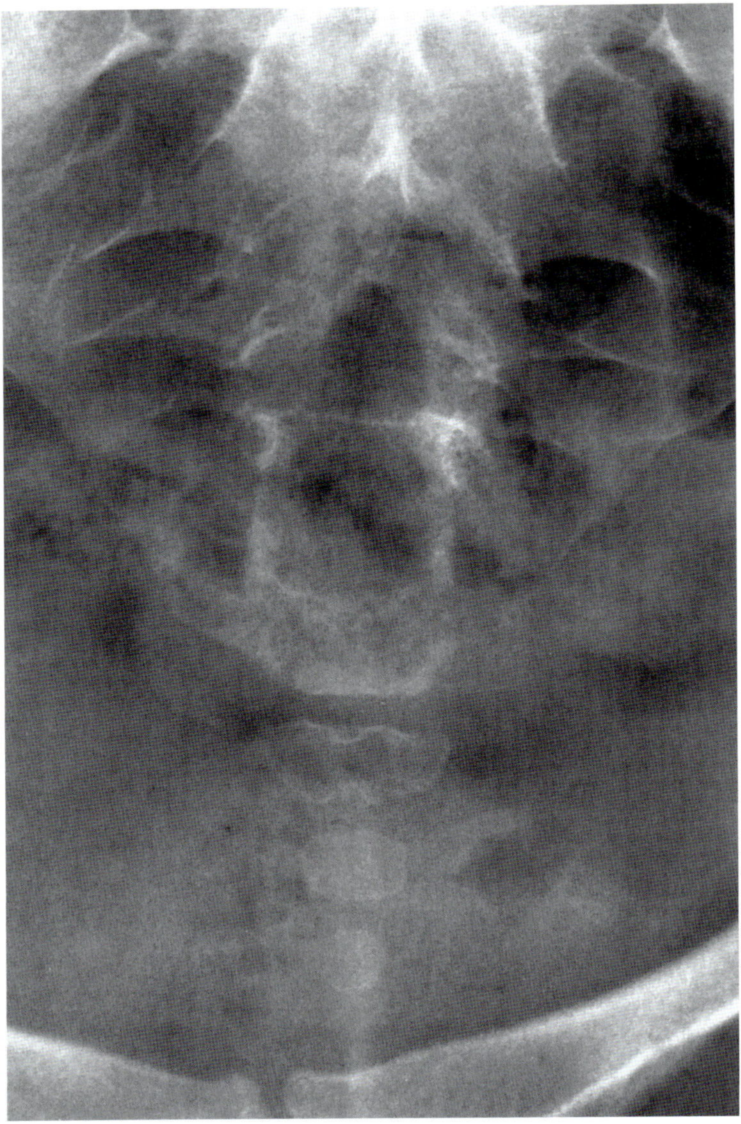

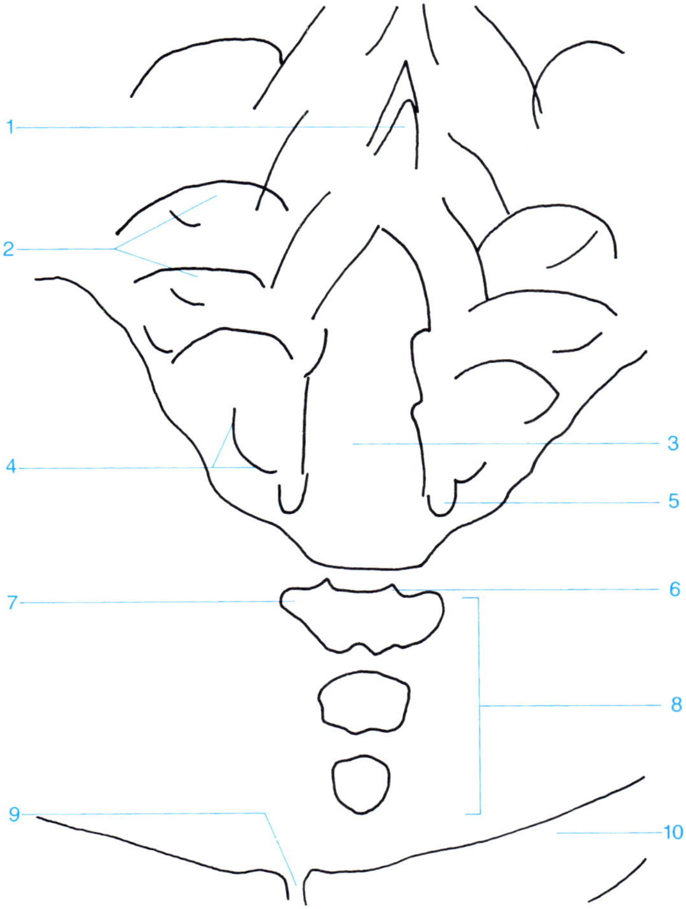

1 Crista sacralis mediana
2 Foramina sacralia
3 Hiatus sacralis
4 Crista sacralis lateralis
5 Cornu sacrale
6 Cornu coccygeum
7 Processus transversus
8 Os coccygis
9 Symphysis
10 R. superior ossis pubis

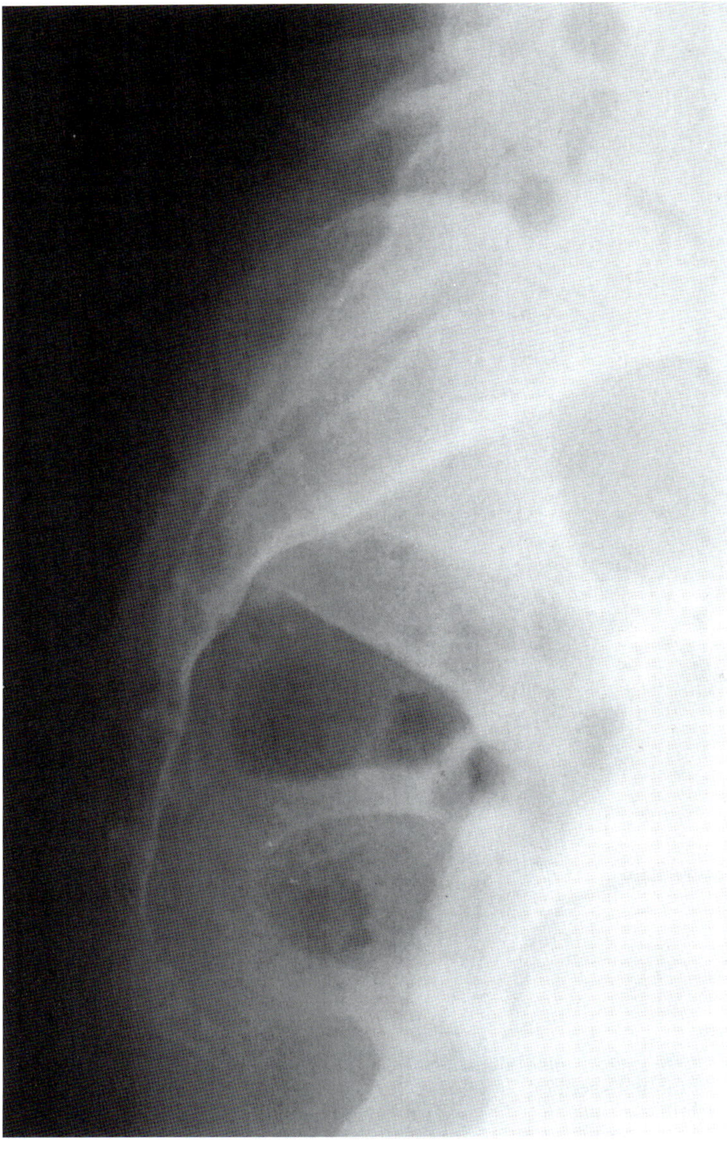

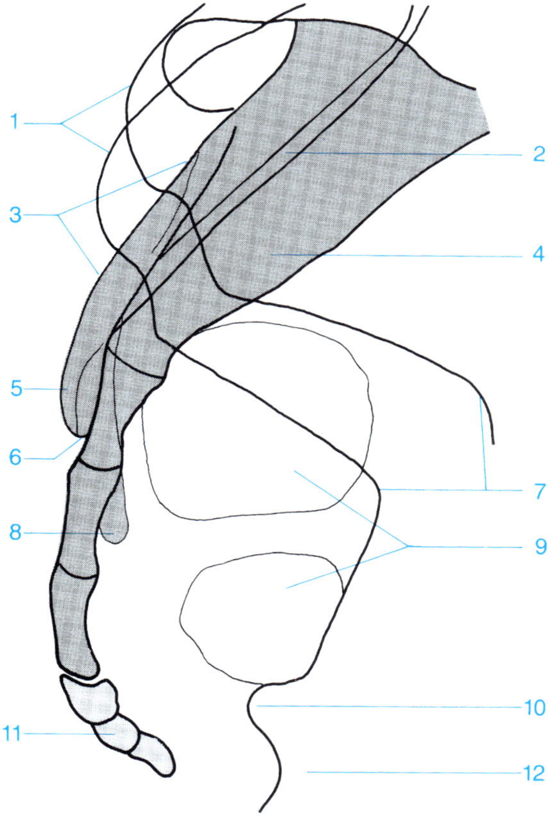

1 Crista iliaca
2 Canalis sacralis
3 Crista sacralis mediana
4 Os sacrum
5 Cornu sacrale
6 Hiatus sacralis
7 Incisura ischiadica major
8 Crista sacralis lateralis
9 Rektumluft
10 Spina ischiadica
11 Os coccygis
12 Os ischii

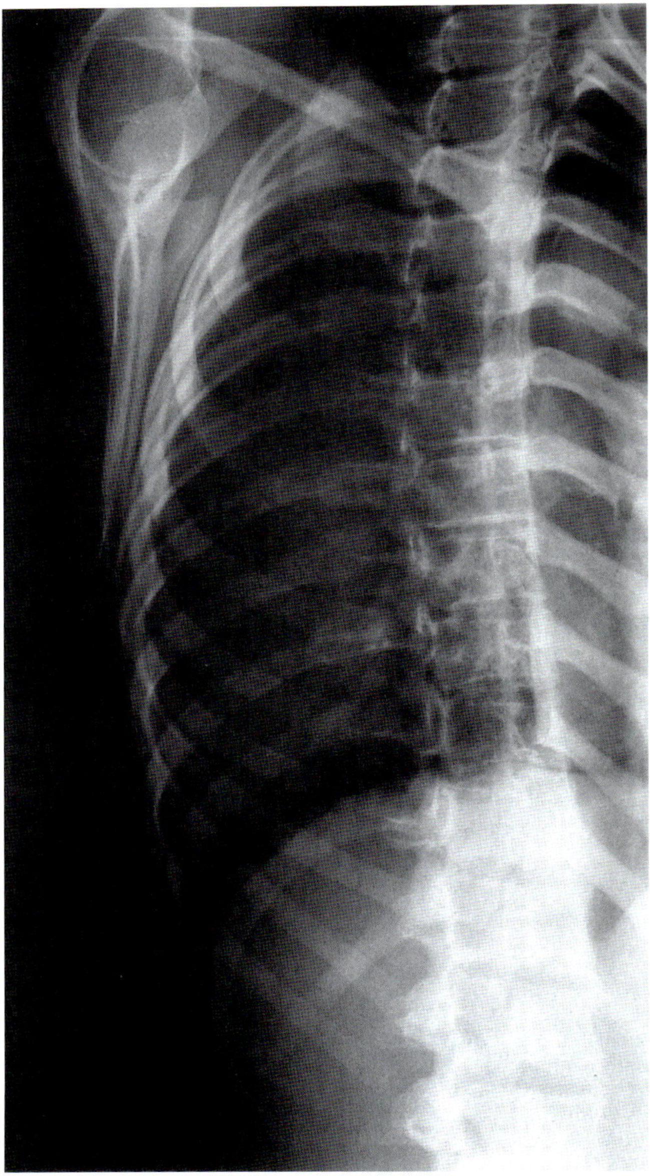

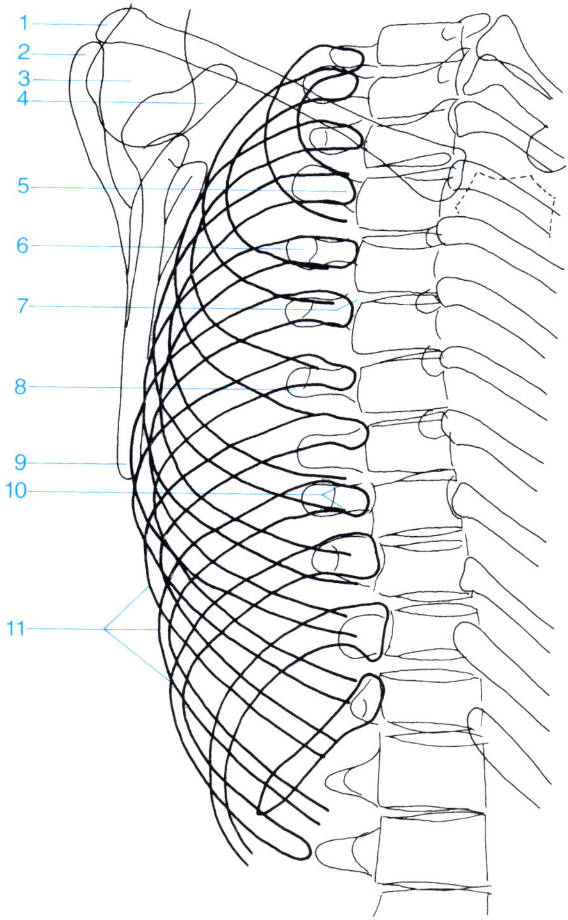

1 Klavikula (distales Ende)
2 Akromion
3 Caput humeri (Humeruskopf)
4 Processus coracoideus
5 Caput costae
6 Articulatio costotransversaria (Kostotransversalgelenk)
7 Articulatio costovertebralis (Kostovertebralgelenk)
8 Processus transversus
9 Angulus inferior scapulae
10 Collum costae
11 Arcus costalis (Rippenbogen)

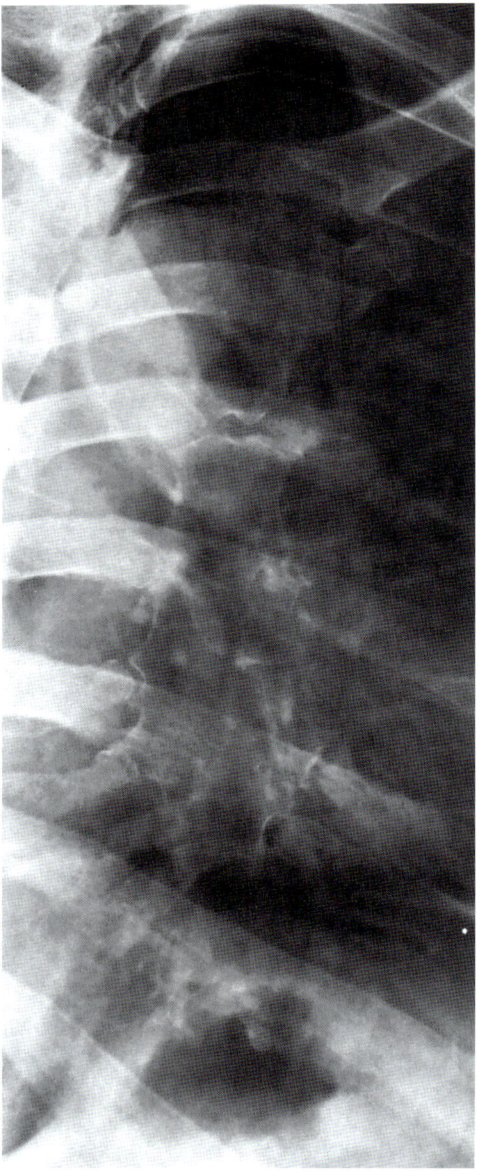

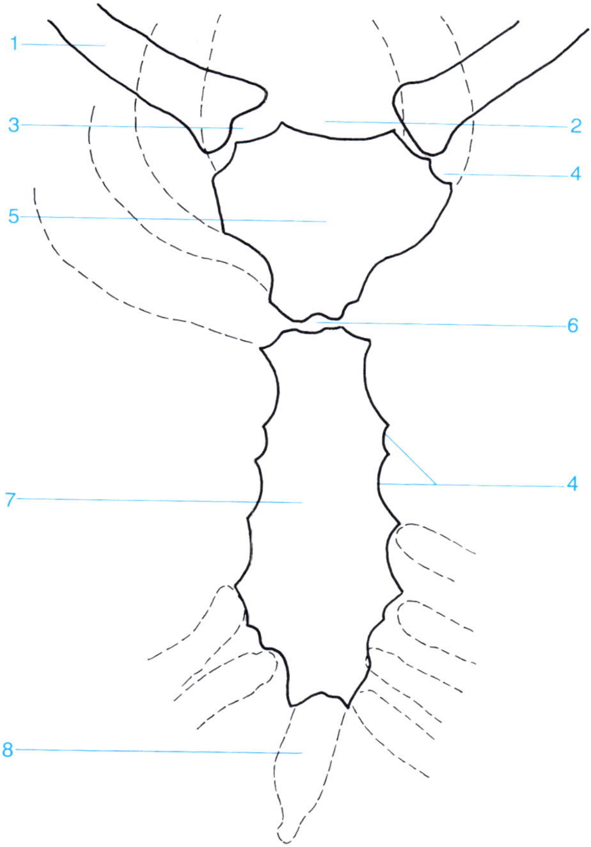

1 Klavikula
2 Jugulum
3 Articulatio sternoclavicularis (Sternoklavikulargelenk)
4 Incisura costalis
5 Manubrium sterni
6 Angulus sterni
7 Corpus sterni
8 Processus xiphoideus

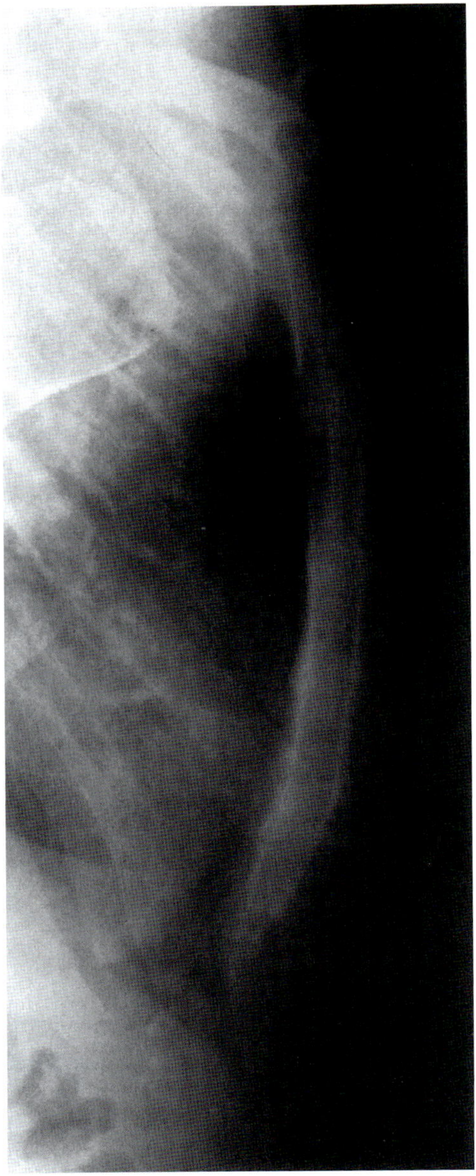

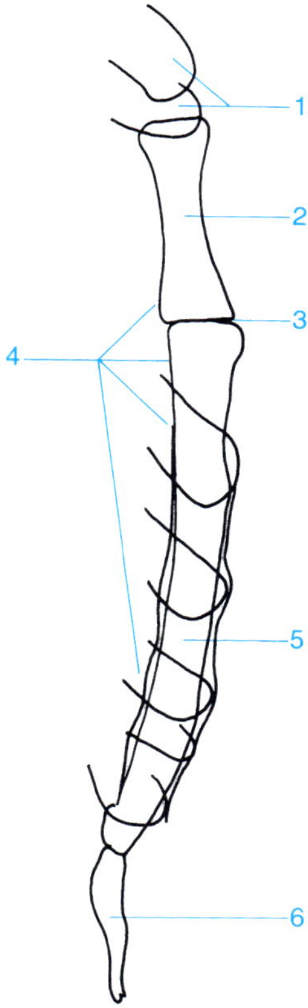

1 Claviculae
2 Manubrium sterni
3 Angulus sterni
4 Retrosternalraum
5 Corpus sterni
6 Processus xiphoideus

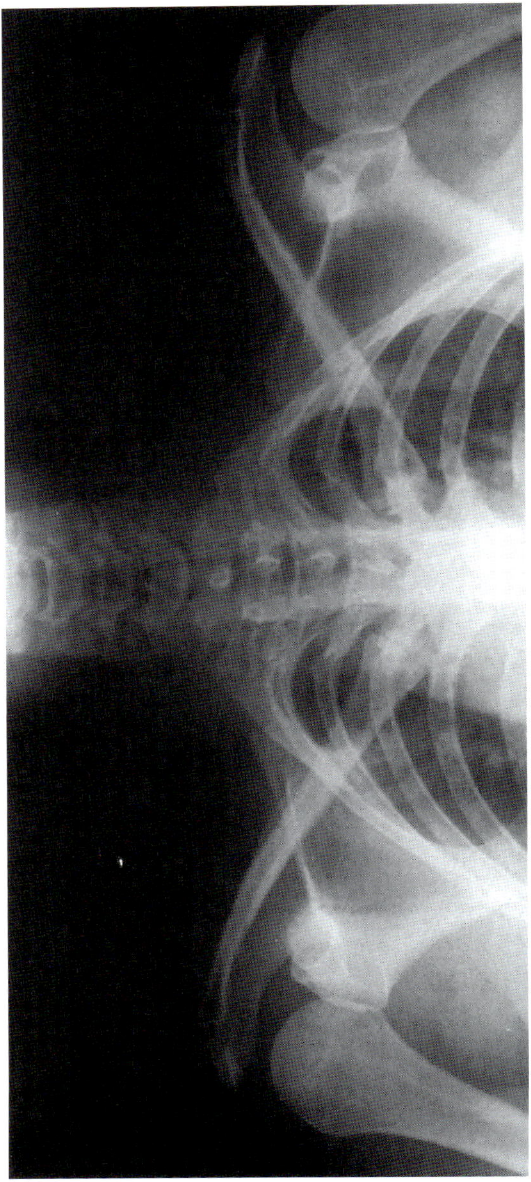

1 HWS
2 Angulus superior scapulae
3 Articulatio acromioclavicularis (Akromioklavikulargelenk)
4 Akromion
5 Spina scapulae
6 Klavikula
7 Korakoid
8 Tuberculum minus
9 Tuberculum majus
10 Caput humeri
11 Cavitas glenoidalis (Gelenkfläche)
12 Processus lateralis scapulae
13 Margo medialis scapulae
14 Extremitas sternalis (sternales Klavikulaende)
15 Margo lateralis scapulae
16 Humerus

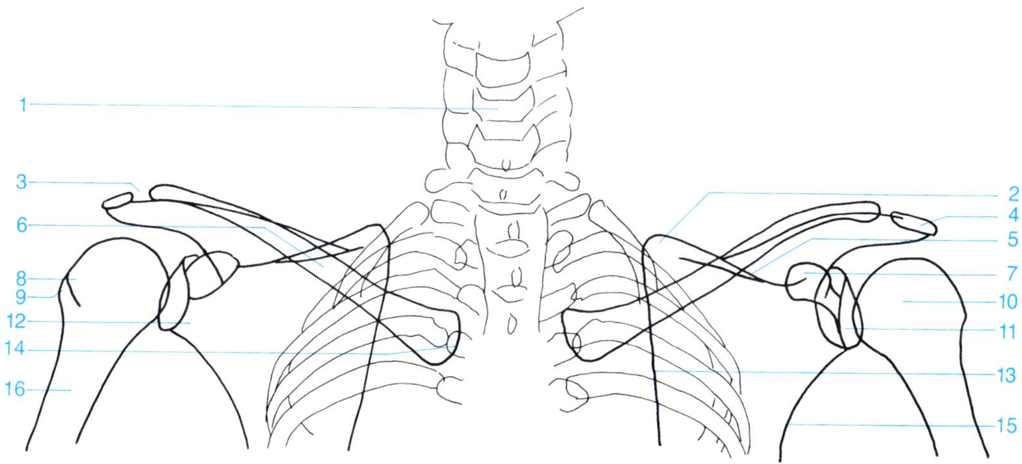

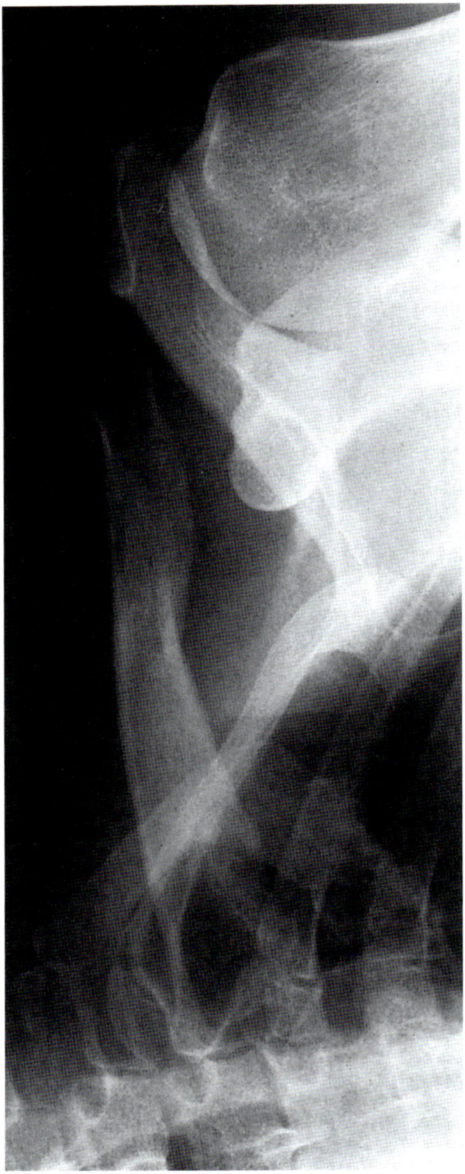

1 Tuberculum conoideum claviculae
2 Articulatio acromioclavicularis (Akromioklavikulargelenk)
3 Akromion
4 Klavikula
5 Angulus superior scapulae
6 Extremitas sternalis (sternales Klavikulaende)
7 Processus coracoideus
8 Caput humeri
9 Spina scapulae
10 Articulatio costotransversaria (Kostotransversalgelenk)
11 Cavitas glenoidalis

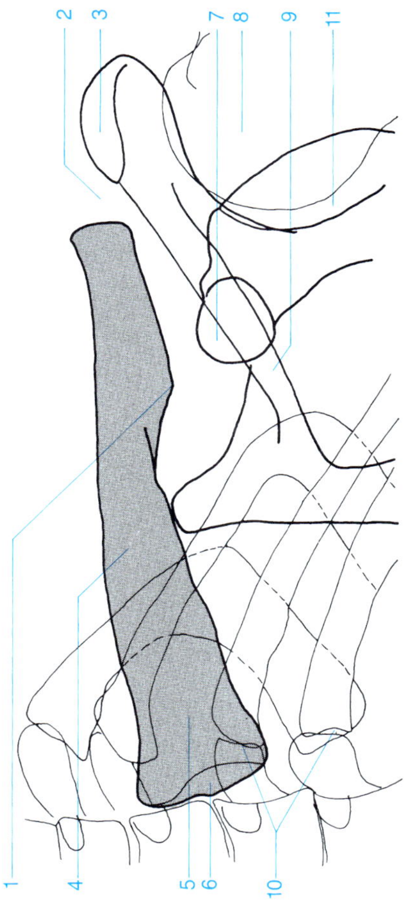

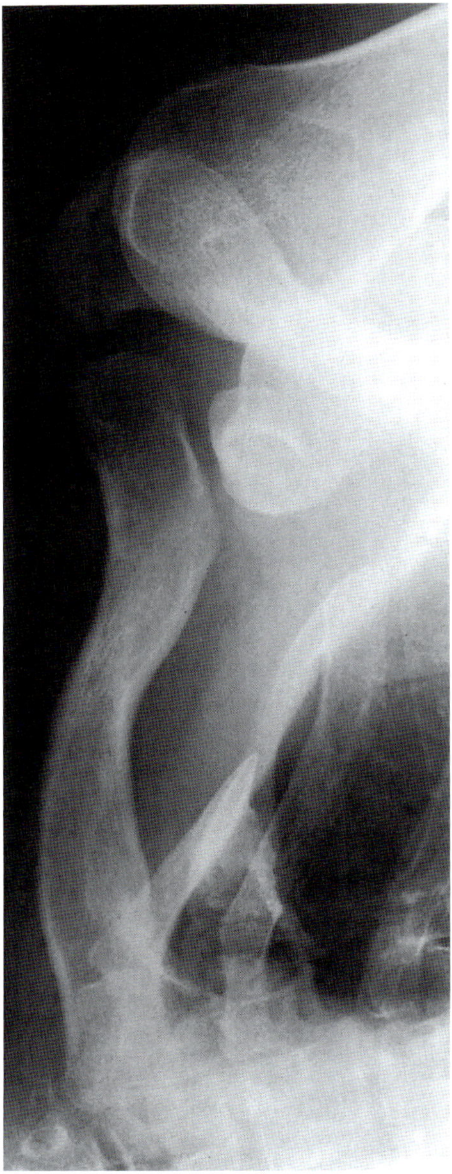

1 Articulatio sternoclavicularis (Sternoklavikulargelenk)
2 Klavikula (Schlüsselbein)
3 Akromion
4 Articulatio acromioclavicularis (Akromioklavikulargelenk)
5 Sternum (Manubrium sterni)
6 Processus coracoideus
7 Tuberculum majus
8 Sulcus intertubercularis
9 Tuberculum minus
10 Caput humeri

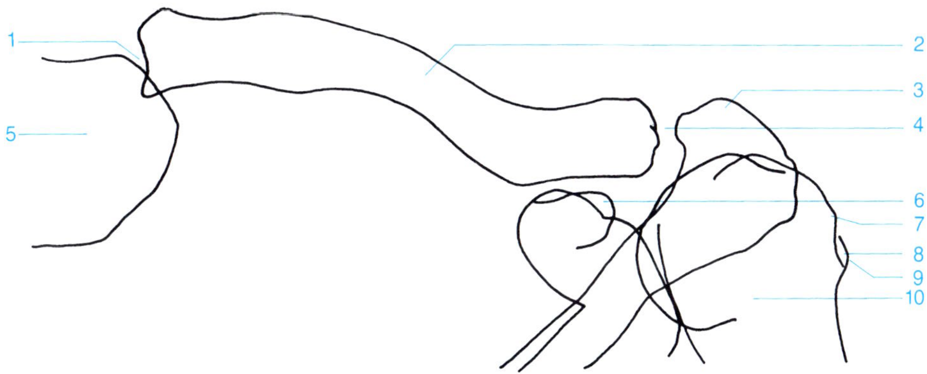

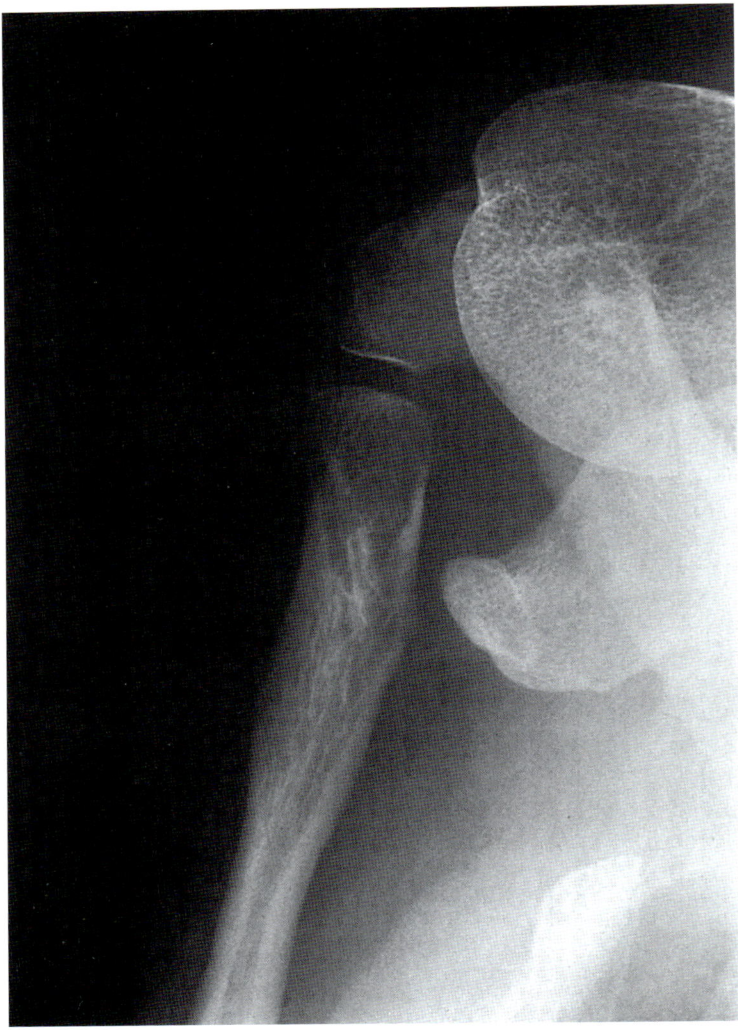

1 Klavikula
2 Akromion
3 Articulatio acromioclavicularis (Akromioklavikulargelenk)
4 Tuberculum conoideum claviculae
5 Processus coracoideus
6 Caput humeri (Humeruskopf)
7 Tuberculum majus
8 Sulcus intertubercularis
9 Tuberculum minus
10 Cavitas glenoidalis

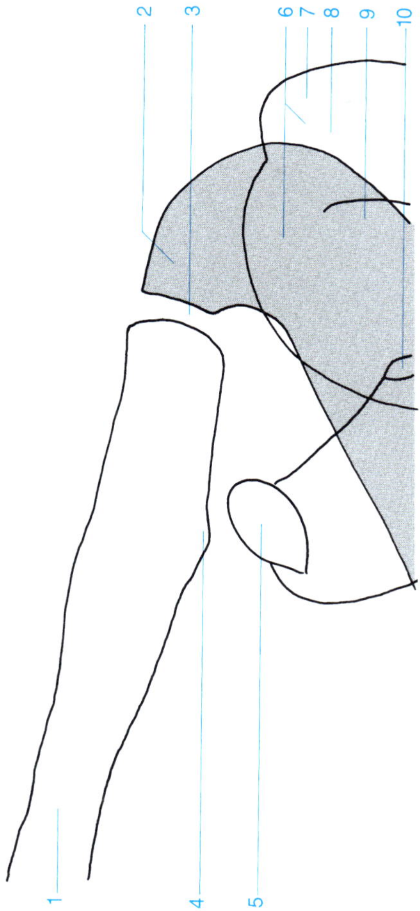

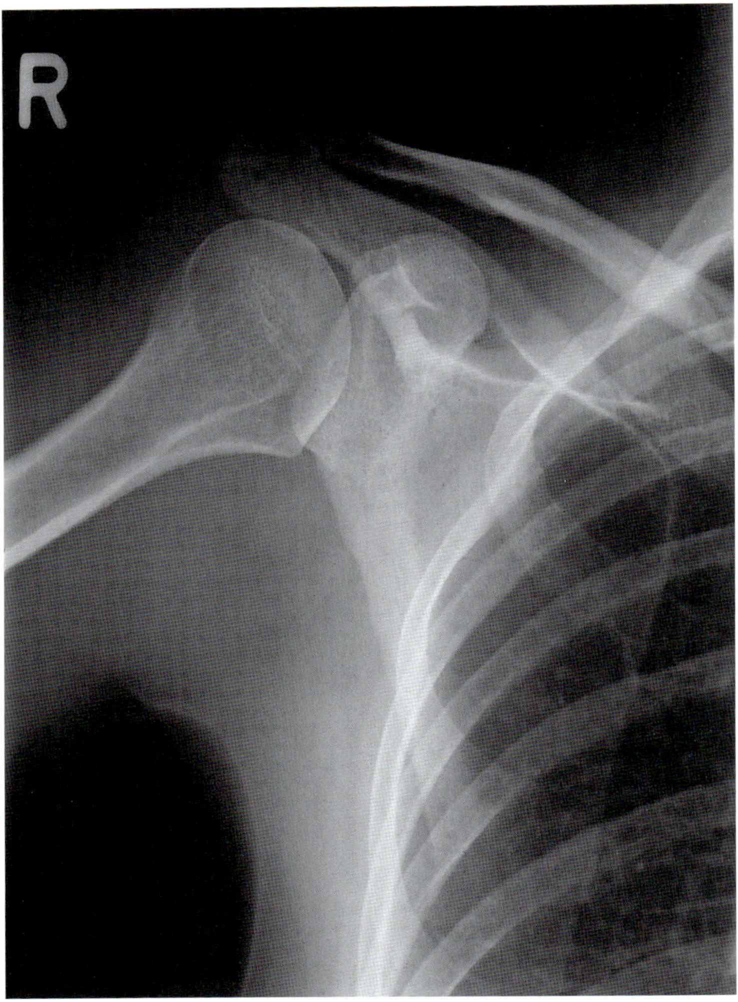

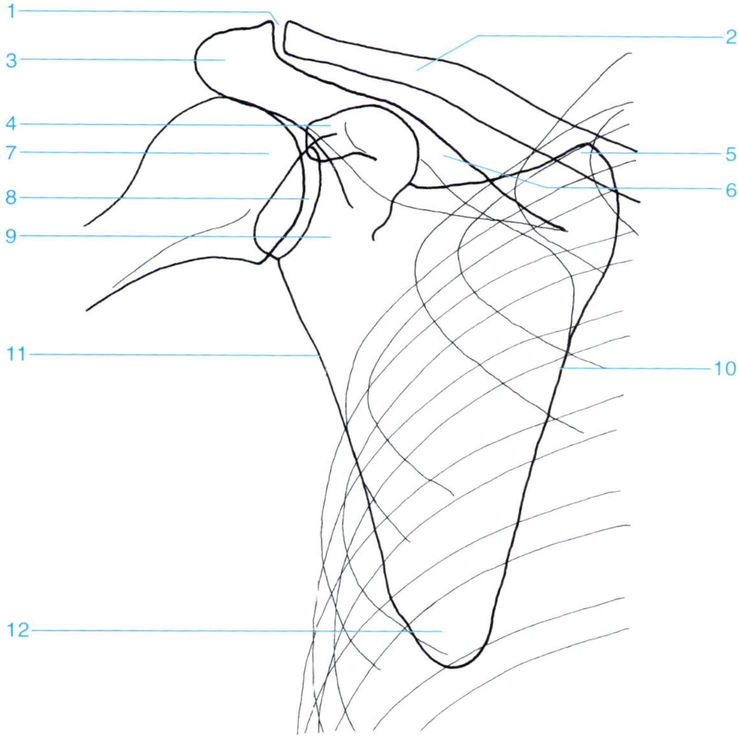

1 Articulatio acromioclavicularis (Akromioklavikulargelenk)
2 Klavikula
3 Akromion
4 Processus coracoideus
5 Angulus superior
6 Spina scapulae
7 Caput humeri (Humeruskopf)
8 Gelenkfläche
9 Processus lateralis scapulae
10 Margo medialis
11 Margo lateralis
12 Angulus inferior

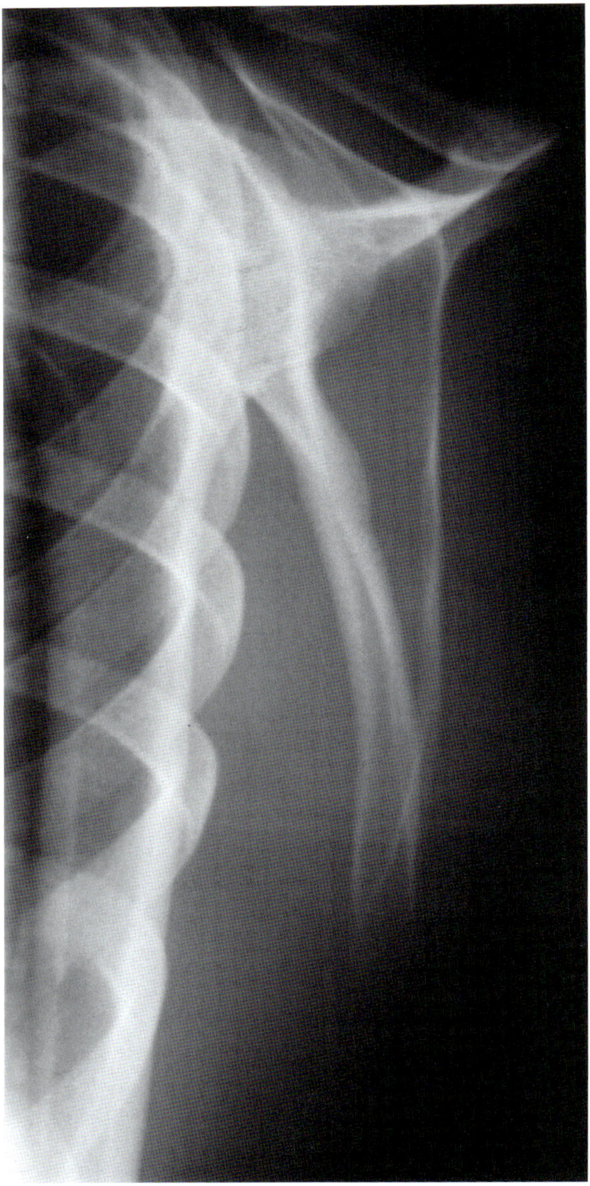

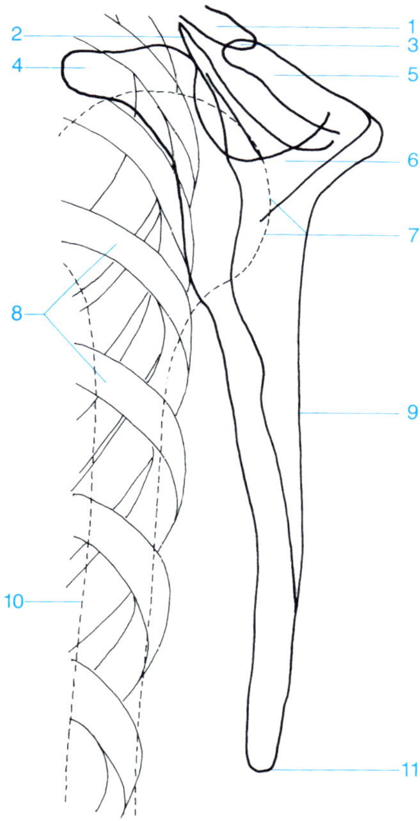

1 Extremitas acromialis (distales Ende der Klavikula)
2 Angulus superior scapulae
3 Articulatio acromioclavicularis (Akromioklavikulargelenk)
4 Processus coracoideus
5 Processus acromialis
6 Spina scapulae
7 Caput humeri (Humeruskopf)
8 Costae (Rippen)
9 Margo lateralis scapulae
10 Corpus humeri (Humerusschaft)
11 Angulus inferior scapulae

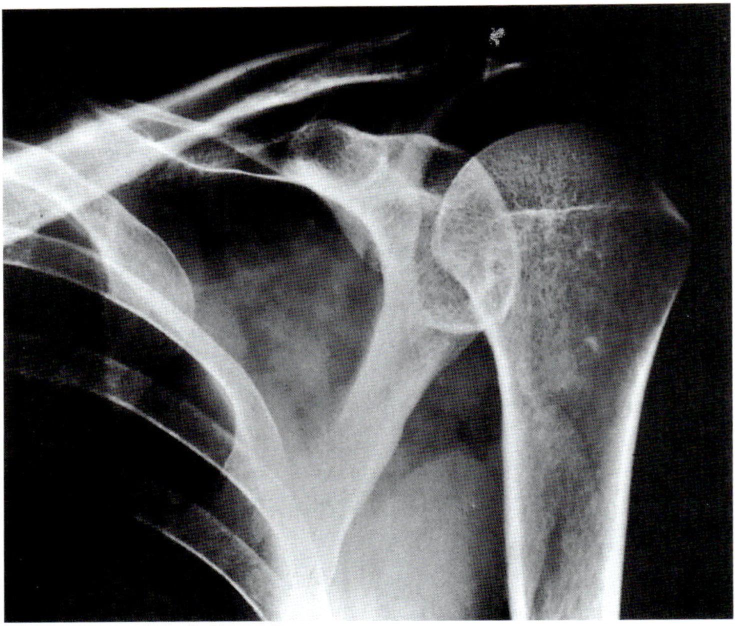

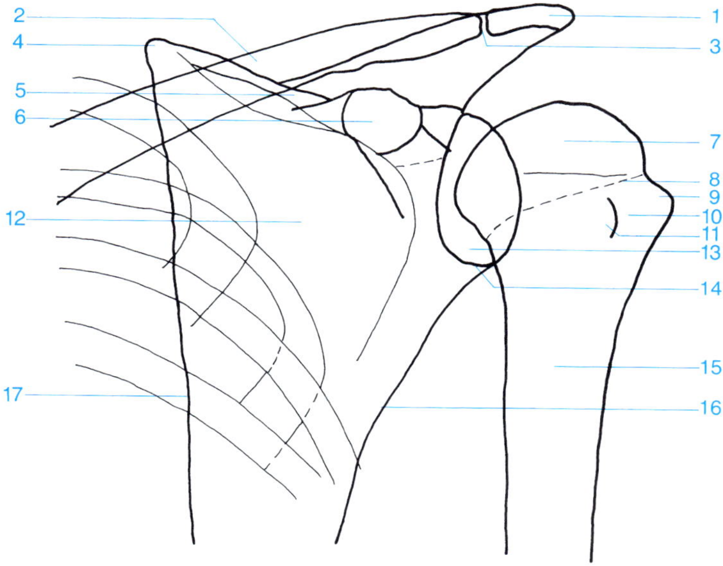

1 Akromion
2 Klavikula
3 Articulatio acromioclavicularis (Akromioklavikulargelenk)
4 Angulus superior scapulae
5 Spina scapulae
6 Processus coracoideus
7 Caput humeri (Humeruskopf)
8 Collum anatomicum
9 Tuberculum majus
10 Sulcus intertubercularis
11 Tuberculum minus
12 Skapula
13 Cavitas glenoidalis (Gelenkpfanne)
14 Labrum glenoidale (Pfannenrand)
15 Collum chirurgicum
16 Margo lateralis scapulae
17 Margo medialis scapulae

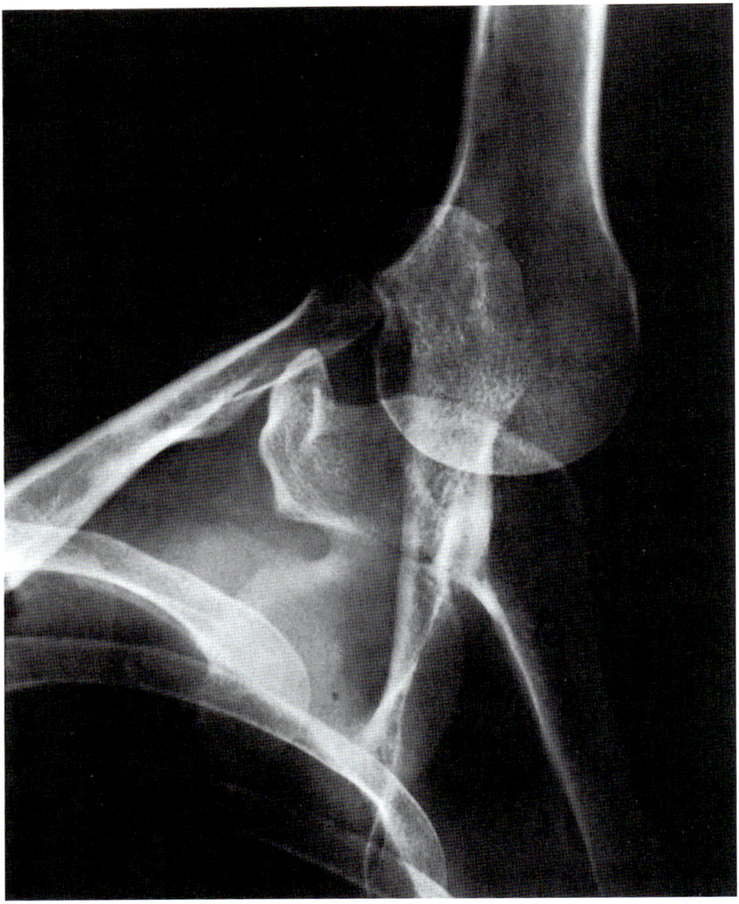

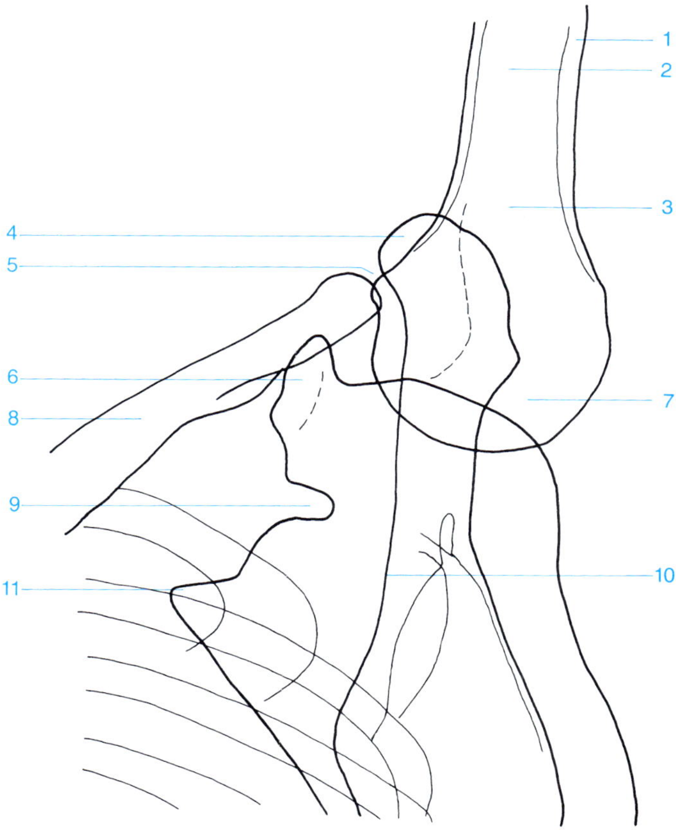

1 Kortikalis
2 Metaphysis
3 Collum chirurgicum
4 Akromion
5 Articulatio acromioclavicularis (Akromioklavikulargelenk)
6 Processus coracoideus
7 Caput humeri (Humeruskopf)
8 Klavikula (Schlüsselbein)
9 Incisura scapulae
10 Spina scapulae
11 Angulus superior scapulae

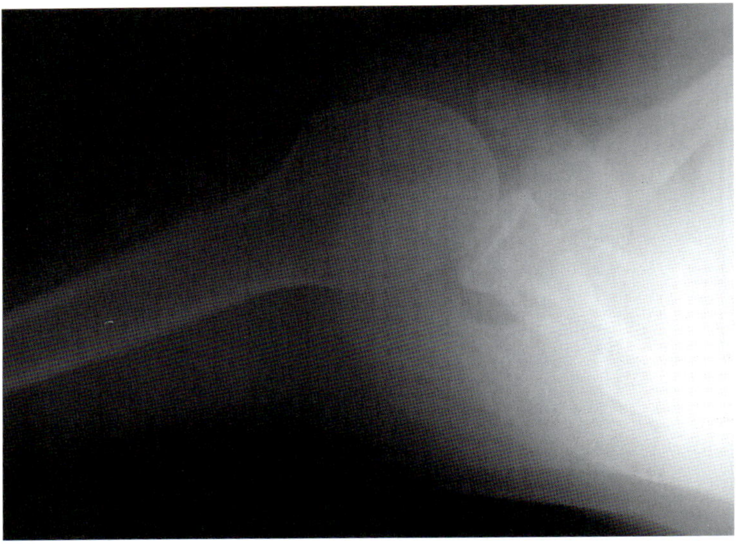

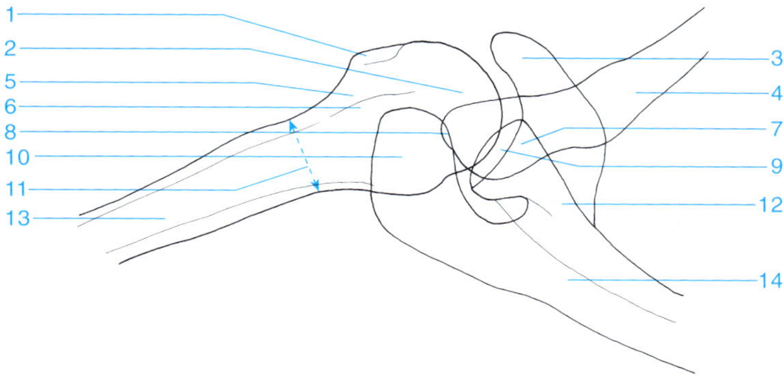

1 Tuberculum minus
2 Caput humeri
3 Processus coracoideus
4 Klavikula
5 Sulcus intertubercularis
6 Tuberculum majus
7 Cavitas glenoidalis
8 Akromioklavikulargelenk
9 Articulatio humeri
10 Akromion
11 Collum chirurgicum
12 Collum scapulae
13 Humerus
14 Skapula

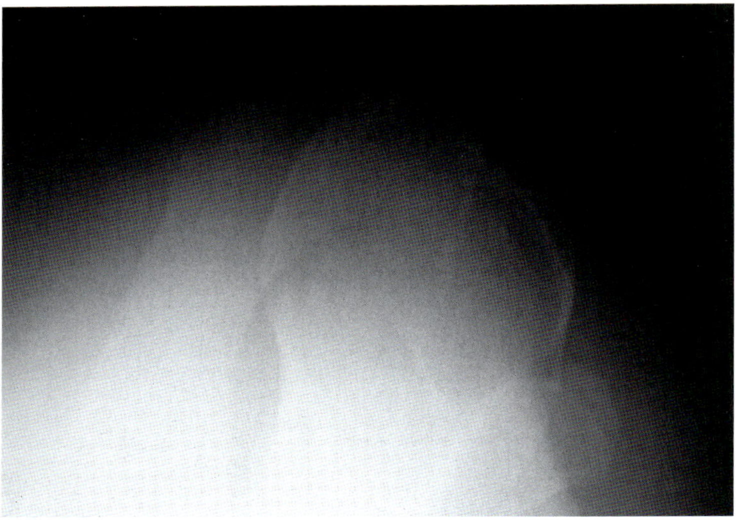

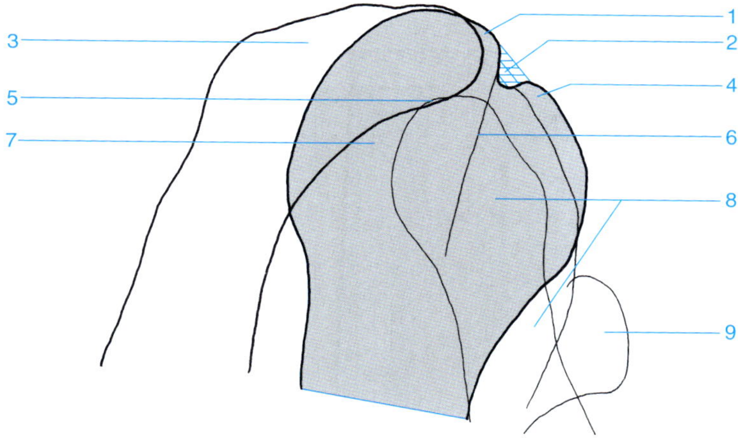

1 Tuberculum majus
2 Sulcus intertubercularis
3 Akromion
4 Tuberculum minus
5 Akromioklavikulargelenk
6 Crista tuberculi majoris
7 Caput humeri
8 Klavikula
9 Processus coracoideus

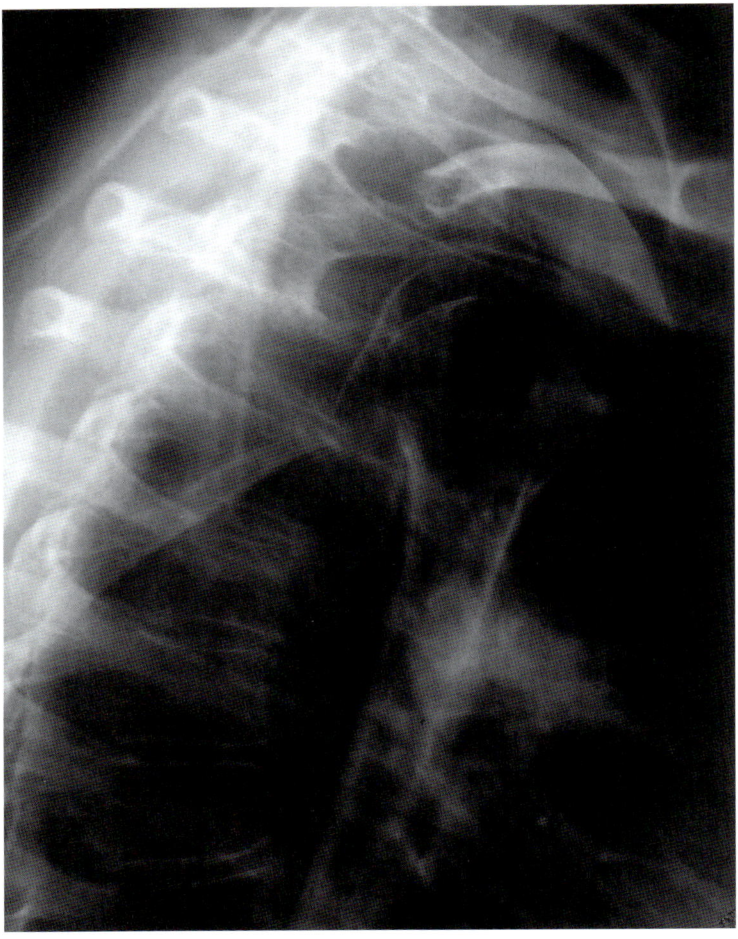

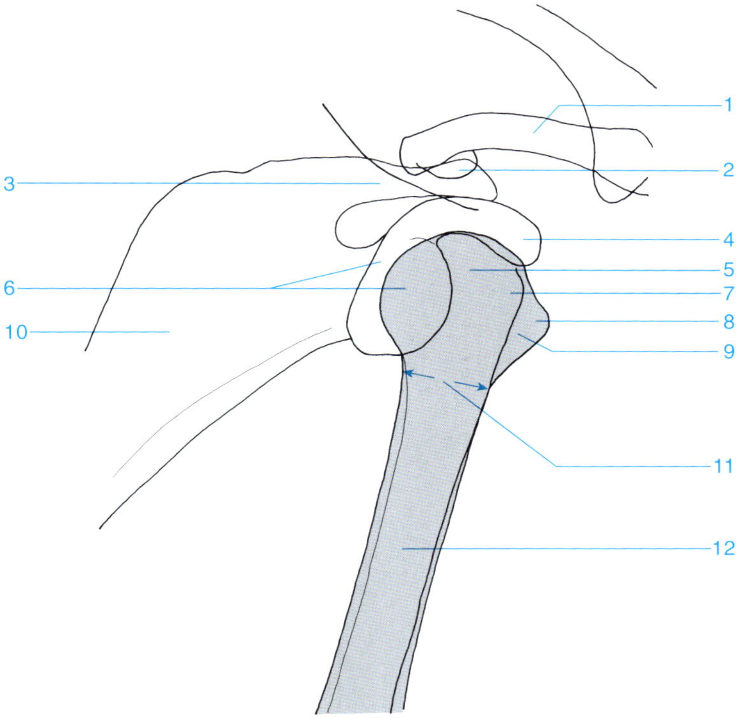

1 Klavikula
2 Akromioklavikulargelenk
3 Akromion
4 Processus coracoideus
5 Caput humeri
6 Cavitas glenoidalis
7 Tuberculum majus
8 Tuberculum minus
9 Sulcus intertubercularis
10 Skapula
11 Collum chirurgicum
12 Humerus

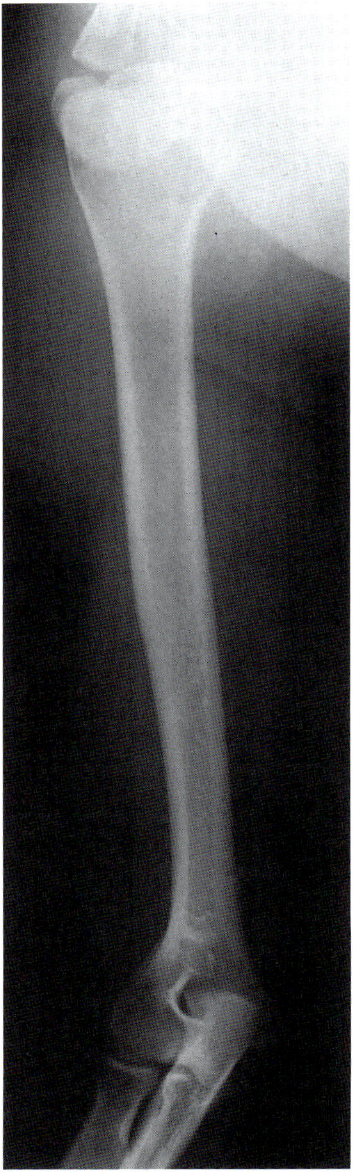

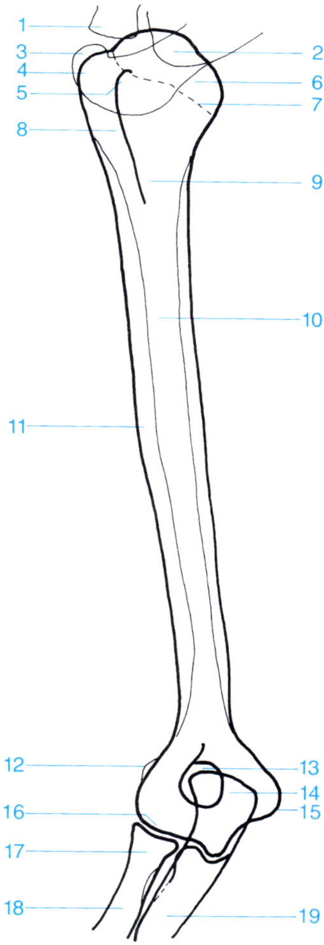

1 Klavikula
2 Processus lateralis scapulae
3 Akromion
4 Tuberculum majus
5 Tuberculum minus
6 Caput humeri (Humeruskopf)
7 Collum anatomicum
8 Sulcus intertubercularis
9 Collum chirurgicum
10 Humerus
11 Tuberositas deltoidea
12 Epicondylus lateralis
13 Fossa olecrani
14 Olekranon
15 Epicondylus medialis
16 Trochlea humeri
17 Caput radii (Radiuskopf)
18 Radius
19 Ulna

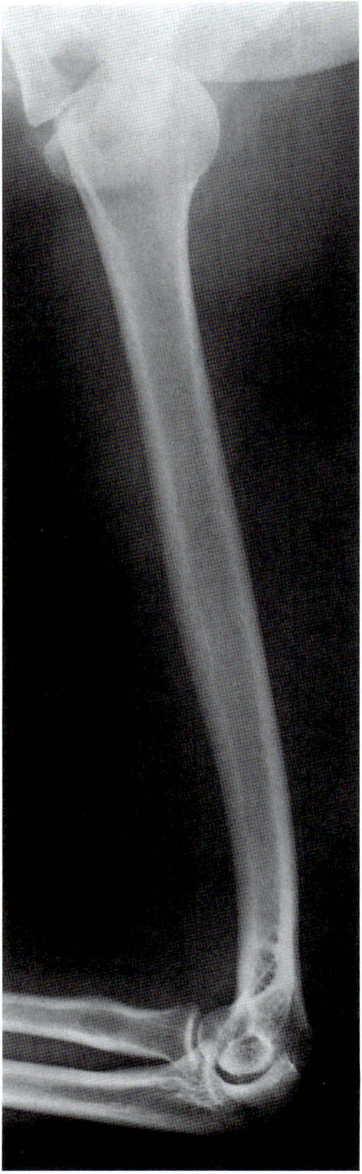

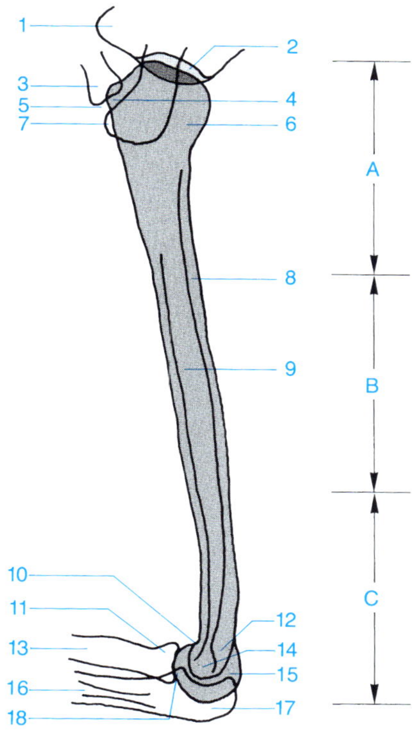

A proximales Humerusdrittel
B mittleres Humerusdrittel
C distales Humerusdrittel
1 Processus coracoideus (Koracoid)
2 Cavitas glenoidalis
3 Klavikula (Schlüsselbein)
4 Tuberculum minus
5 Articulatio acromioclavicularis (Akromioklavikulargelenk)
6 Caput humeri (Humeruskopf)
7 Akromion
8 Kompakta
9 Corpus humeri (Humerusschaft)
10 Fossa coronoidea
11 Caput radii (Radiusköpfchen)
12 Fossa olecrani
13 Radius
14 Trochlea humeri
15 Capitulum humeri
16 Ulna
17 Olekranon
18 Processus coronoideus

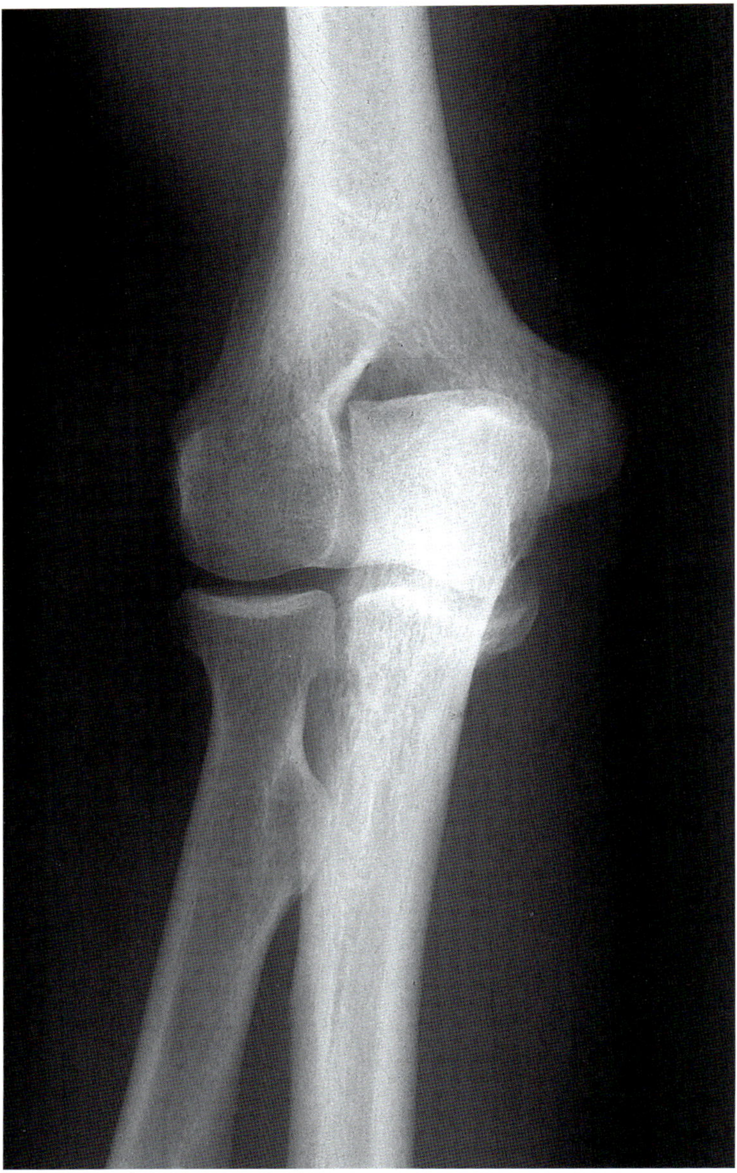

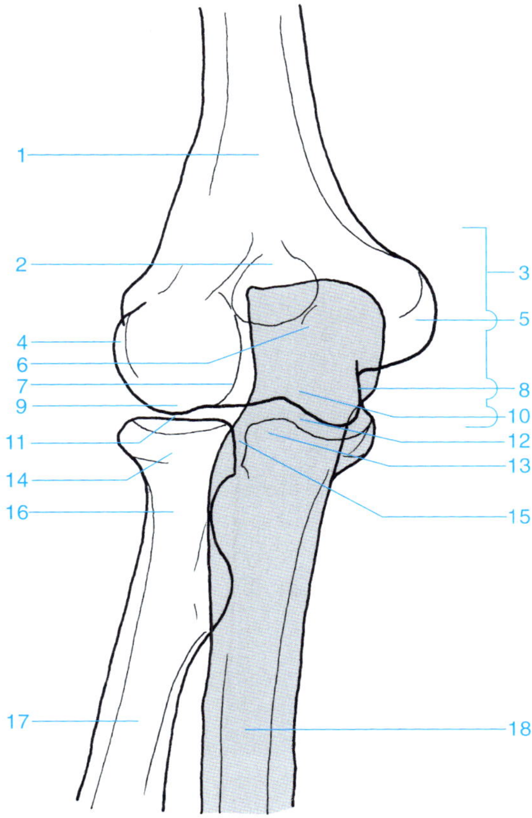

1 Humerus
2 Fossa olecrani
3 Epicondylus medialis humeri
4 Condylus humeri lateralis
5 Condylus medialis humeri
6 Olekranon
7 lateraler Rand der Trochlea
8 medialer Rand der Trochlea
9 Capitulum humeri
10 Trochlea
11 Articulatio humeroradialis
12 Articulatio humeroulnaris
13 Processus coronoideus
14 Caput radii
15 Articulatio radioulnaris proximalis
16 Collum radii
17 Radius
18 Ulna

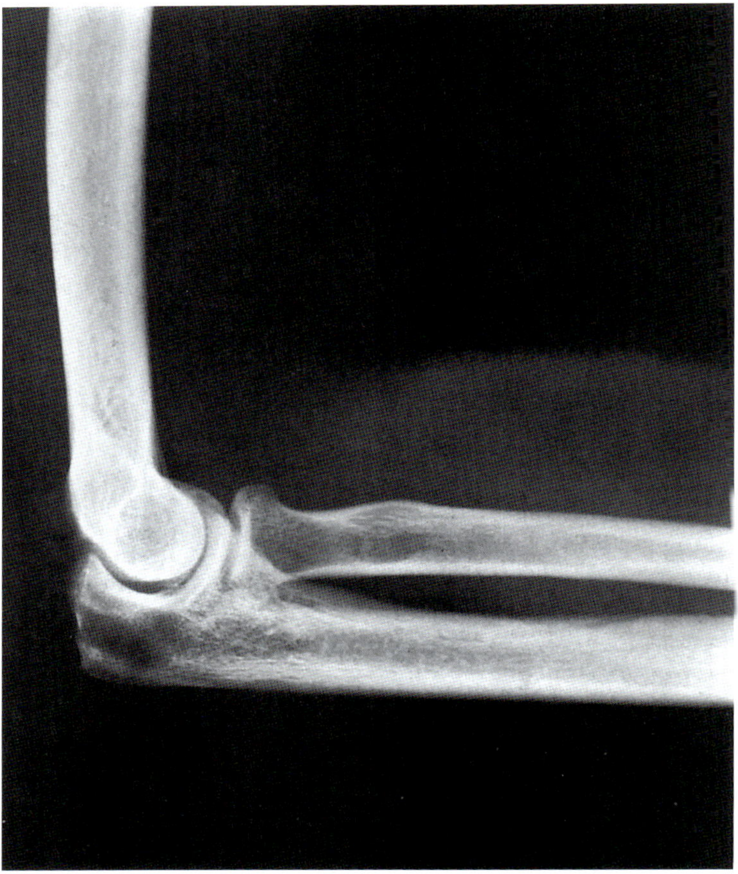

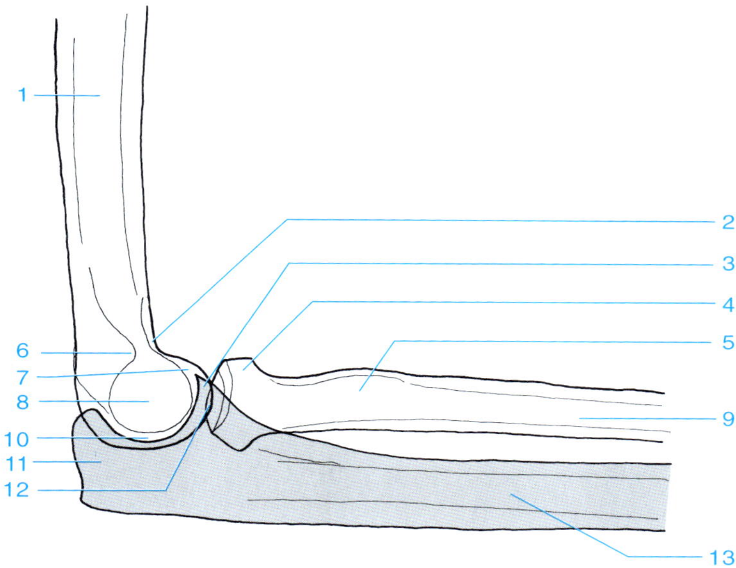

1 Humerus
2 Fossa coronoidea
3 Processus coronoideus
4 Caput radii
5 Tuberositas radii
6 Fossa olecrani
7 Epicondylus medialis
8 Epicondylus lateralis
9 Radius
10 Articulatio humero-ulnaris
11 Olekranon
12 Articulatio humeroradialis
13 Ulna

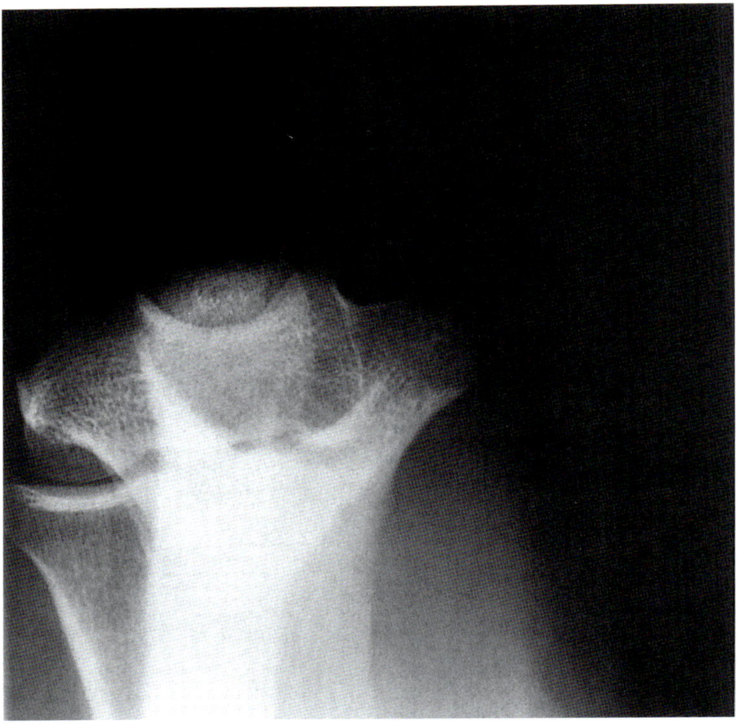

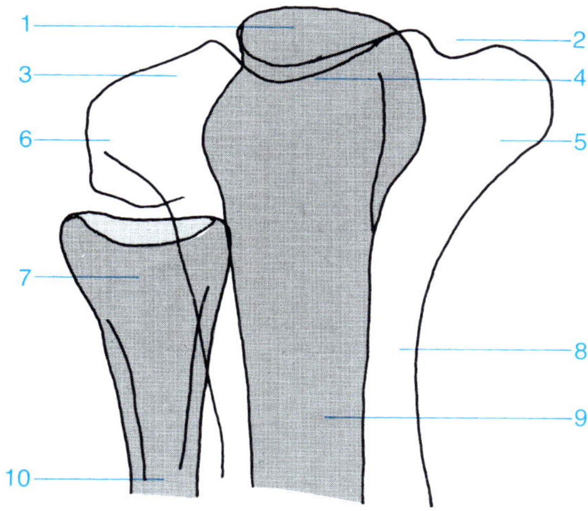

1 Olekranon
2 Kubitaltunnel
3 Capitulum humeri
4 Trochlea
5 Epicondylus medialis
6 Epicondylus lateralis
7 Caput radii (Radiusköpfchen)
8 Humerus
9 Ulna
10 Radius

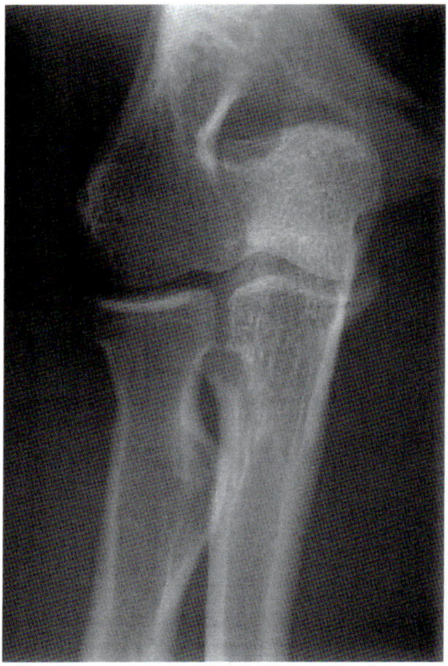

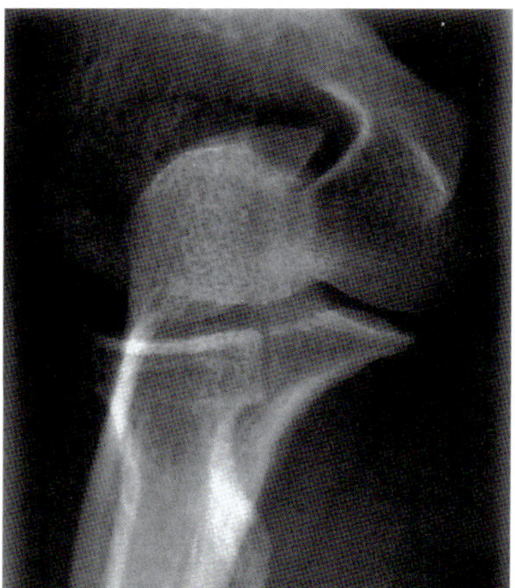

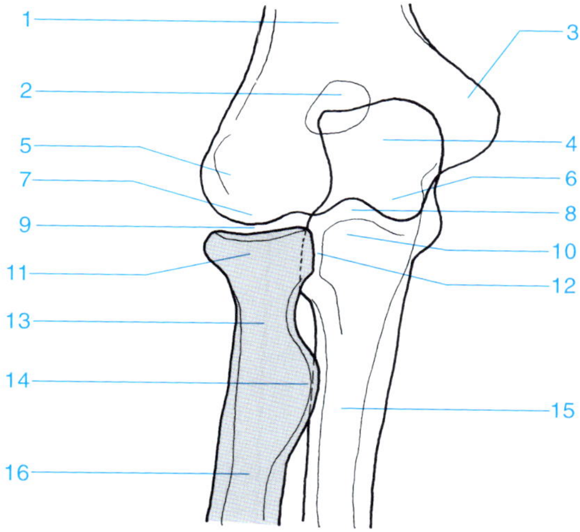

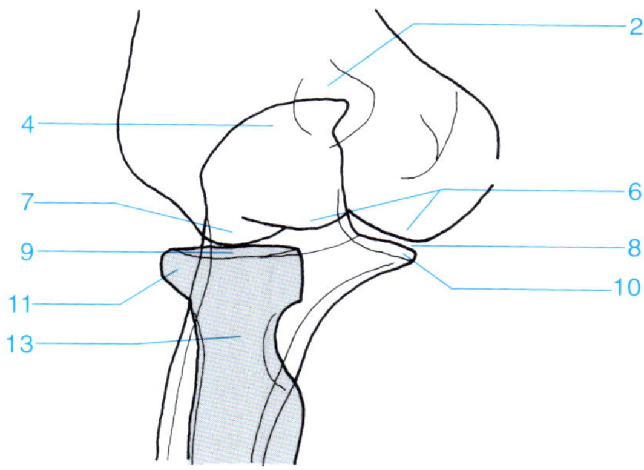

1 Humerus
2 Fossa olecrani
3 Epicondylus medialis
4 Olekranon
5 Epicondylus lateralis
6 Trochlea humeri
7 Capitulum humeri
8 Articulatio humero-ulnaris
9 Articulatio humeroradialis
10 Processus coronoideus
11 Caput radii
12 Articulatio radio-ulnaris proximalis
13 Collum radii
14 Tuberositas radii
15 Ulna
16 Radius

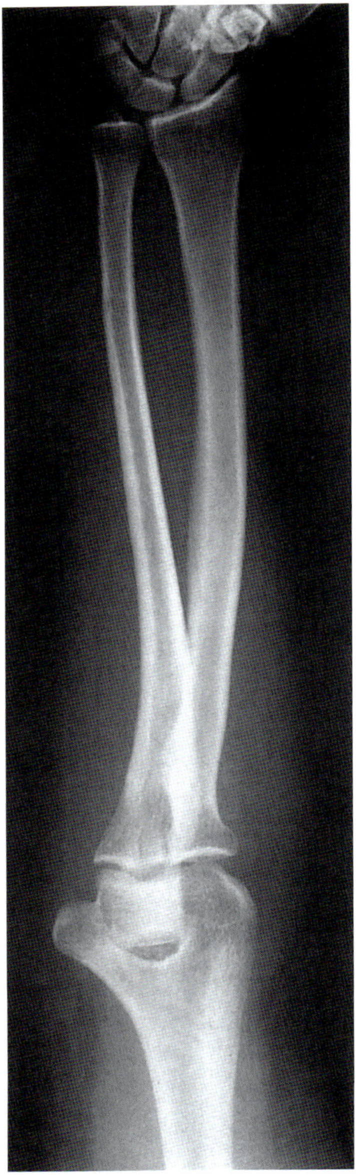

A Ossa carpalia (Handwurzelknochen)
B distales Unterarmdrittel
C mittleres Unterarmdrittel
D proximales Unterarmdrittel
1 Os pisiforme
2 Os scaphoideum
3 Os triquetrum
4 Os lunatum
1–4 Ossa carpalia proximales (proximale Handwurzelknochen)
5 Processus styloideus radii
6 Processus styloideus ulnae
7 proximales Handgelenk
8 Articulatio radioulnaris distalis
9 Radius
10 Membrana interossea
11 Ulna
12 Tuberositas radii
13 Articulatio radioulnaris proximalis
14 Collum radii
15 Processus coronoideus
16 Caput radii
17 Articulatio humeroulnaris
18 Articulatio humeroradialis
19 Trochlea
20 Capitulum humeri
21 Olekranon
22 Epicondylus lateralis humeri
23 Epicondylus medialis humeri
24 Fossa olecrani
25 Humerus

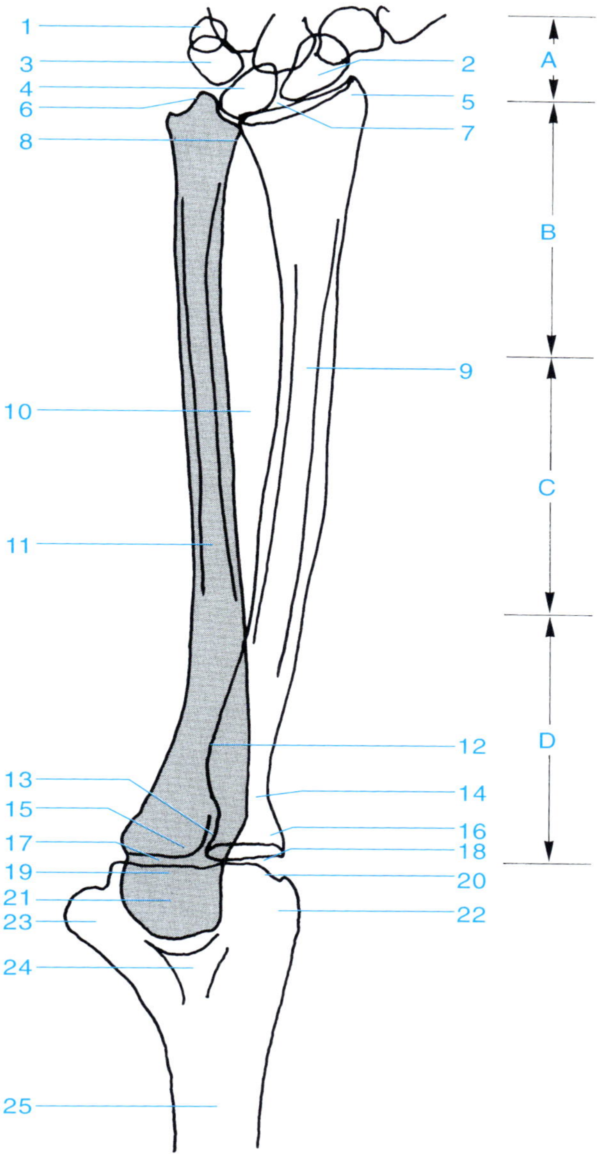
1
3
4
6
8
2
5
7
A
B
C
D
9
10
11
12
13
14
15
16
17
18
19
20
21
22
23
24
25

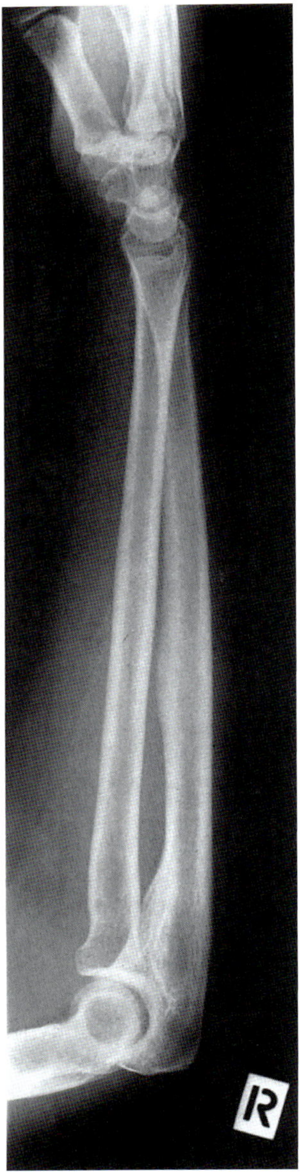

A Ossa carpalia (Handwurzelknochen)
B distales Unterarmdrittel
C mittleres Unterarmdrittel
D proximales Unterarmdrittel
1 Os triquetrum
2 Os scaphoideum
3 Os pisiforme
4 Os lunatum
1–4 Ossa carpalia proximales (proximale Handwurzelknochen)
5 proximales Handgelenk
6 Processus styloideus ulnae
7 Ulna
8 Radius
9 Membrana interossea
10 Collum radii
11 Caput radii
12 Processus coronoideus
13 Fossa coronoidea
14 Trochlea humeri
15 Humerus
16 Olekranon
17 Fossa olecrani

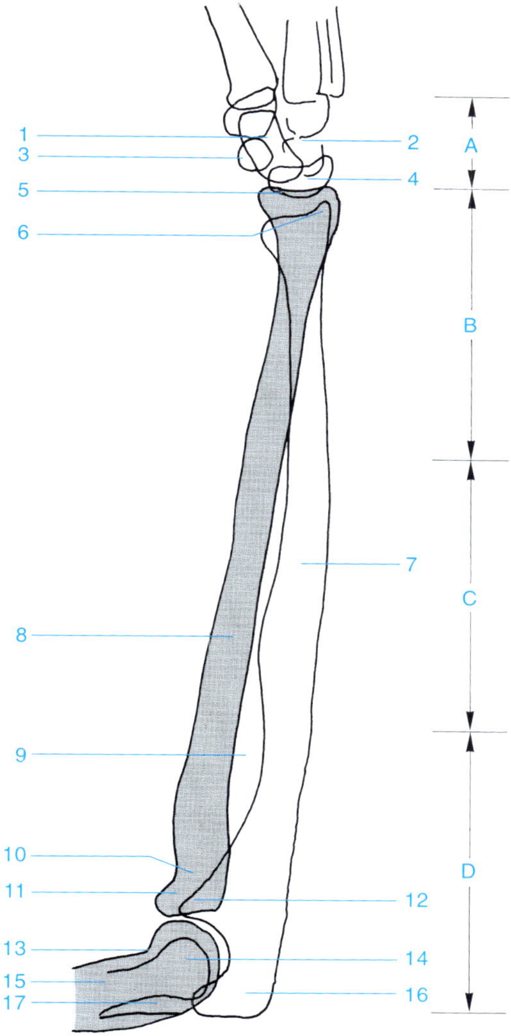
1
3
5
6
2
4
A
B
7
C
8
9
10
11
12
D
13
14
15
17
16

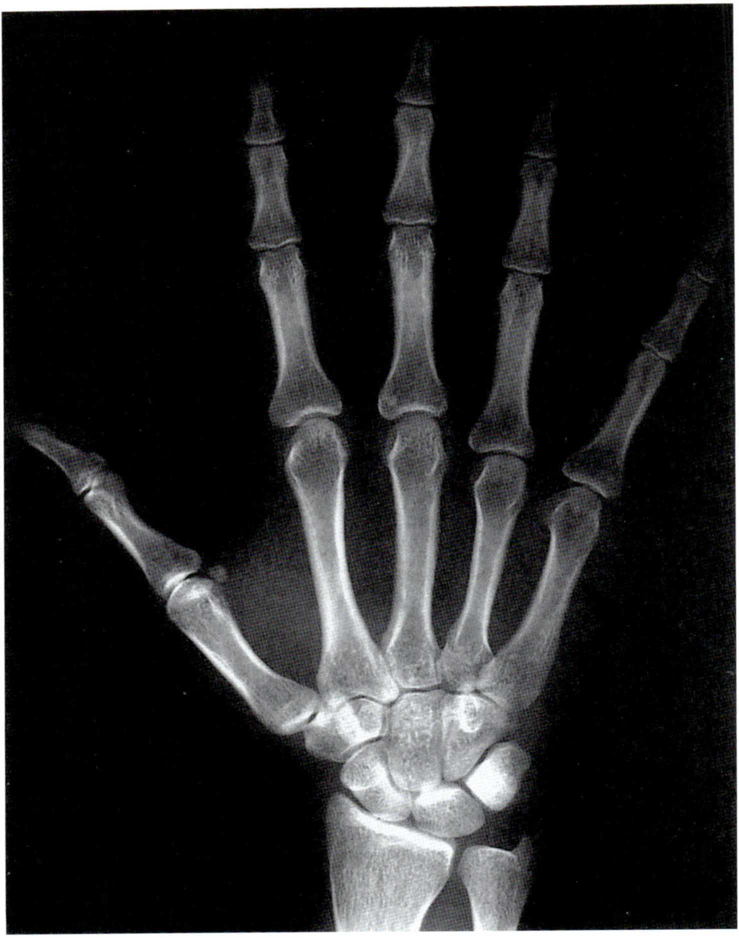

1 Tuberositas phalangis distalis (Nagelkranz)
2 Phalanx distalis (Endglied)
3 Articulatio interphalangealis distalis (Fingerendgelenk)
4 Articulatio interphalangealis proximalis (Fingermittelgelenk)
5 Phalanx media (Fingermittelglied)
6 Caput phalangis proximalis (Grundgliedköpfchen)
7 Phalanx proximalis (Fingergrundglied)
8 Articulatio metacarpophalangealis (Fingergrundgelenk)

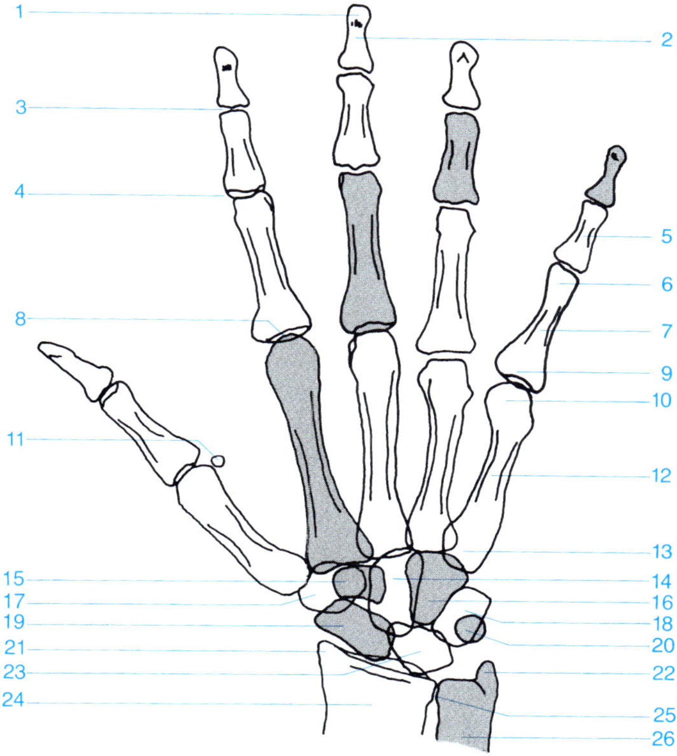

9 Basis phalangis proximalis (Fingergrundgliedbasis)
10 Caput ossis metacarpalis (Köpfchen des Mittelhandknochens)
11 Os sesamoideum (Sesambein)
12 Os metacarpale (Mittelhandknochen)
13 Basis metacarpalis
14 Os capitatum
15 Os trapezoideum (Os multangulum minus)
16 Os hamatum
17 Os trapezium (Os multangulum majus)
18 Os triquetrum
19 Os scaphoideum (Kahnbein)
20 Os pisiforme
21 Processus styloideus radii
22 Processus styloideus ulnae
23 Os lunatum (Mondbein)
24 distaler Radius
25 Articulatio radioulnaris distalis (distales Radioulnargelenk)
26 distale Ulna

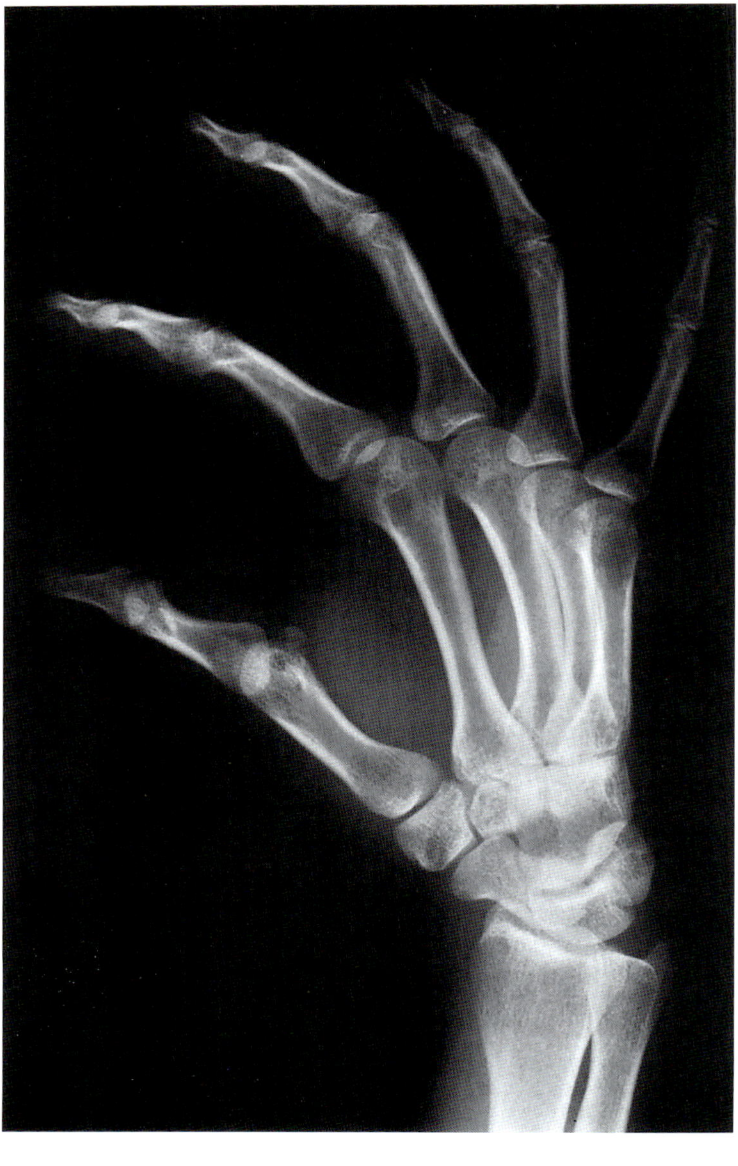

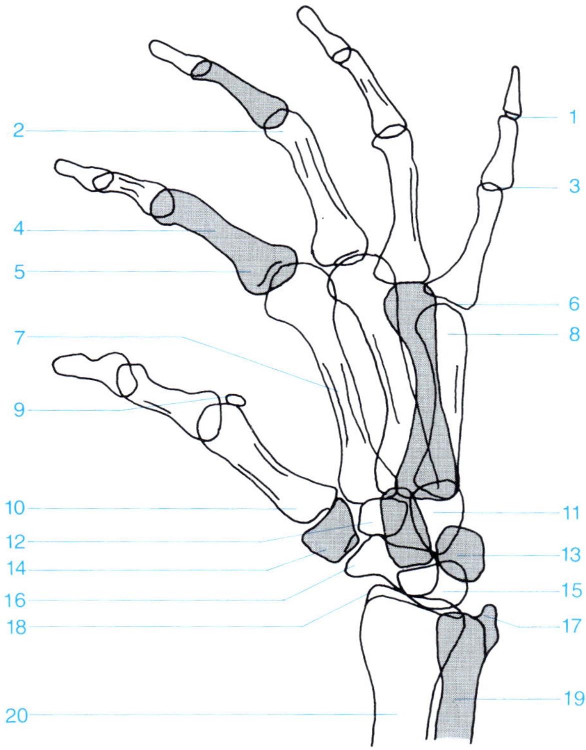

1 Articulatio interphalangealis distalis (distales Interphalangealgelenk, Fingerendgelenk)
2 Caput phalangis proximalis (Grundgliedköpfchen)
3 Articulatio interphalangealis proximalis (proximales Interphalangealgelenk, Fingermittelgelenk)
4 Phalanx proximalis (Fingergrundglied)
5 Basis phalangis proximalis (Fingergrundgliedbasis)
6 Articulatio metacarpophalangealis (Metakarpophalangealgelenk, Fingergrundgelenk)
7 Os metacarpale (Mittelhandknochen)
8 Caput ossis metacarpalis (Köpfchen des Mittelhandknochens)
9 Os sesamoideum (Sesambein)
10 Basis metacarpalis (Basis des Mittelhandknochens)
11 Os capitatum/Os hamatum
12 Os trapezoideum (Os multangulum minus)
13 Os triquetrum
14 Os trapezium (Os multangulum majus)
15 Os lunatum (Mondbein)
16 Os scaphoideum (Kahnbein)
17 Processus styloideus ulnae
18 Processus styloideus radii
19 distale Ulna
20 distaler Radius

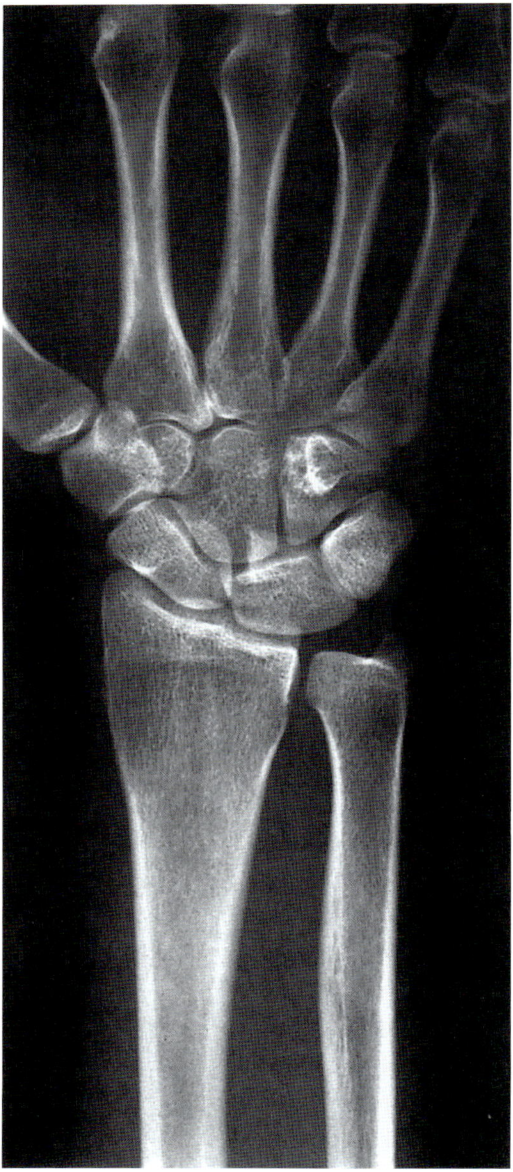

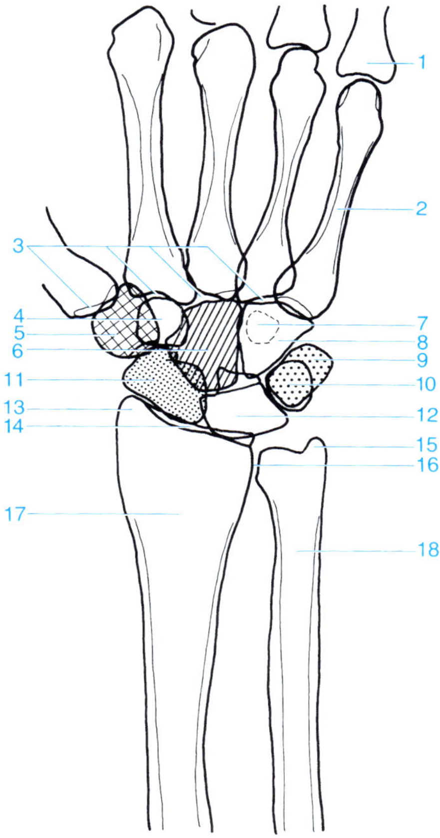

1 Phalanx proximalis (Fingergrundglied)
2 Os metacarpale V
3 Articulatio carpometacarpalia (Karpometakarpalgelenk)
4 Os trapezoideum (Os multangulum minus)
5 Os trapezium (Os multangulum majus)
6 Os capitatum
7 Hamulus ossis hamati
8 Os hamatum
9 Os triquetrum
10 Os pisiforme
11 Os scaphoideum (Kahnbein)
12 Os lunatum (Mondbein)
13 Processus styloideus radii
14 Articulatio radiocarpalis (Radiokarpalgelenk)
15 Processus styloideus ulnae
16 Articulatio radioulnaris (Radioulnargelenk)
17 Radius
18 Ulna

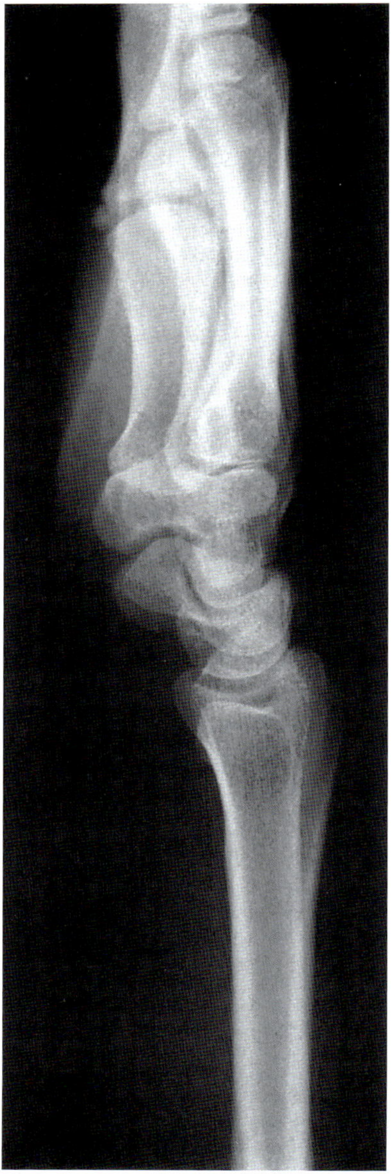

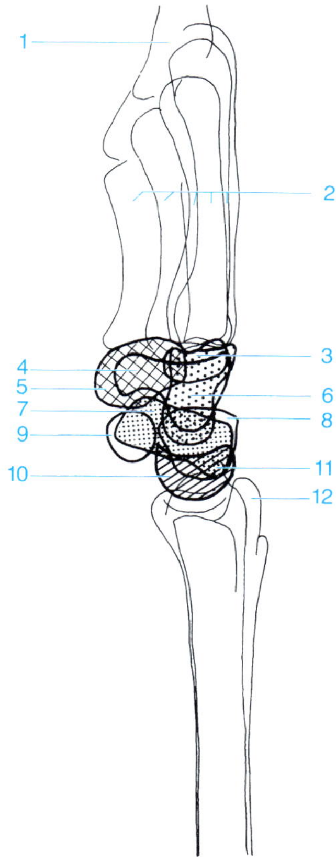

1 Phalanx proximalis (Fingergrundglied)
2 Ossa metacarpalia (Mittelhandknochen)
3 Os trapezium (Os multangulum majus)
4 Hamulus ossis hamati
5 Os trapezium
6 Os capitatum
7 Os scaphoideum (Kahnbein)
8 Os triquetrum
9 Os pisiforme
10 Os lunatum (Mondbein)
11 Processus styloideus radii
12 Processus styloideus ulnae

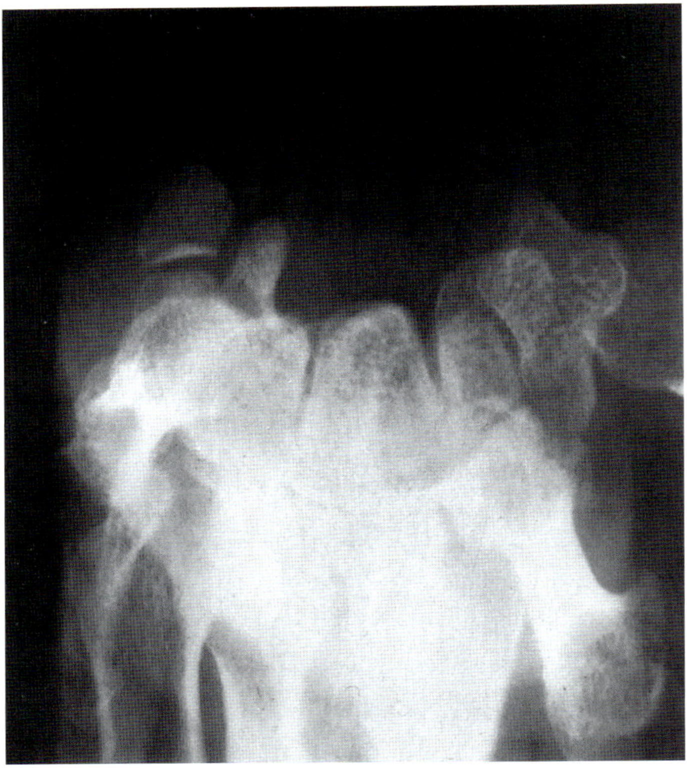

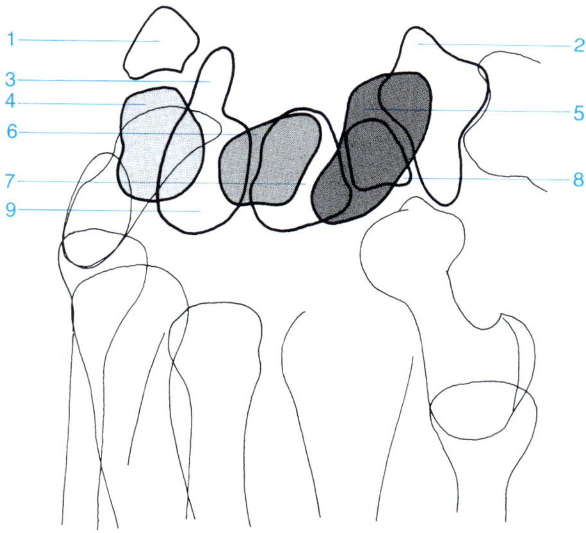

1 Os pisiforme
2 Os trapezium (Os multangulum majus)
3 Hamulus ossis hamati
4 Os triquetrum
5 Os scaphoideum (Kahnbein)
6 Os lunatum (Mondbein)
7 Os capitatum
8 Os trapezoideum (Os multangulum minus)
9 Os hamatum

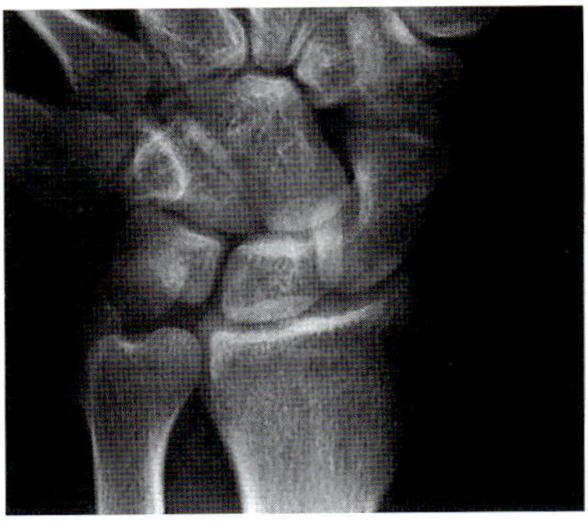

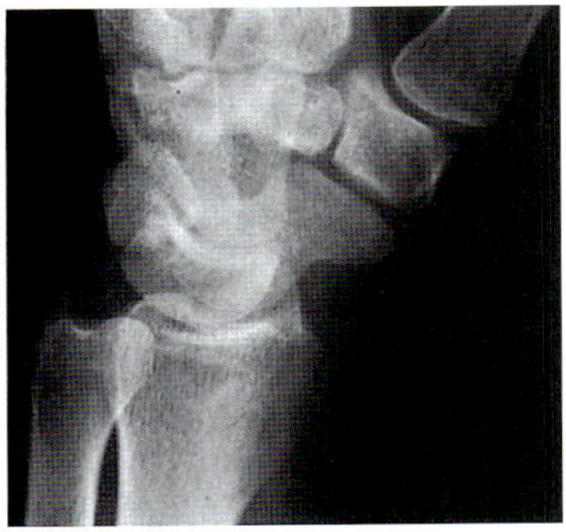

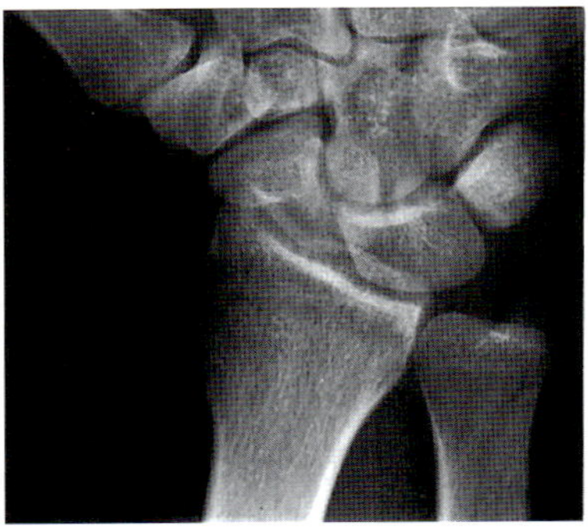

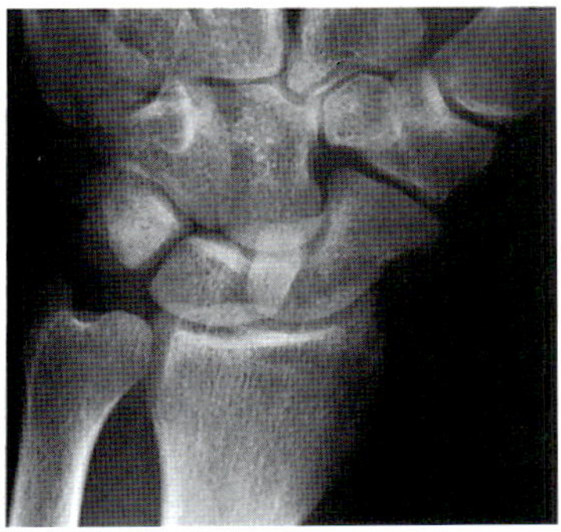

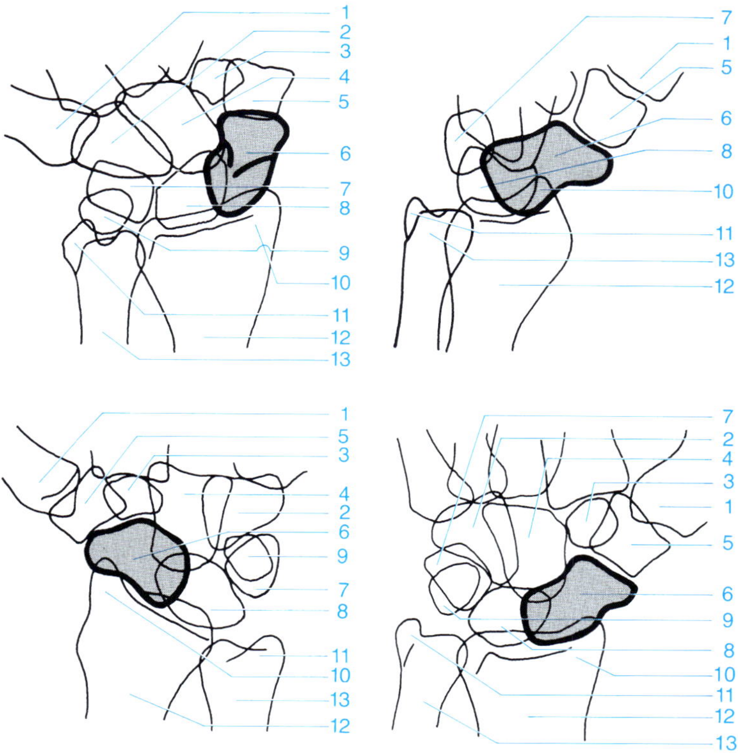

1 Os metacarpale (Mittelhandknochen)
2 Os hamatum
3 Os trapezoideum (Os multangulum minus)
4 Os capitatum
5 Os trapezium (Os multangulum majus)
6 Os scaphoideum (Kahnbein)
7 Os triquetrum
8 Os lunatum (Mondbein)
9 Os pisiforme
10 Processus styloideus radii
11 Processus styloideus ulnae
12 Radius
13 Ulna

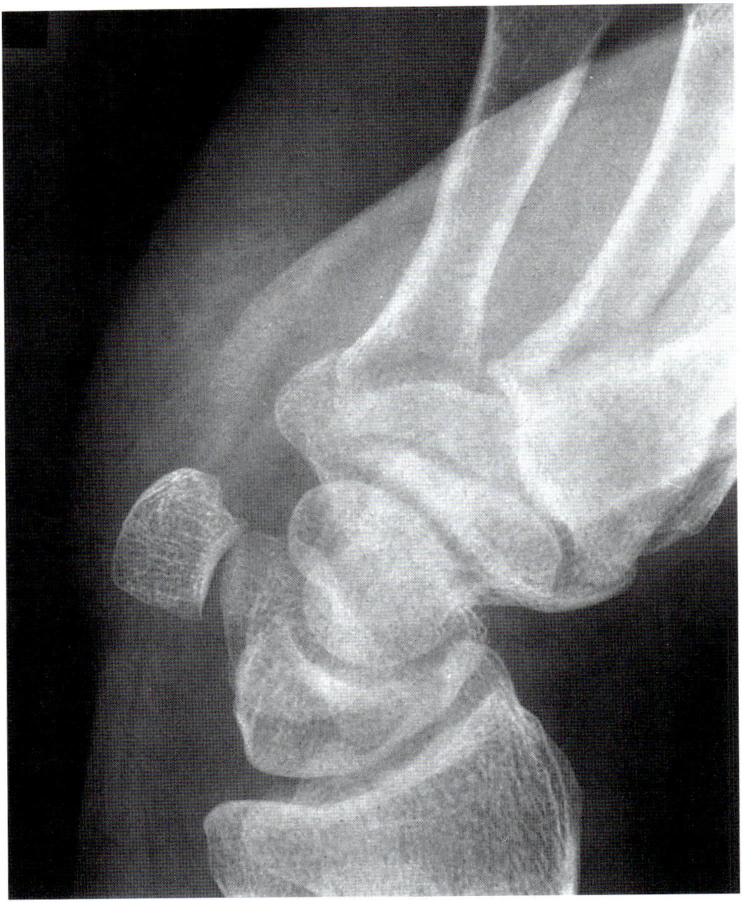

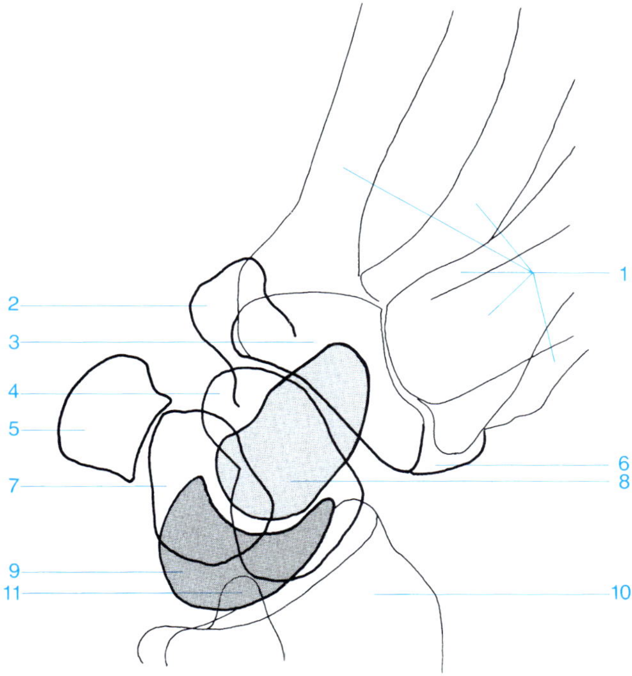

1	Ossa metacarpalia (Mittelhandknochen)	**6**	Os trapezium (Os multangulum majus)
2	Os hamatum	**7**	Os triquetrum
3	Os trapezoideum (Os multangulum minus)	**8**	Os capitatum
4	Os scaphoideum (Kahnbein)	**9**	Os lunatum (Mondbein)
5	Os pisiforme	**10**	Radius
		11	Processus styloideus ulnae

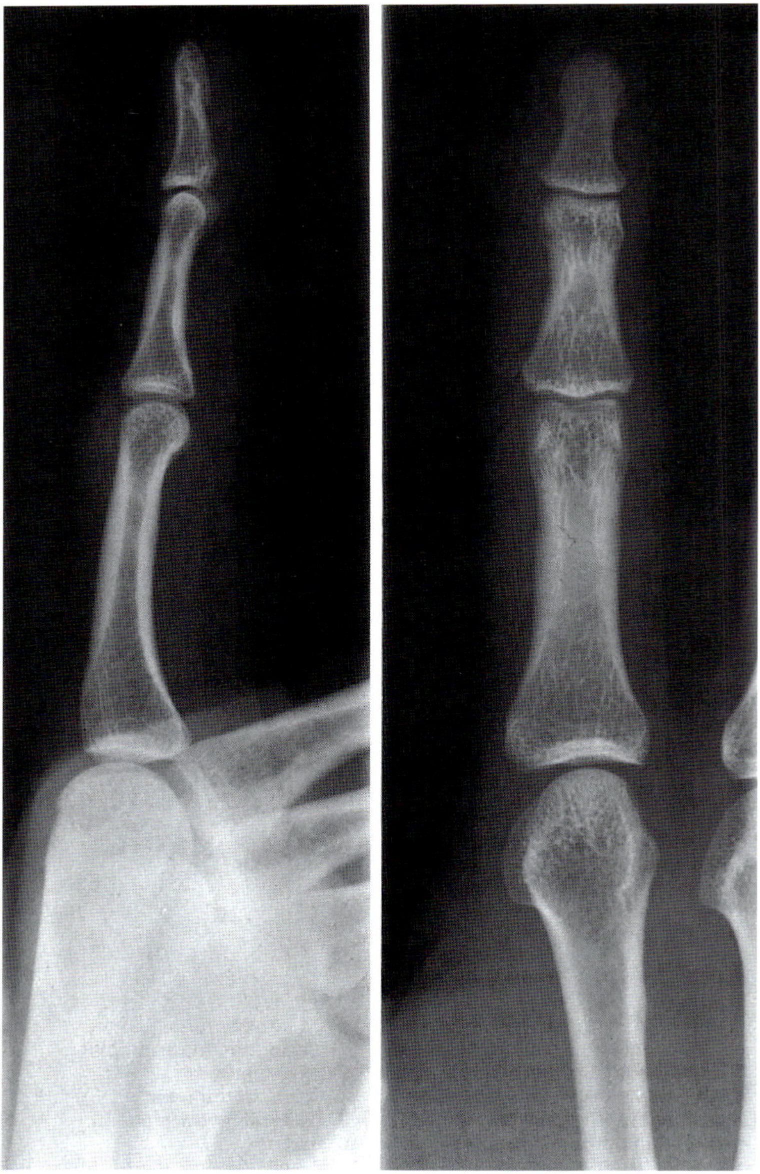

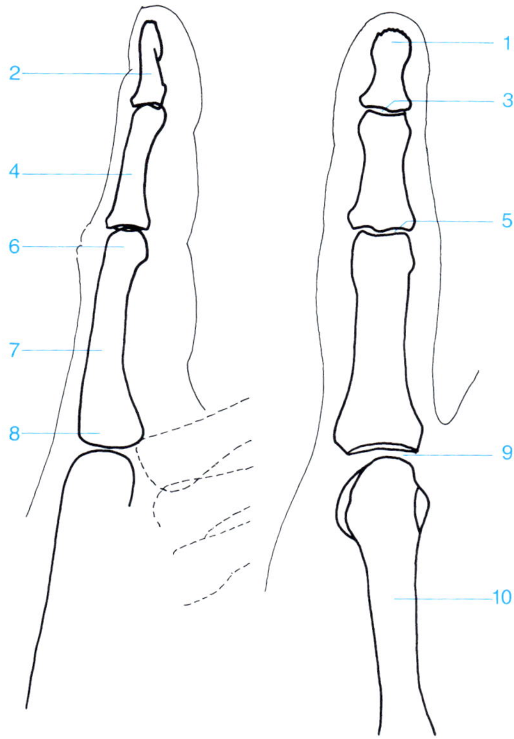

1 Tuberositas phalangis distalis (Nagelkranz)
2 Phalanx distalis (Endphalanx, Fingerendglied)
3 Articulatio interphalangealis distalis (Fingerendgelenk, distales Interphalangealgelenk)
4 Phalanx media (Mittelphalanx)
5 Articulatio interphalangealis proximalis (Fingermittelgelenk, proximales Interphalangealgelenk)
6 Caput phalangis proximalis (Grundgliedköpfchen)
7 Phalanx proximalis (Grundphalanx)
8 Basis phalangis proximalis (Grundphalangenbasis)
9 Articulatio metacarpophalangealis (Metakarpophalangealgelenk)
10 Os metacarpale

A proximales Femurdrittel
B mittleres Femurdrittel
C distales Femurdrittel
D proximales Unterschenkeldrittel
E mittleres Unterschenkeldrittel
F distales Unterschenkeldrittel
1 röntgenologischer Hüftgelenksspalt
2 Os pubis (Schambein)
3 Caput femoris (Hüftkopf)
4 Trochanter major
5 Foramen obturatum
6 Os ischii (Sitzbein)
7 Tuber ischiadicum
8 Femur
9 Patella (Kniescheibe)
10 Condylus medialis und lateralis femoris (medialer und lateraler Femurkondylus)
11 röntgenologischer Kniegelenksspalt
12 Eminentia intercondylaris (Interkondylenhöcker)
13 mediale und laterale Tibiakopfkonsole
14 Tibia (Schienbein)
15 Fibula (Wadenbein)
16 Malleolus medialis (Innenknöchel)
17 Malleolus lateralis (Außenknöchel)
18 Trochlea tali (Talusrolle)
19 Articulatio talocruralis (oberes Sprunggelenk)

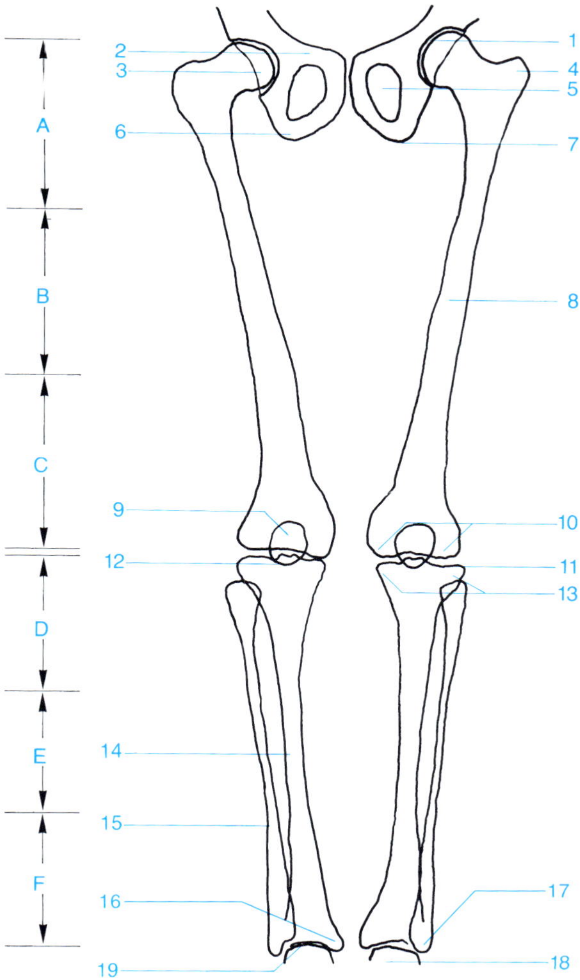
1
2
3
4
5
6
7
8
9
10
11
12
13
14
15
16
17
18
19
A
B
C
D
E
F

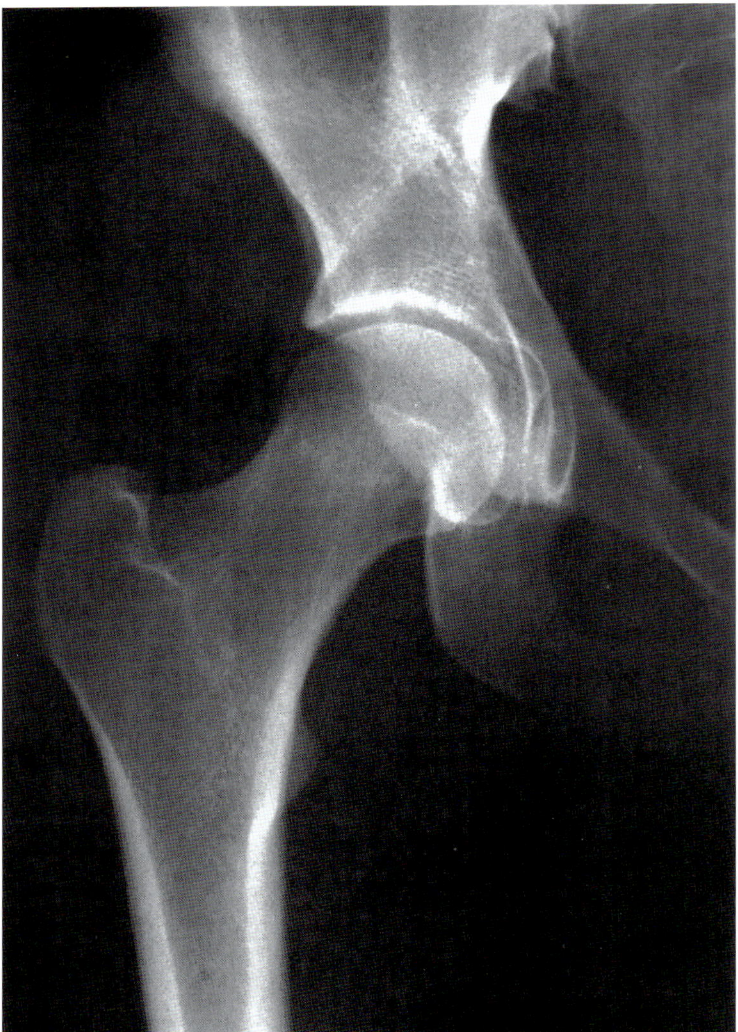

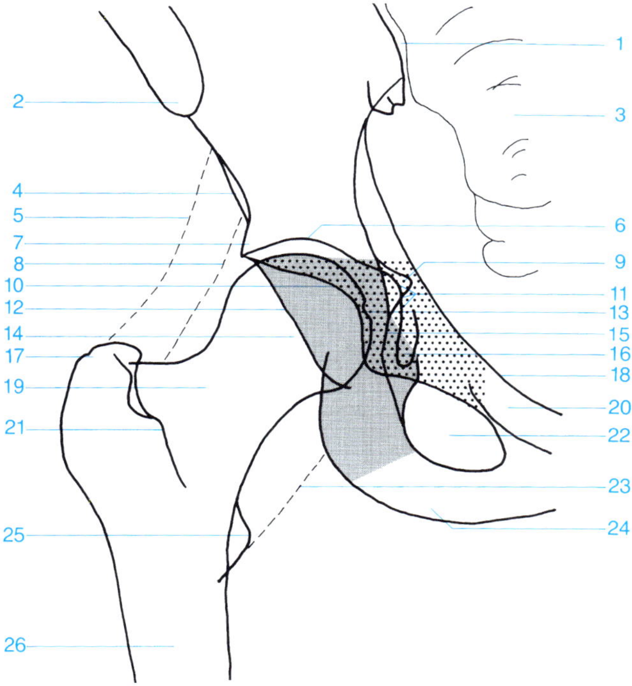

1 Articulatio sacroiliaca (Iliosakralgelenk)
2 Spina iliaca anterior superior
3 Os sacrum (Kreuzbein)
4 Spina iliaca anterior inferior
5 Fettstreifen (zwischen Mm. glutaei)
6 Pfannendach
7 Pfannenerker
8 Fettstreifen (medial vom M. glutaeus minimus)
9 Spina ischiadica
10 ventraler Pfannenrand
11 medialer Pfannengrund
12 dorsaler Pfannenrand
13 Fovea capitis femoris
14 Caput femoris (Femurkopf)
15 Linea ilioischiadica
16 Köhler-Tränenfigur
17 Trochanter major
18 Linea terminalis
19 Collum femoris (Schenkelhals)
20 R. superior ossis pubis (Schambein)
21 Crista intertrochanterica
22 Foramen obturatum
23 Fettstreifen (medial vom M. iliopsoas)
24 Tuber ischiadicum
25 Trochanter minor
26 Femur (Oberschenkel)
[grau] Corpus ossis ischii (hinterer Gelenkpfeiler)
[punktiert] Corpus ossis pubis (vorderer Gelenkpfeiler)

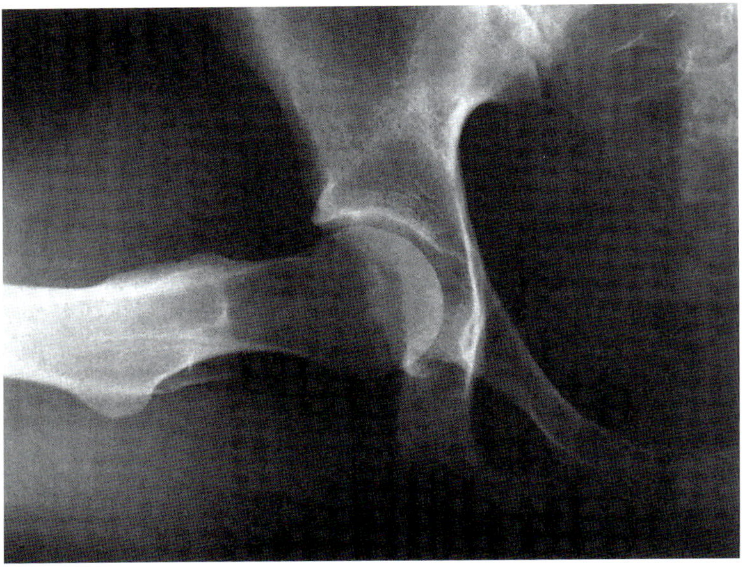

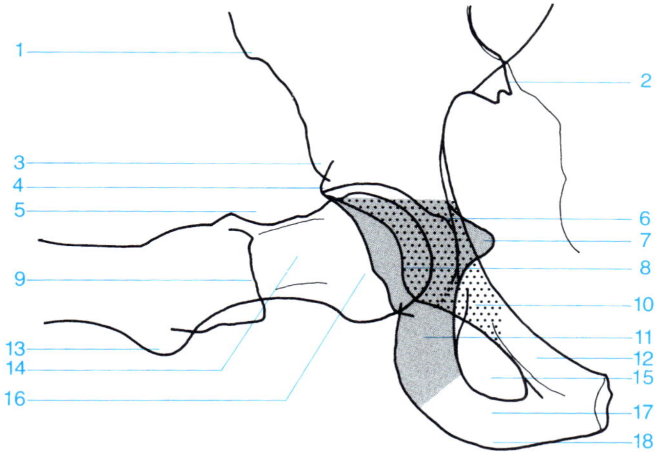

1 Spina iliaca anterior superior
2 Articulatio sacroiliaca (Iliosakralgelenk)
3 Spina iliaca anterior inferior
4 Pfannenerker
5 hinterer Pfannenrand
6 Pfannengrund
7 Spina ischiadica
8 vorderer Pfannenrand
9 Trochanter major
10 Corpus ossis pubis (Schambein, vorderer Gelenkpfeiler)
11 Corpus ossis ischii (hinterer Gelenkpfeiler)
12 R. superior ossis pubis
13 Trochanter minor
14 Collum femoris (Schenkelhals)
15 Foramen obturatum
16 Caput femoris (Hüftkopf)
17 R. inferior ossis pubis
18 Tuber ischiadicum

(gepunktet) Corpus ossis pubis

(grau) Corpus ossis ischii

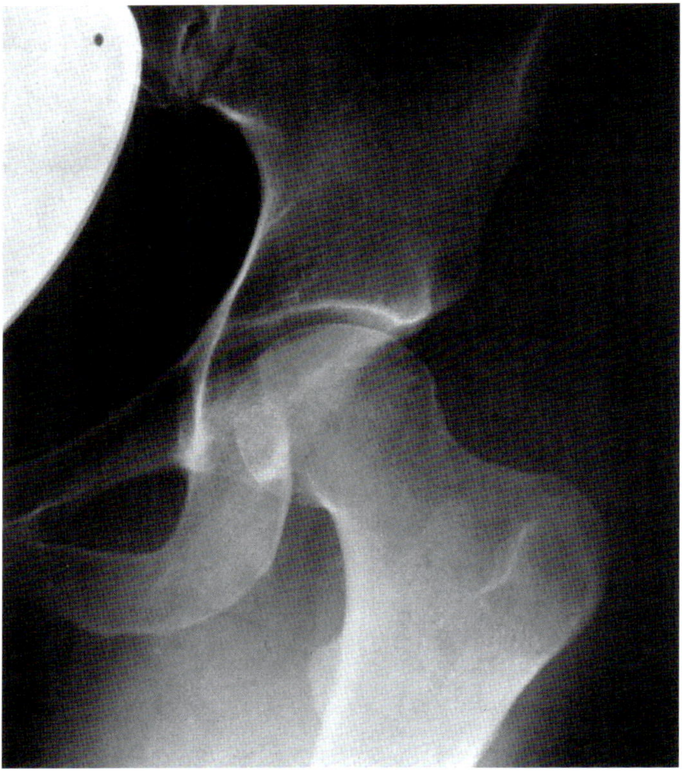

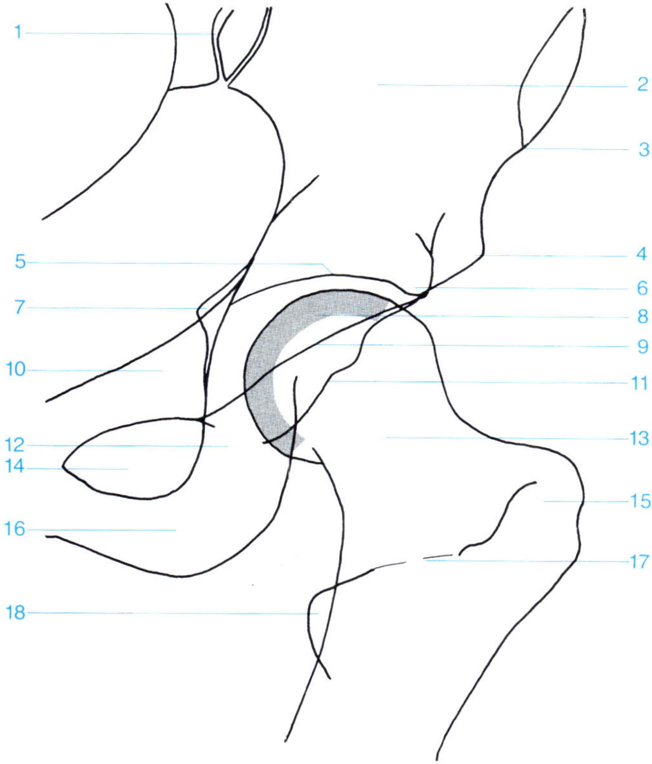

1 Articulatio sacroiliaca (Iliosakralgelenk)
2 Os ilii
3 Spina iliaca anterior superior
4 Spina iliaca anterior inferior
5 Pfannendach
6 Pfannenerker
7 Spina ischiadica
8 Vorderfläche des Caput femoris (Femurkopfes)
9 vorderer Pfannenrand
10 Corpus ossis pubis (vorderer Gelenkpfeiler)
11 hinterer Pfannenrand
12 Os ischii
13 Collum femoris (Schenkelhals)
14 Foramen obturatum
15 Trochanter major
16 Tuber ischiadicum
17 Linea intertrochanterica
18 Trochanter minor

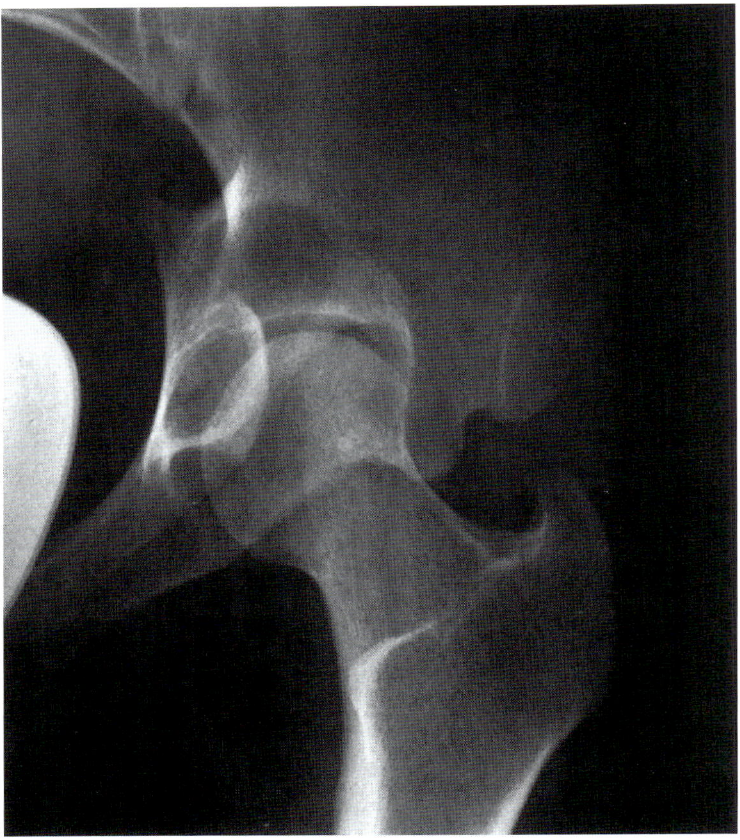

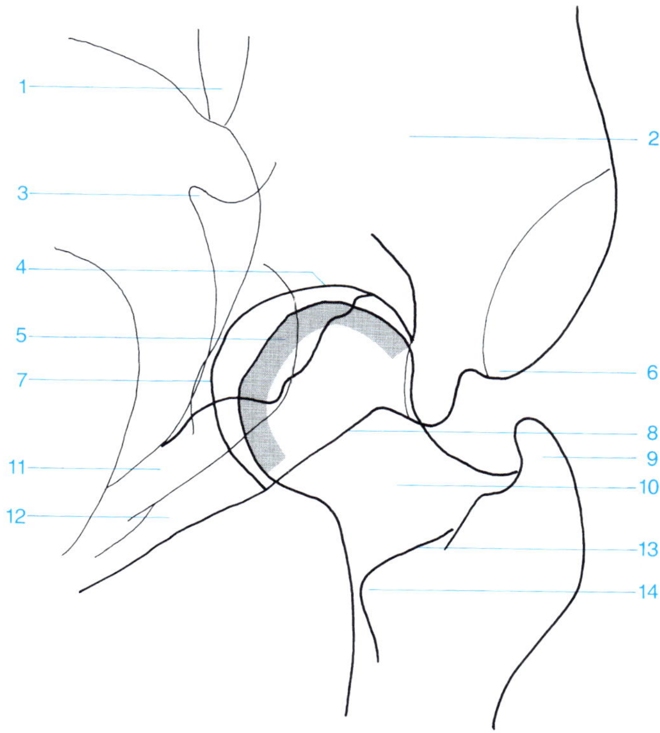

1 Articulatio sacroiliaca (Iliosakralgelenk)
2 Os ilii
3 Spina ischiadica
4 Pfannendach
5 dorsale Gelenkfläche des Caput femoris (Femurkopfes)
6 Spina iliaca anterior superior
7 Pfannengrund
8 vorderer Pfannenrand
9 Trochanter major
10 Collum femoris (Schenkelhals)
11 Os ischiadicum
12 Os pubis
13 Linea intertrochanterica
14 Trochanter minor

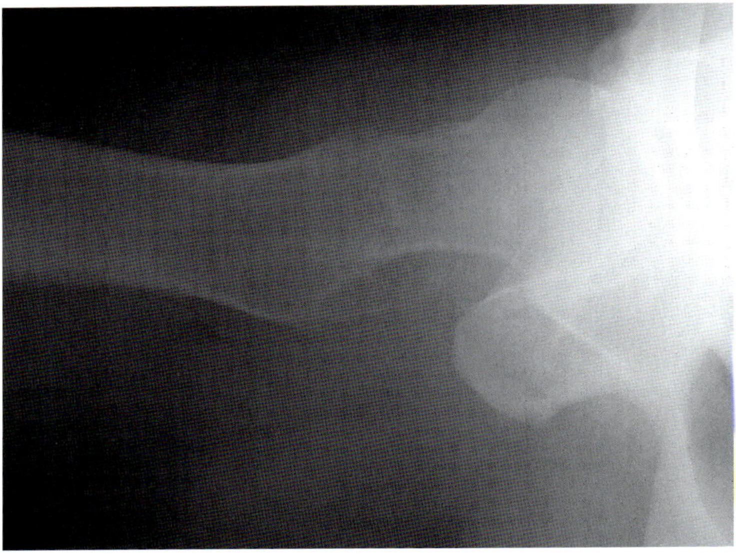

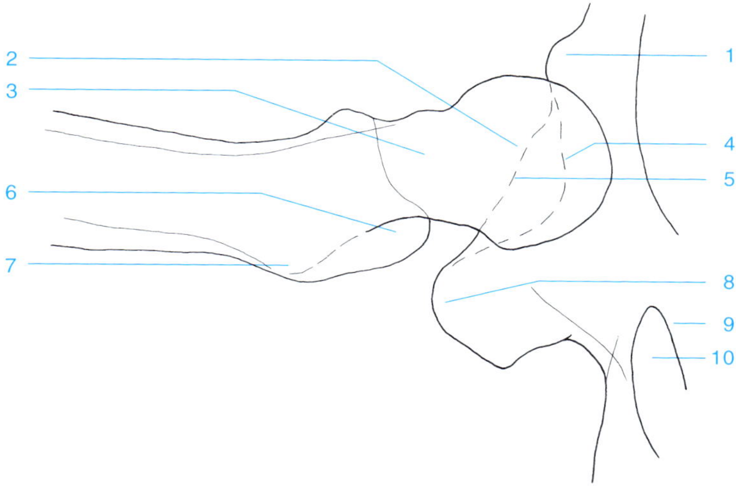

1 Spina iliaca anterior inferior
2 Caput femoris
3 Collum femoris
4 vorderer Pfannenrand
5 hinterer Pfannenrand
6 Trochanter major
7 Trochanter minor
8 Tuber ischiadicum
9 Os pubis
10 Foramen obturatum

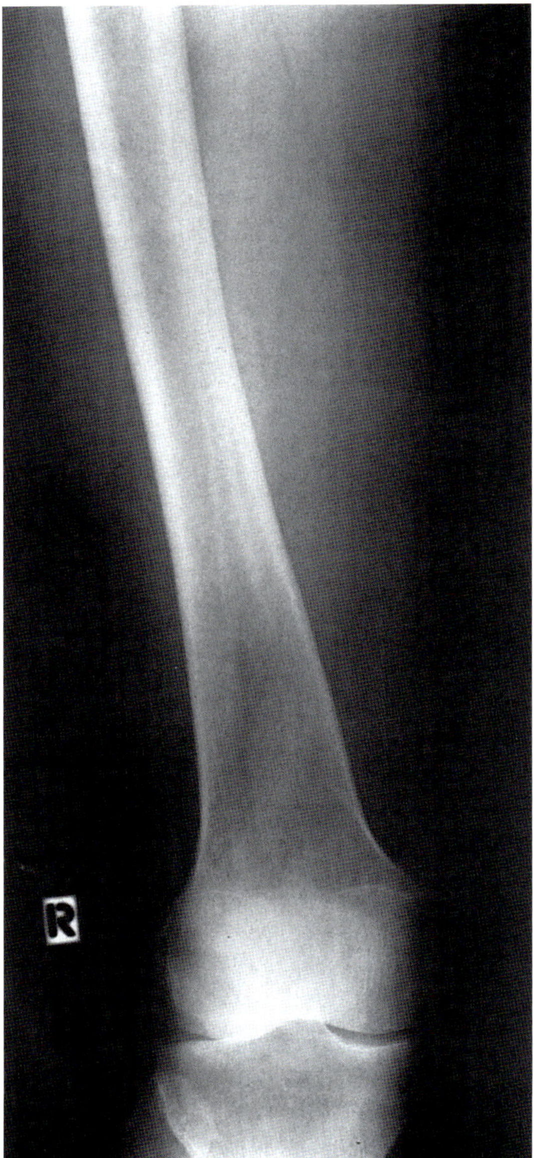
R

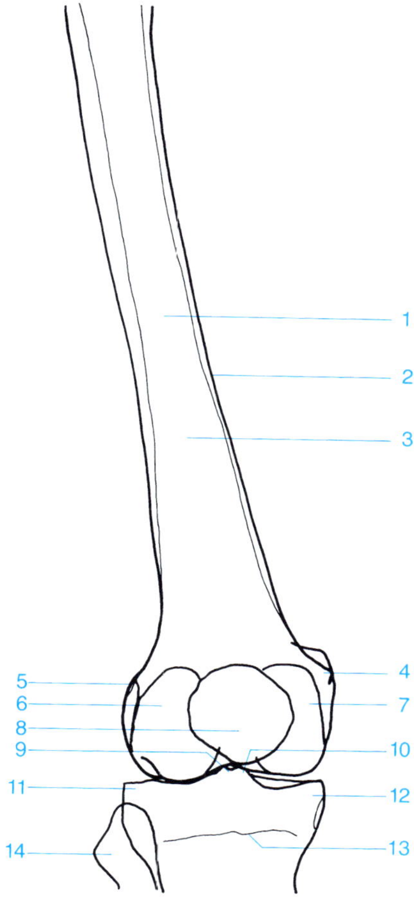

1 Corpus femoris (Femurschaft)
2 Kortikalis
3 Markraum
4 Epicondylus medialis femoris
5 Epicondylus lateralis femoris
6 Condylus lateralis femoris
7 Condylus medialis femoris
8 Patella (Kniescheibe)
9 Eminentia intercondylaris lateralis (lateraler Interkondylenhöcker)
10 Eminentia intercondylaris medialis (medialer Interkondylenhöcker)
11 Condylus lateralis tibiae
12 Condylus medialis tibiae
13 Linea epiphysialis (Epiphysenlinie)
14 Caput fibulae (Fibulaköpfchen)

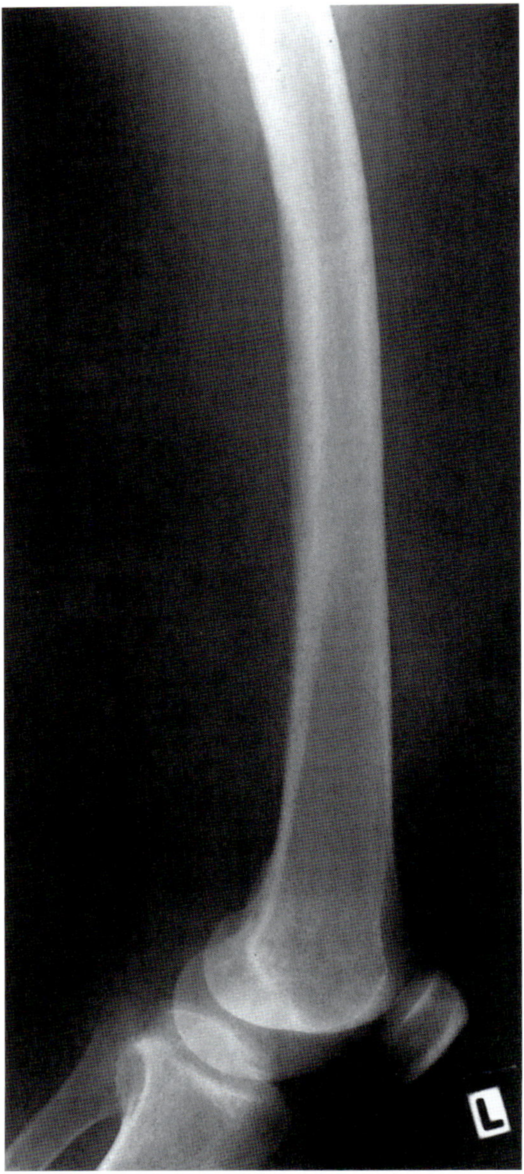
L

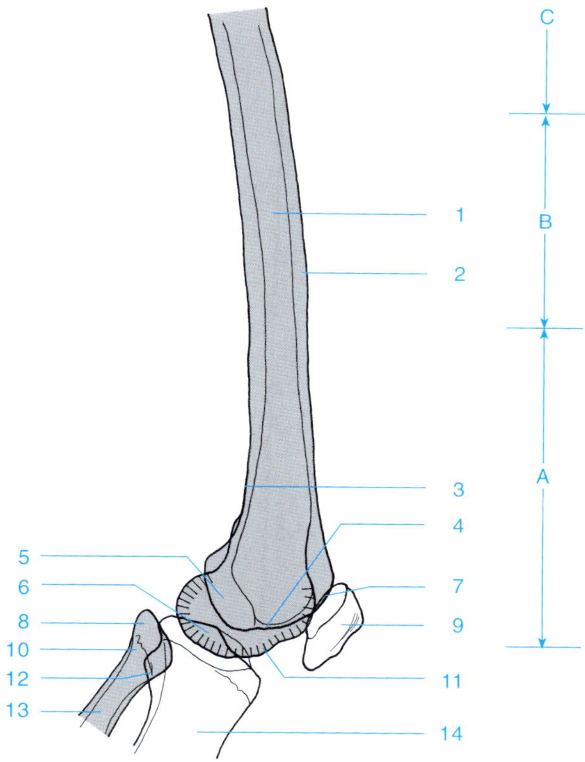

A distales Femurdrittel
B mittleres Femurdrittel
C proximales Femurdrittel
1 Femur
2 Kompakta
3 Facies poplitea
4 Condylus lateralis femoris (lateraler Femurkondylus)
5 Fossa intercondylaris
6 Eminentia intercondylaris
7 Retropatellargelenk
8 Apex capitis fibulae
9 Patella
10 Caput fibulae (Fibulaköpfchen)
11 Condylus medialis femoris (medialer Femurkondylus)

a Steht dem lateralen Tibiakondylus gegenüber; dieser artikuliert mit der Fibula.
b Die korrespondierenden lateralen Gelenkflächen von Patella und Femur sind – unabhängig von der Seitenlage – in proximal-distaler Richtung länger als die entsprechenden medialen Gelenkflächen (nach Teichert)

12 Articulatio tibiofibularis
13 Fibula (Wadenbein)
14 Tibia (Schienbein)

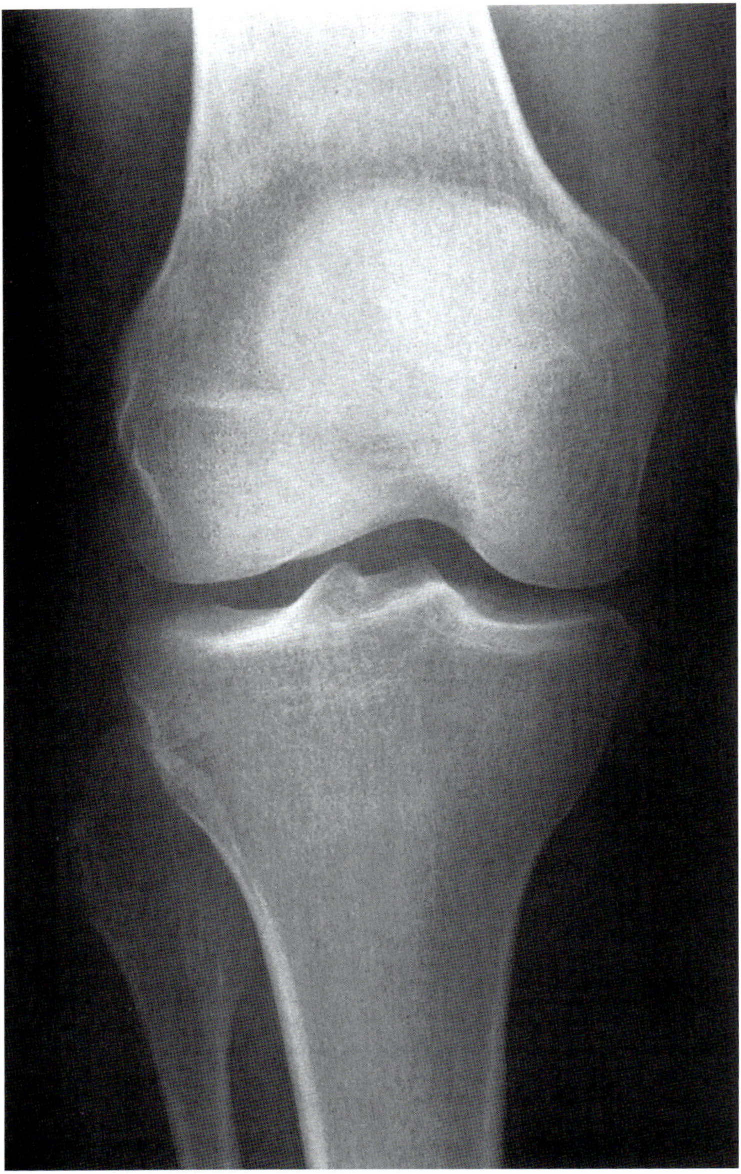

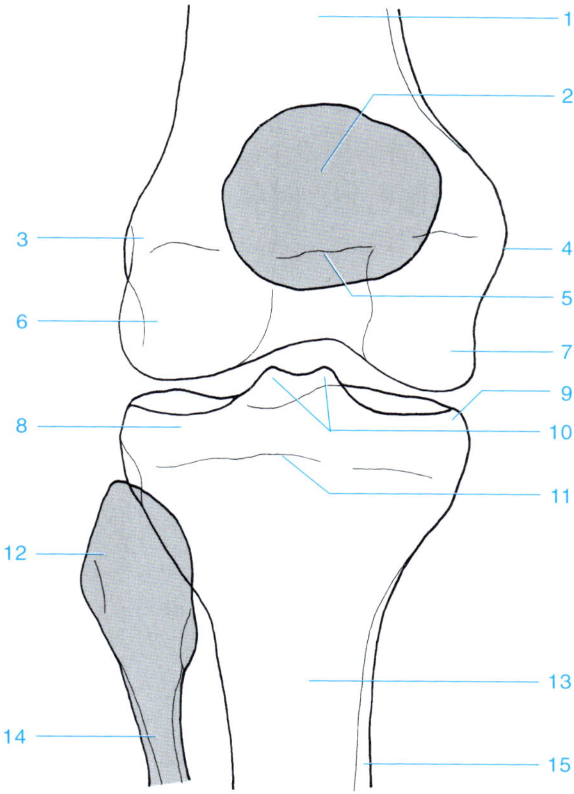

1 Femur
2 Patella (Kniescheibe)
3 Epicondylus lateralis femoris
4 Epicondylus medialis femoris
5 Epiphysenfuge
6 Condylus lateralis femoris (lateraler Femurkondylus)
7 Condylus medialis femoris (medialer Femurkondylus)
8 Condylus lateralis tibiae (laterale Tibiakopfkonsole)
9 Condylus medialis tibiae (mediale Tibiakopfkonsole)
10 Tuberculum intercondylare mediale und laterale (medialer und lateraler Interkondylenhöcker)
11 Epiphysenfuge
12 Caput fibulae (Fibulaköpfchen)
13 Tibia (Schienbein)
14 Fibula (Wadenbein)
15 Kompakta

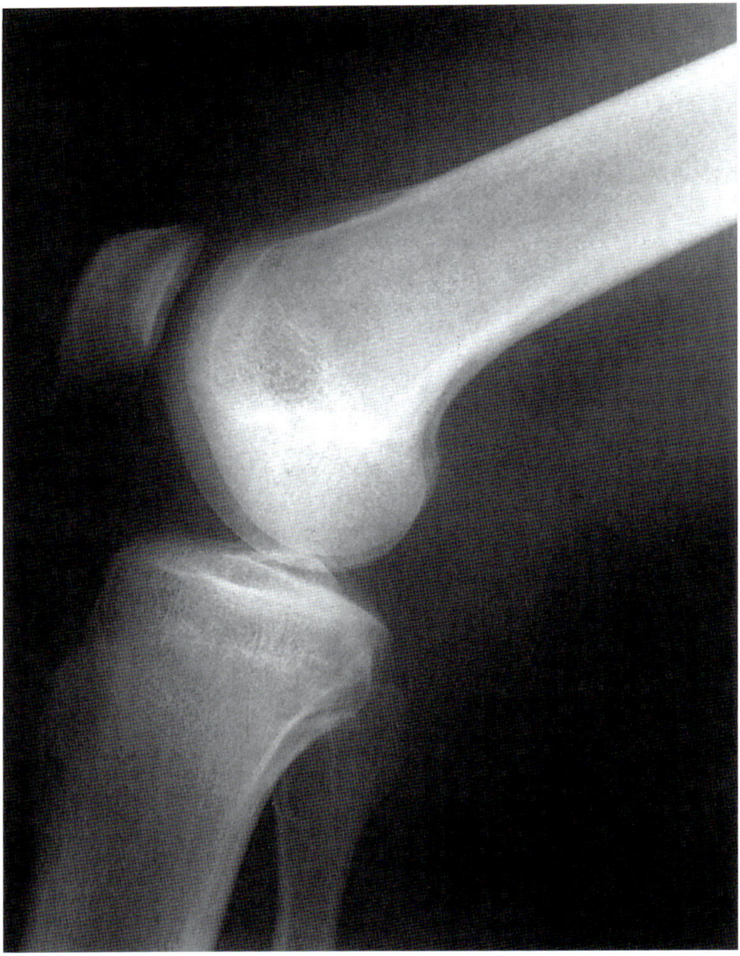

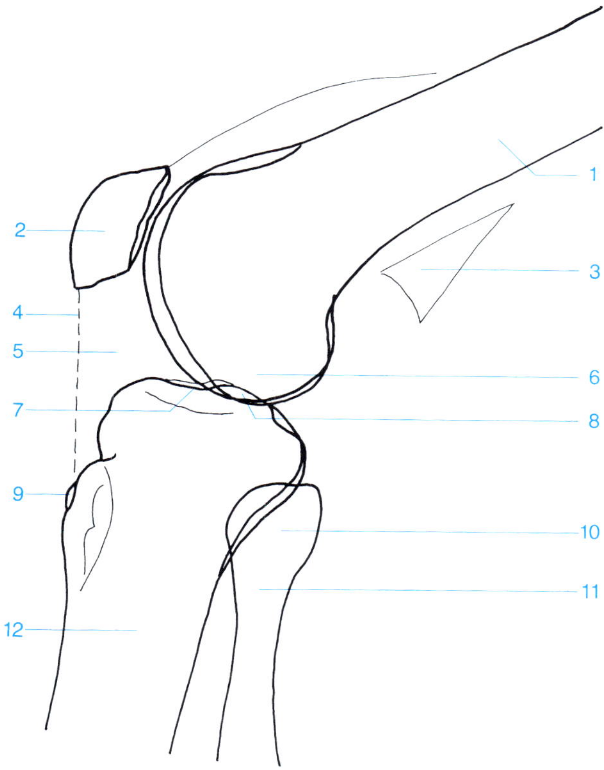

1 Femur
2 Patella (Kniescheibe)
3 dorsales Fettdreieck
4 Lig. patellae
5 infrapatellarer Fettkörper (Hoffa)
6 Condylus lateralis femoris
7 Facies articularis superior tibiae (Tibiaplateau)
8 Eminentia intercondylaris
9 Tuberositas tibiae
10 Caput fibulae (Fibulaköpfchen)
11 Collum fibulae (Fibulahals)
12 Tibia (Schienbein)

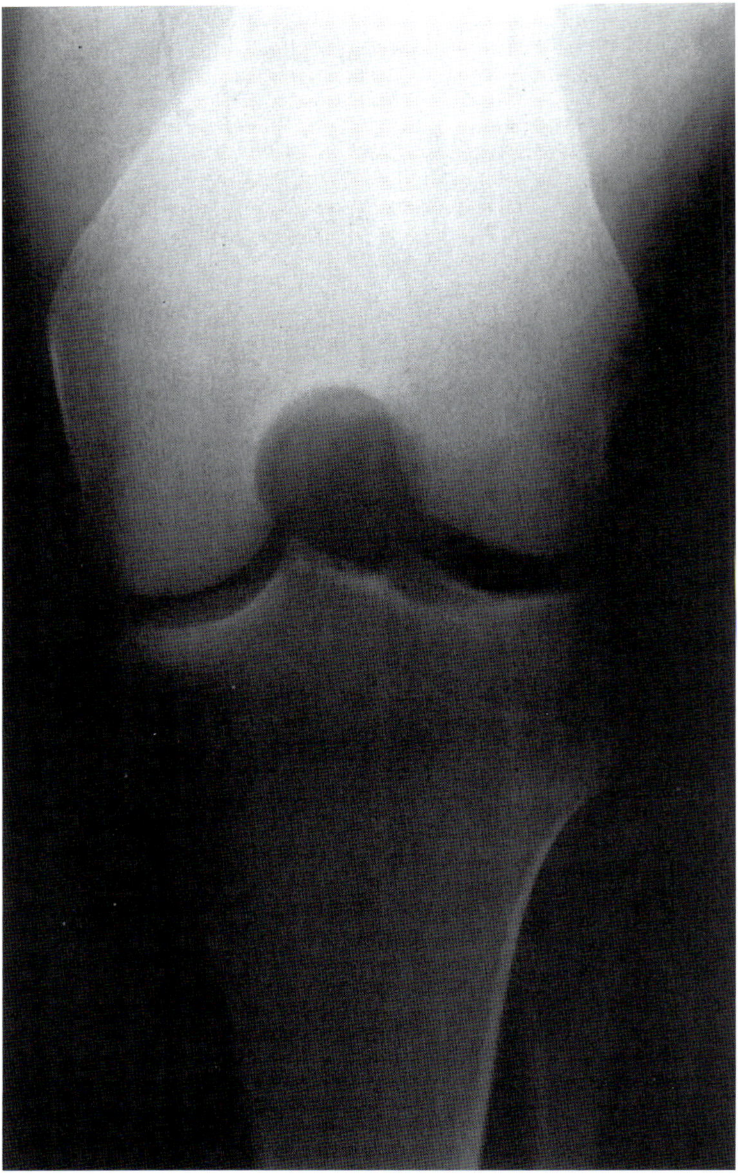

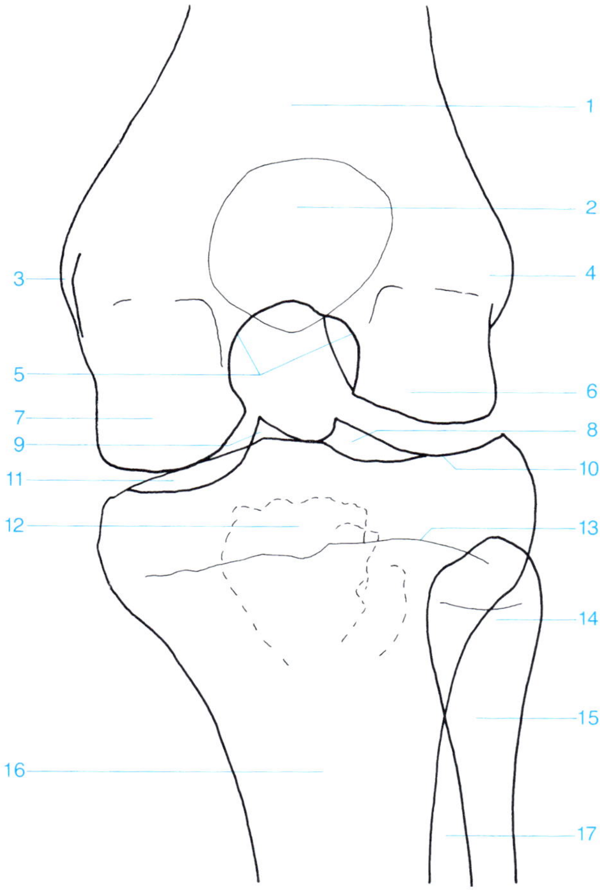

1 Femur
2 Patella (Kniescheibe)
3 Epicondylus medialis femoris
4 Epicondylus lateralis femoris
5 Fossa intercondylaris
6 Condylus lateralis femoris
7 Condylus medialis femoris
8 Tuberculum intercondylare laterale (lateraler Interkondylenhöcker)
9 Tuberculum intercondylare mediale (medialer Interkondylenhöcker)
10 laterales Tibiaplateau
11 mediales Tibiaplateau
12 Tuberositas tibiae
13 Epiphysenfuge
14 Caput fibulae (Fibulaköpfchen)
15 Collum fibulae
16 Tibia (Schienbein)
17 Membrana interossea cruris

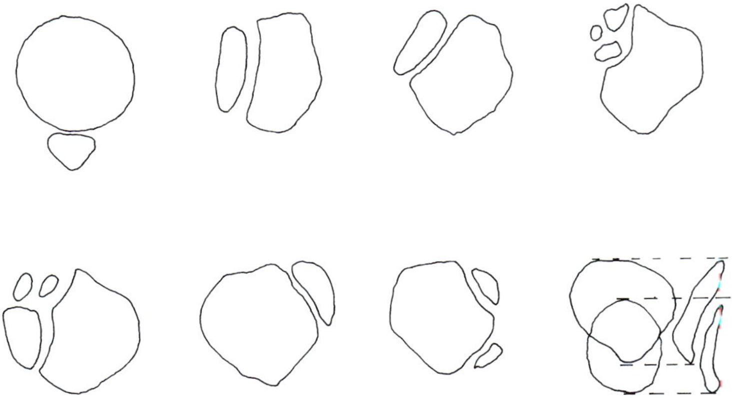

Häufigste Formen der Patella partita (nach Schaer)

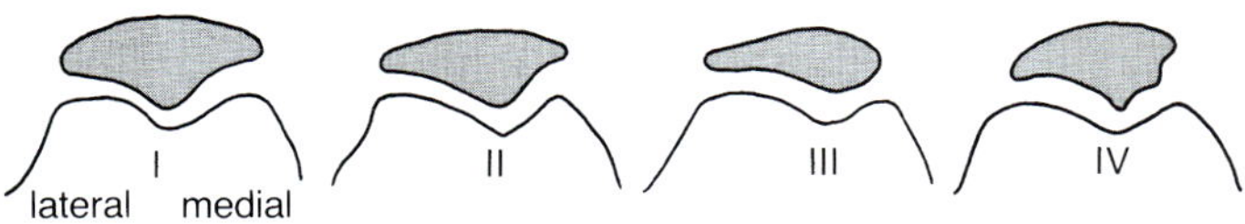

Einteilung der Patellaformen nach Wiberg (rechtes Knie)

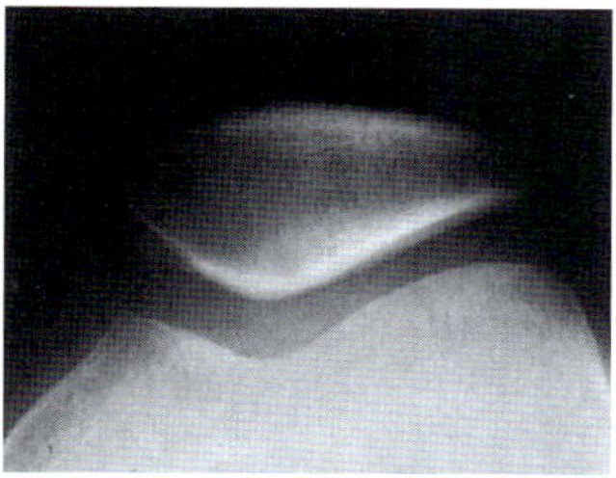

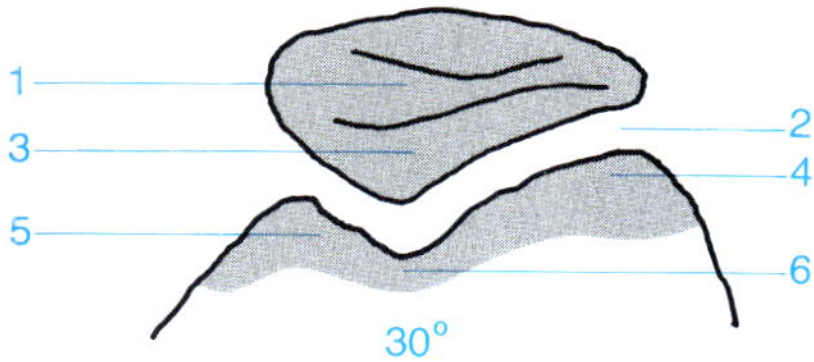

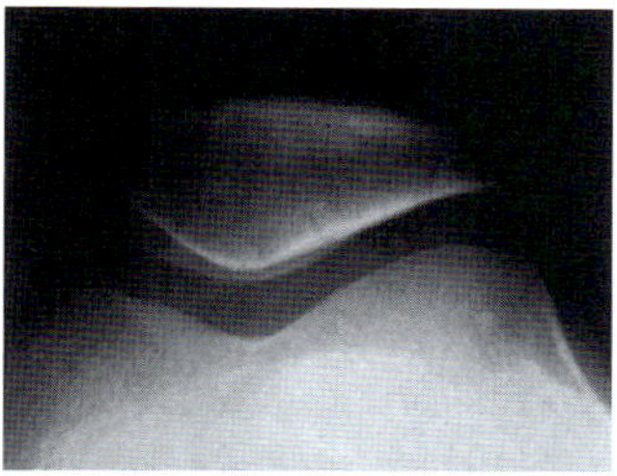

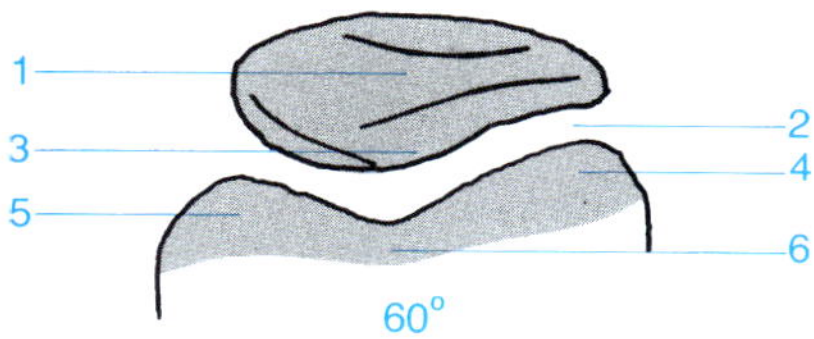

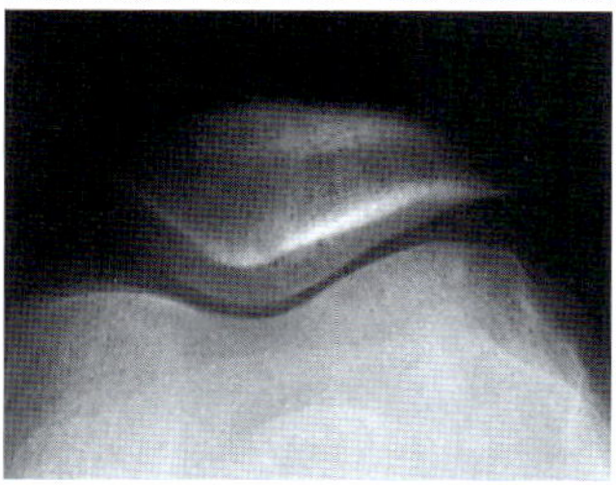

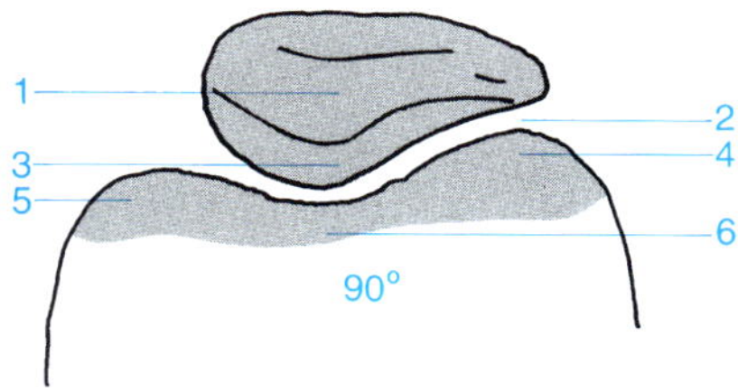

1 Patella (Kniescheibe)
2 Articulatio femoropatellaris (Femoropatellargelenk)
3 Facies articularis (Patellagelenkfläche)
4 Condylus lateralis femoris (lateraler Femurkondylus) (meist größer)
5 Condylus medialis femoris (medialer Femurkondylus)
6 Fossa intercondylaris

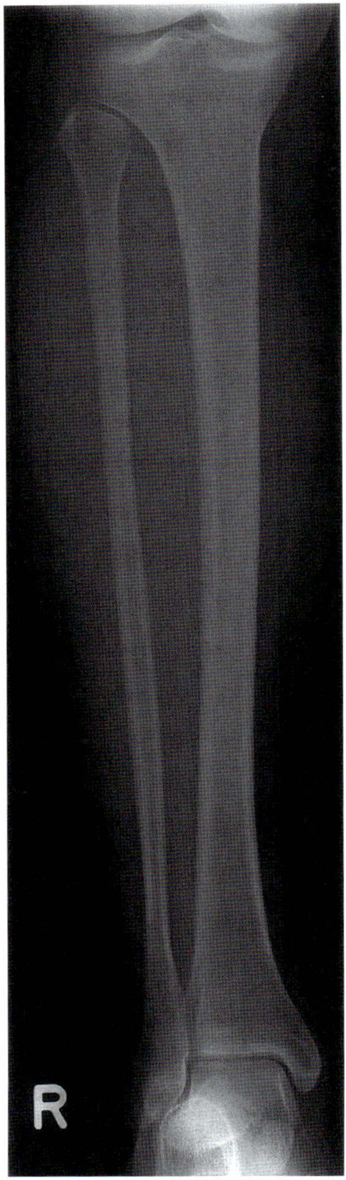
R

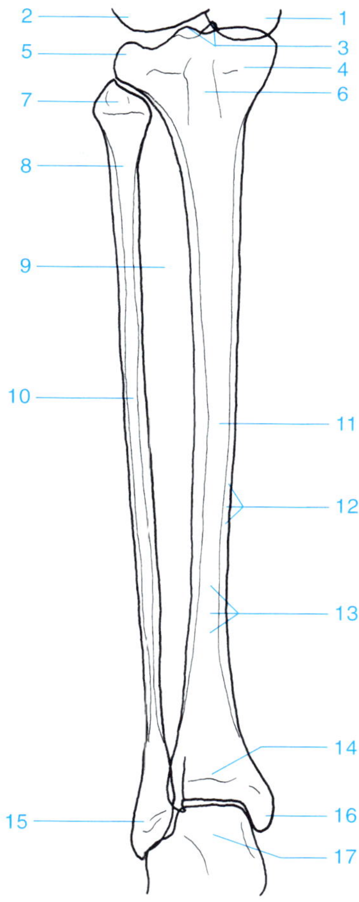

1 Condylus medialis femoris (medialer Femurkondylus)
2 Condylus lateralis femoris (lateraler Femurkondylus)
3 Eminentia intercondylaris medialis und lateralis (Interkondylenhöcker)
4 Condylus medialis tibiae
5 Condylus lateralis tibiae
6 Tuberositas tibiae
7 Caput fibulae
8 Collum fibulae
9 Membrana interossea cruris
10 Fibula (Wadenbein)
11 Tibia (Schienbein)
12 Kortikalis
13 Markraum
14 Epiphysenfuge
15 Malleolus lateralis
16 Malleolus medialis
17 Talus

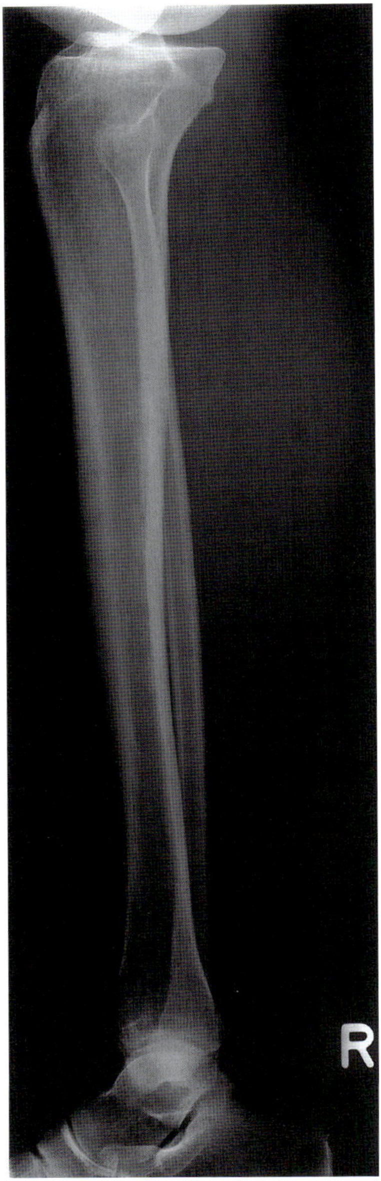
R

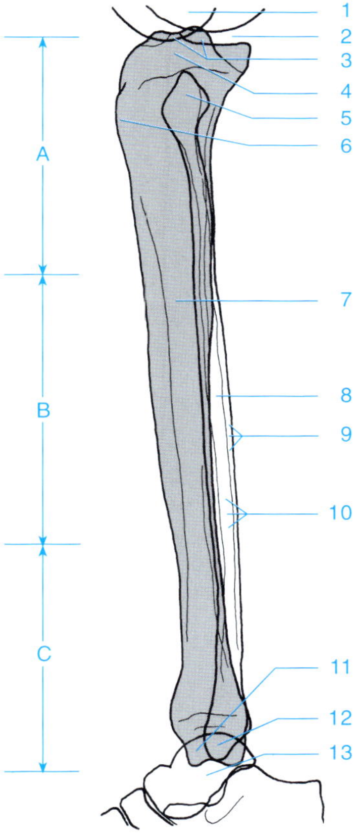

A proximales Unterschenkeldrittel
B mittleres Unterschenkeldrittel
C distales Unterschenkeldrittel

1 Condylus medialis und lateralis femoris (Femurkondylen)
2 Articulatio humerotibialis (Kniegelenk)
3 Eminentia intercondylaris (Interkondylenhöcker)
4 Condylus medialis und lateralis tibiae (Tibiakopfkonsole)
5 Caput fibulae (Fibulaköpfchen)
6 Tuberositas tibiae (juvenil: Tibiakopfapophyse)
7 Tibia (Schienbein)
8 Fibula (Wadenbein)
9 Kortikalis
10 Markraum
11 Malleolus medialis (Innenknöchel)
12 Malleolus lateralis (Außenknöchel)
13 Talus

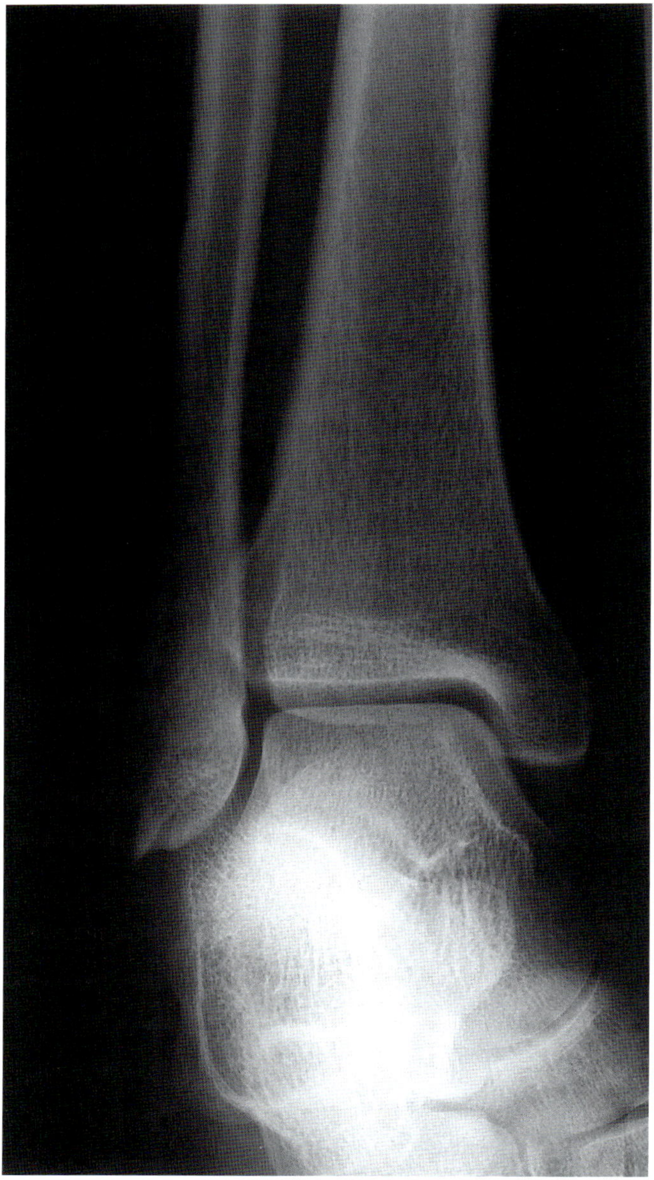

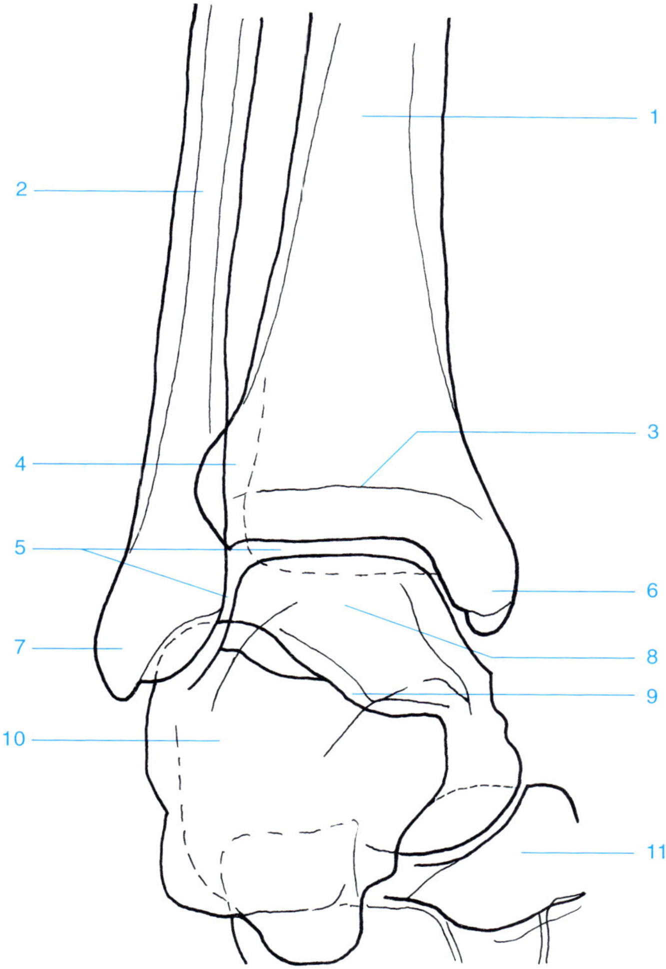

1 Tibia (Schienbein)
2 Fibula (Wadenbein)
3 Epiphysenfuge
4 Incisura fibularis der Tibia
5 Articulatio talocruralis (oberes Sprunggelenk)
6 Malleolus medialis
7 Malleolus lateralis
8 Trochlea tali (Talusrolle)
9 Articulatio subtalaris
10 Kalkaneus
11 Os naviculare

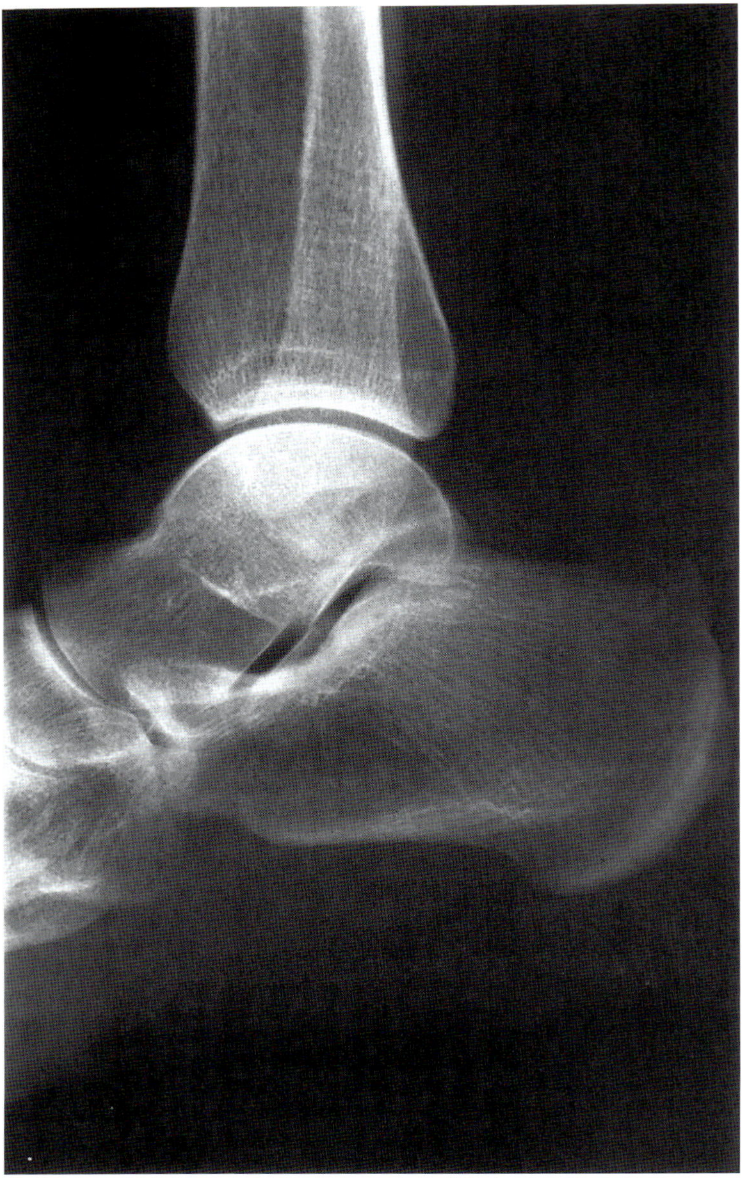

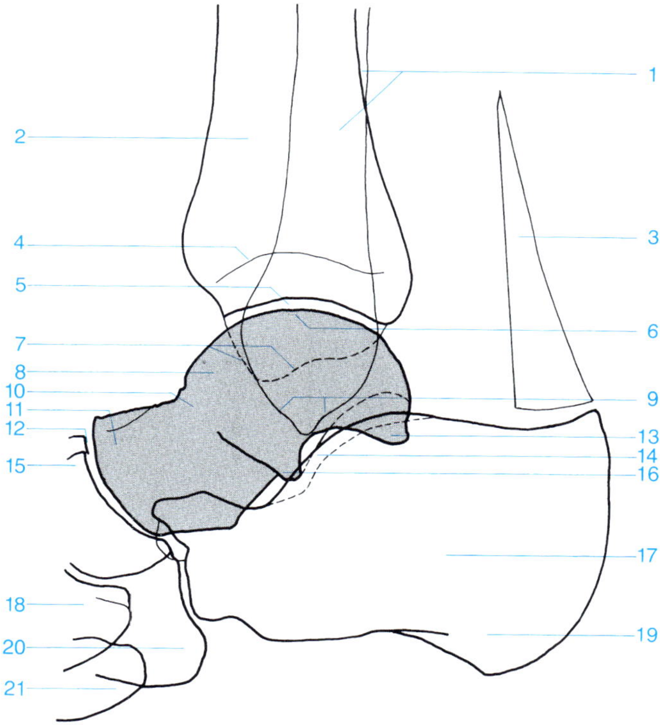

1 Fibula (Wadenbein)
2 Tibia (Schienbein)
3 Achillessehnenschatten
4 Epiphysenfuge
5 Articulatio talocruralis (oberes Sprunggelenk)
6 Trochlea tali (Talusrolle)
7 Malleolus medialis
8 Talus
9 Malleolus lateralis
10 Collum tali
11 Caput tali
12 Articulatio talonavicularis (Talonavikulargelenk)
13 Processus posterior tali
14 Sinus tarsi
15 Os naviculare
16 Processus lateralis tali (lateraler Talusfortsatz)
17 Kalkaneus
18 Os cuneiforme mediale
19 Tuber calcanei
20 Os cuboideum
21 Basis metatarsalis V

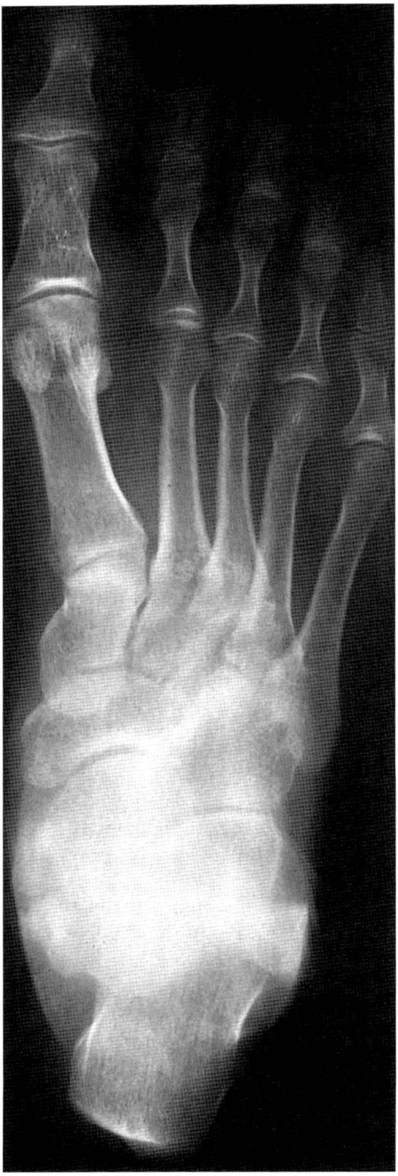

1 Tuberositas phalangis distalis (Nagelkranz)
2 Phalanx distalis hallucis (Großzehenendglied)
3 Articulatio distalis hallucis (Großzehenendgelenk)
4 Articulatio interphalangealis distalis (Zehenendgelenk)
5 Articulatio interphalangealis proximalis (Zehenmittelgelenk)
6 Phalanx distalis (Zehenendglied)
7 Phalanx media (Zehenmittelglied)
8 Caput phalangis proximalis (Zehengrundgliedköpfchen)
9 Phalanx proximalis (Zehengrundglied)
10 Os sesamoidea
11 Zehengrundgliedbasis
12 Articulatio metatarsophalangealis (Zehengrundgelenk)
13 Os metatarsale (Mittelfußknochen)
14 Caput metatarsale (Metatarsaleköpfchen)
15 Os cuneiforme I (mediale)
16 Os cuneiforme II (intermedium)
17 Os cuneiforme III (laterale)
18 Basis metatarsalis/Tuberositas ossis metatarsalis V
19 Os naviculare
20 Caput tali
21 Os cuboideum
22 Malleolus medialis (Innenknöchel)
23 Malleolus lateralis (Außenknöchel)
24 Kalkaneus
25 Articulatio tarsometatarsalis (Lisfranc-Gelenklinie)
26 Articulatio tarsi transversa (Chopart-Gelenklinie)

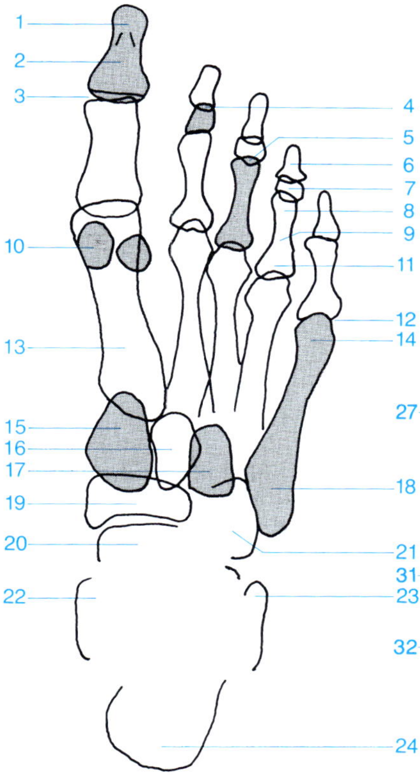

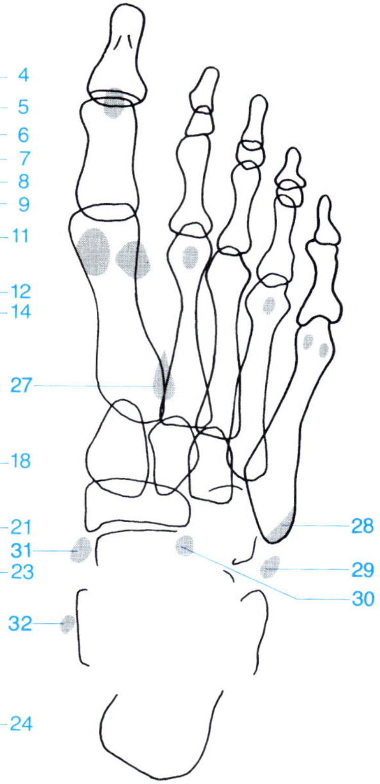

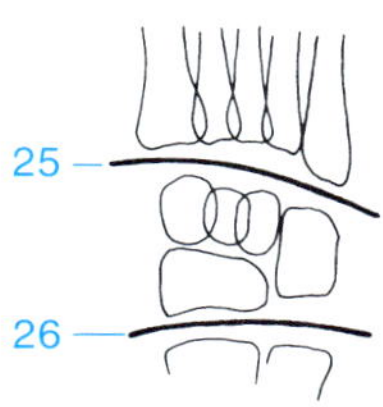

Häufige Sesambeine
und akzessorische
Knochen des Fußes

27 Os intermetatarseum
28 persistierende Apophyse der Tuberositas ossis metatarsalis V
29 Os peronaeum
30 Os cuboideum secundarium
31 Os tibiale externum
32 Os supratalare

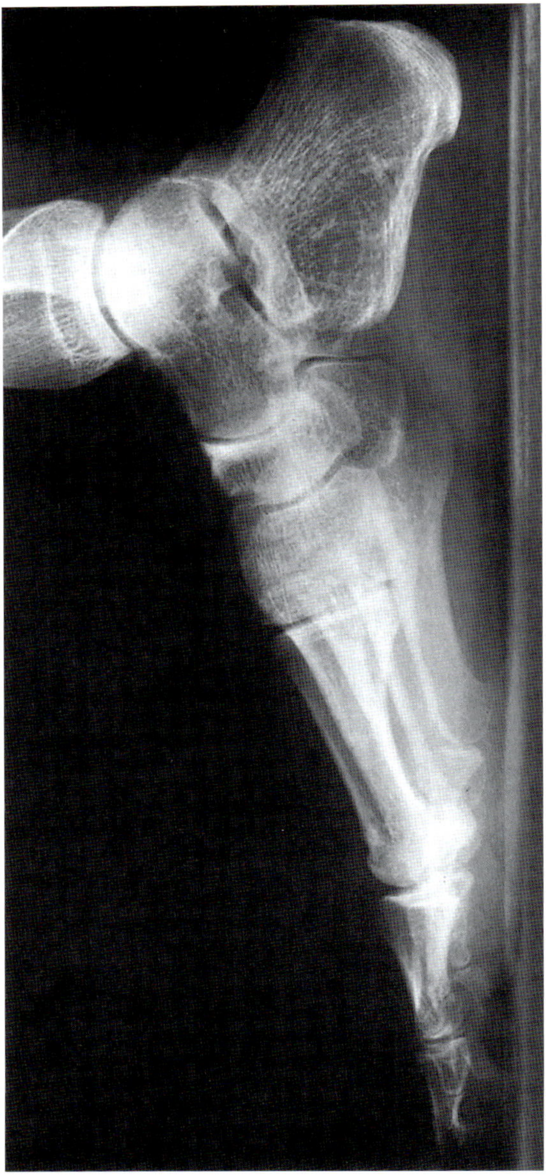

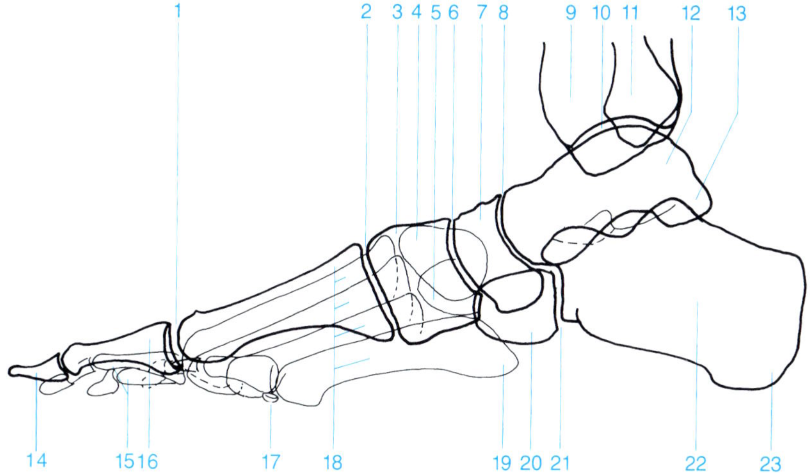

1 Articulatio metatarsophalangealis
2 Articulatio tarsometatarsalis
3 Os cuneiforme mediale
4 Os cuneiforme intermedium
5 Os cuneiforme laterale
6 Articulatio cuneonavicularis
7 Os naviculare
8 Articulatio talocalcaneo navicularis (unteres Sprunggelenk, vorderer Anteil)
9 Tibia (Schienbein)
10 Articulatio talocruralis (oberes Sprunggelenk)
11 Fibula (Wadenbein)
12 Talus
13 Processus posterior tali
14 Phalanx distalis (Zehenendglied)
15 Phalanx media (Zehenmittelglied)
16 Phalanx proximalis (Zehengrundglied)
17 Os sesamoideum
18 Ossa metatarsalia
19 Tuberositas ossis metatarsalis V
20 Os cuboideum
21 Articulatio calcaneocuboidea
22 Kalkaneus
23 Tuber calcanei

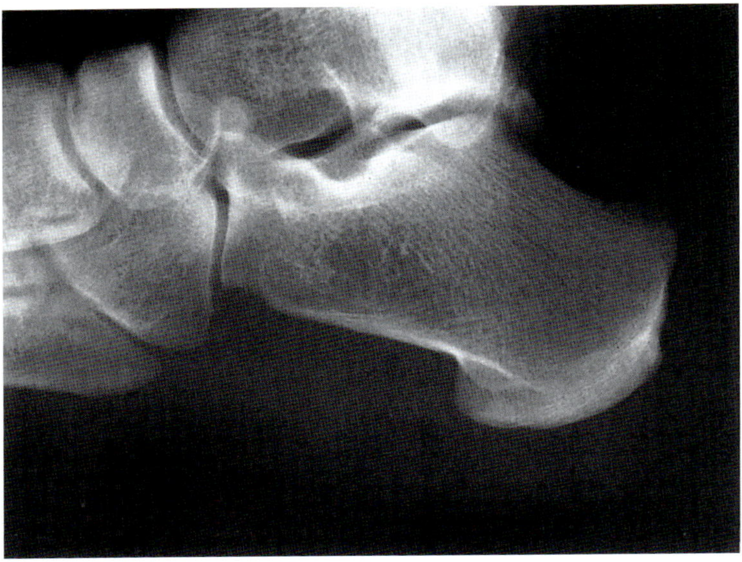

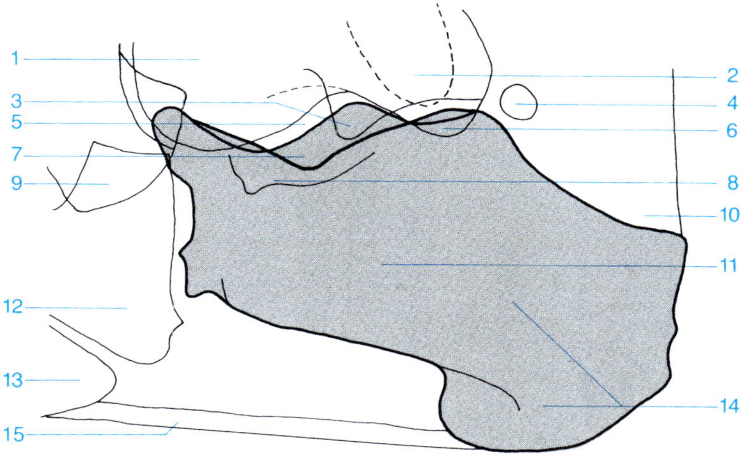

1 Talus
2 Malleolus lateralis
3 Processus lateralis tali (lateraler Talusfortsatz)
4 Os trigonum
5 Articulatio subtalaris (Talokalkanealgelenk; unteres Sprunggelenk, hinterer Anteil)
6 Processus posterior tali
7 Sinus tarsi
8 Sustentaculum tali
9 Os naviculare
10 Tendo calcaneus (Achillessehne)
11 Kalkaneus
12 Os cuboideum
13 Basis metatarsalis V
14 Tuber calcanei
15 Aponeurosis plantaris (Plantaraponeurose)

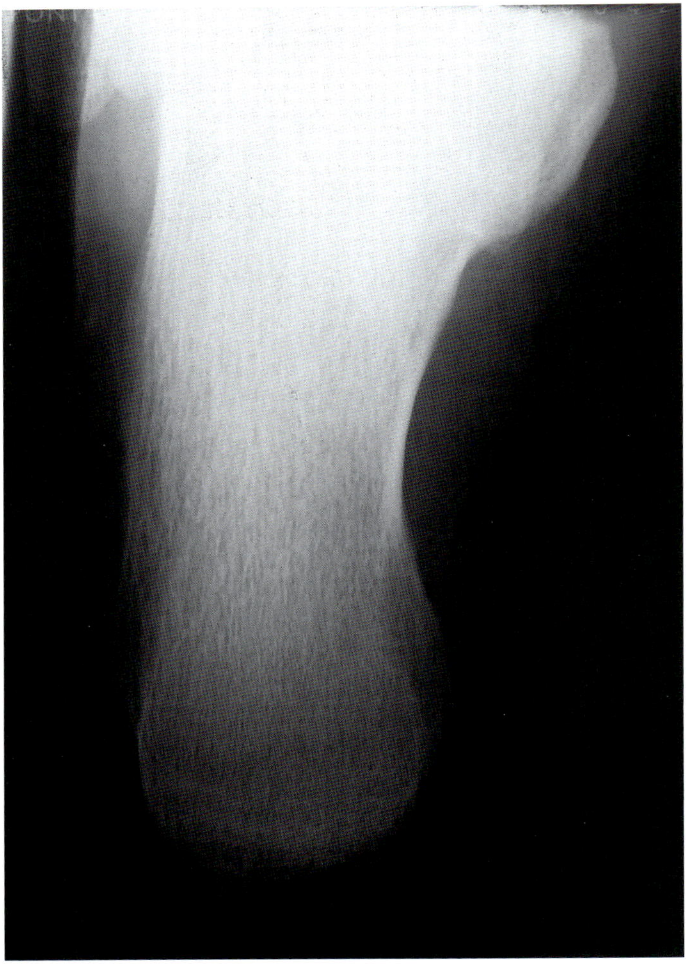

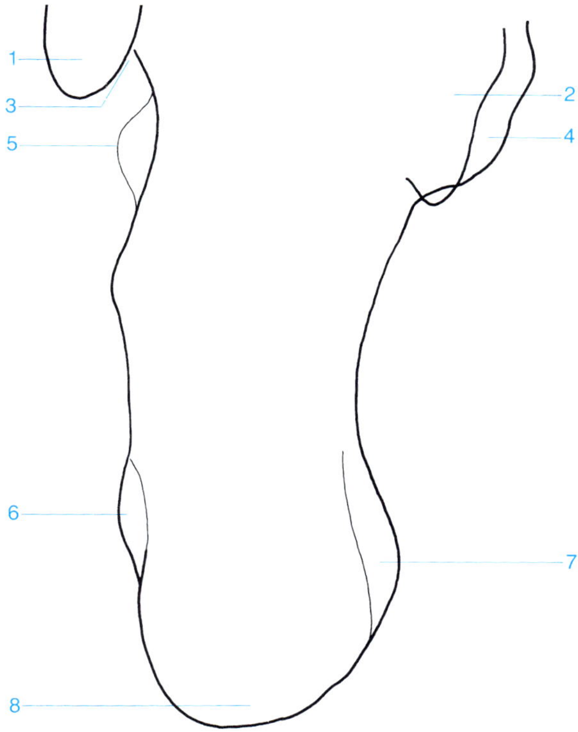

1 Malleolus lateralis
2 Talus
3 Sulcus tendinis m. peronaei longi
4 Sustentaculum tali
5 Trochlea peronaealis
6 Processus lateralis tuberis calcanei
7 Processus medialis tuberis calcanei
8 Tuber calcanei

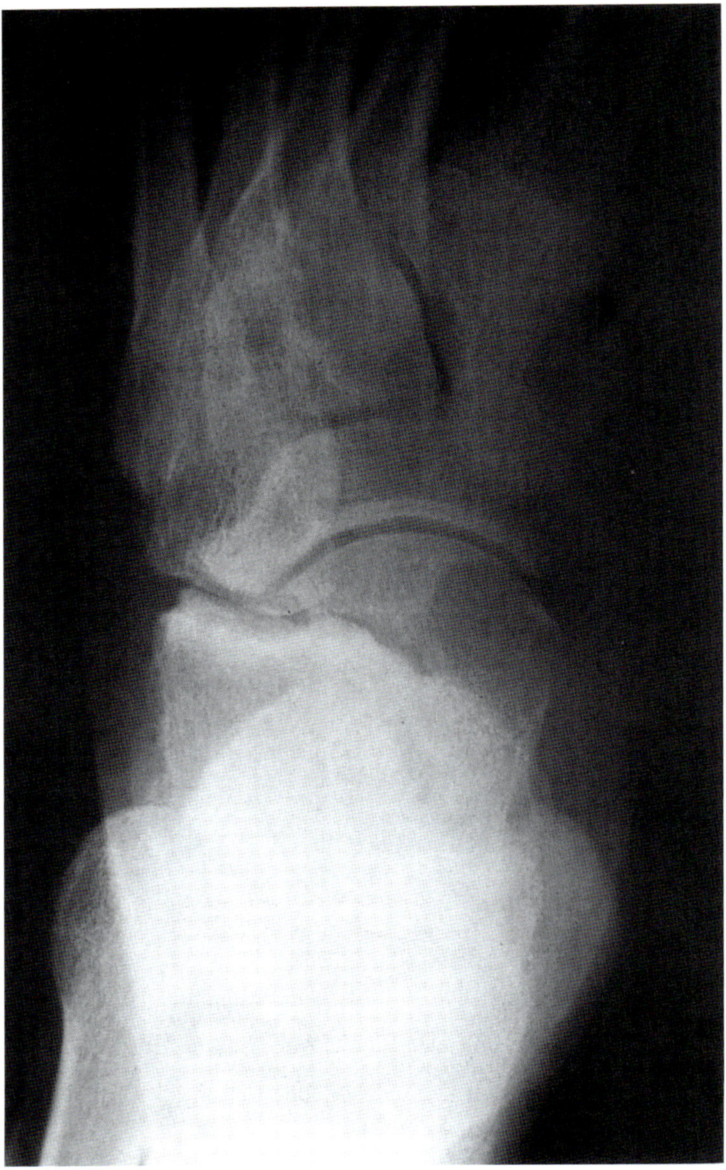

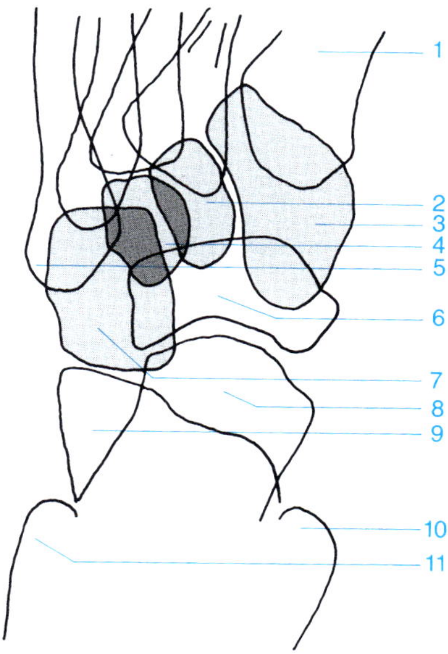

1 Os metatarsale (Mittelfußknochen)
2 Os cuneiforme intermedium
3 Os cuneiforme mediale
4 Os cuneiforme laterale
5 Tuberositas ossis metatarsalis V
6 Os naviculare
7 Os cuboideum
8 Caput tali
9 Kalkaneus
10 Malleolus medialis (Innenknöchel)
11 Malleolus lateralis (Außenknöchel)

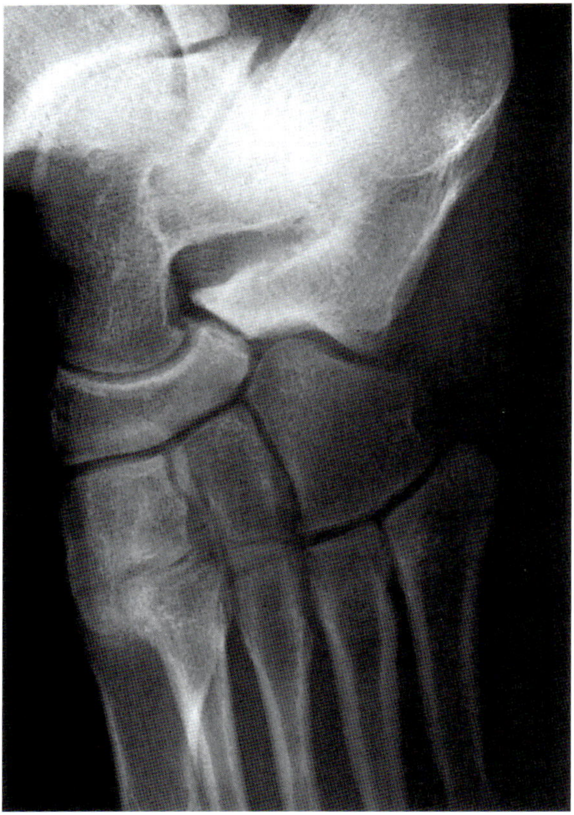

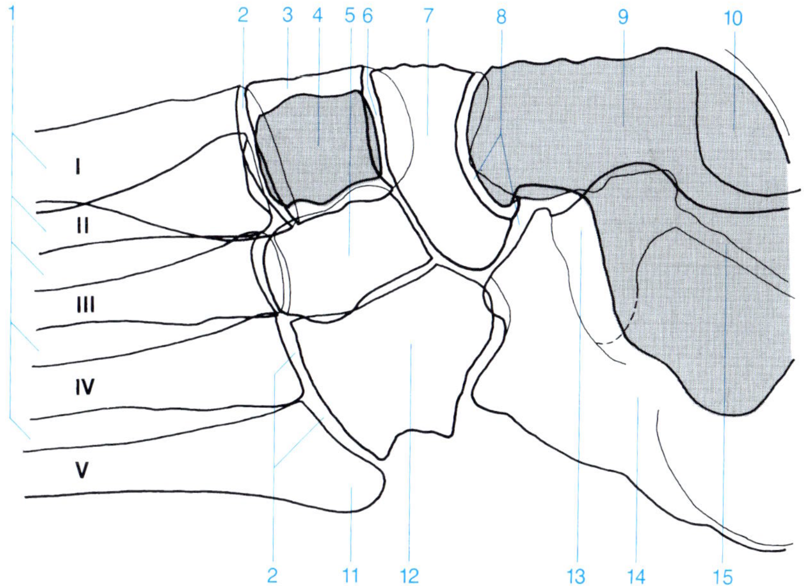

1 Ossa metatarsalia
2 Articulatio tarsometatarsalis (Tarsometatarsalgelenk)
3 Os cuneiforme mediale
4 Os cuneiforme intermedium
5 Os cuneiforme laterale
6 Articulatio cuneonavicularis
7 Os naviculare
8 Articulatio talocalcaneo navicularis
9 Talus
10 Malleolusschatten
11 Tuberositas ossis metatarsalis V
12 Os cuboideum
13 Sinus tarsi
14 Kalkaneus
15 Articulatio subtalaris (und Articulatio talocalcaneonavicularis = unteres Sprunggelenk)

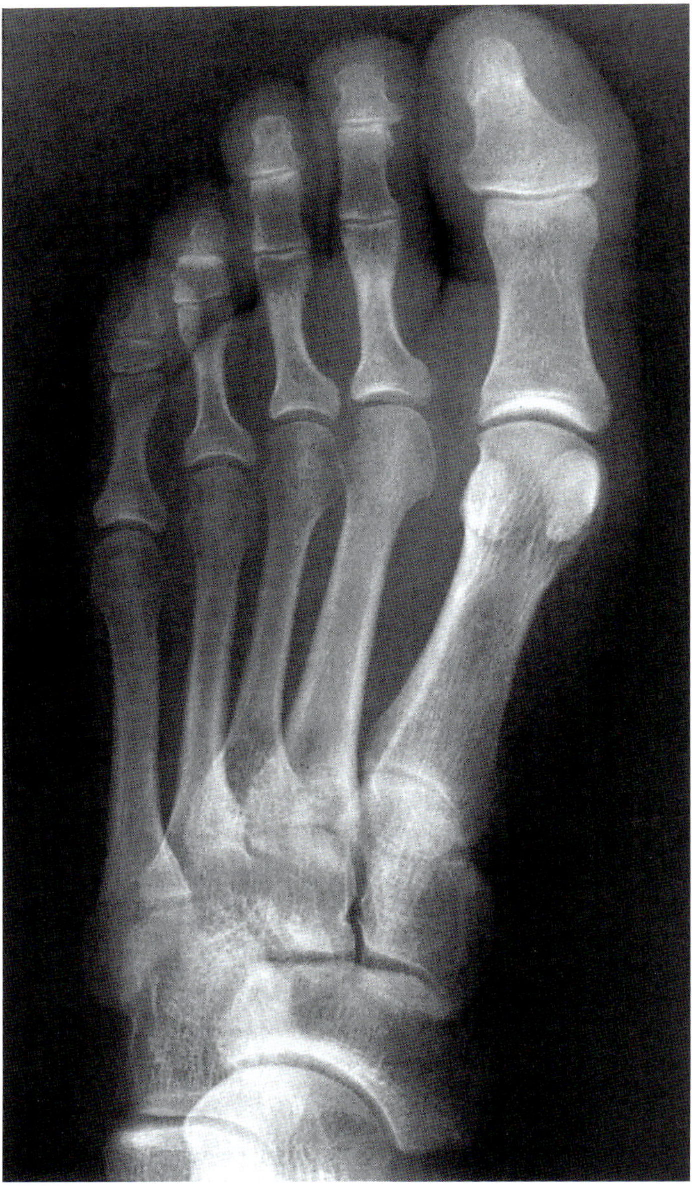

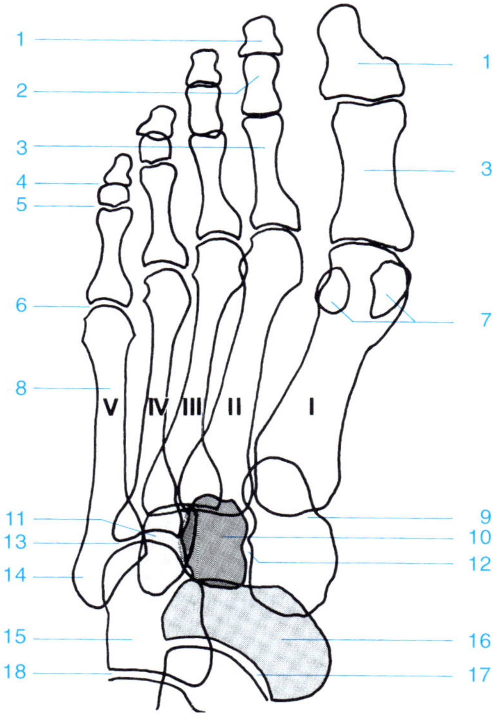

1 Phalanx distalis (Zehenendglied)
2 Phalanx media (Zehenmittelglied)
3 Phalanx proximalis (Zehengrundglied)
4 distales Interphalangealgelenk (Zehenendgelenk)
5 proximales Interphalangealgelenk (Zehenmittelgelenk)
6 Articulatio metatarsophalangealis (Metatarsophalangealgelenk)
7 Ossa sesamoidea (Sesambeine)
8 Ossa metatarsalia (I–V)
9 Os cuneiforme mediale
10 Os cuneiforme intermedium
11 Os cuneiforme laterale
12 Articulatio intertarsea (Intertarsalgelenk)
13 Articulatio metatarsophalangealis (Metatarsophalangealgelenk)
14 Tuberositas ossis metatarsalis V
15 Os cuboideum
16 Os naviculare
17 Articulatio talocalcaneonavicularis (Talonavikulargelenk)
18 Articulatio calcaneocuboidea (Kalkaneokuboidgelenk)

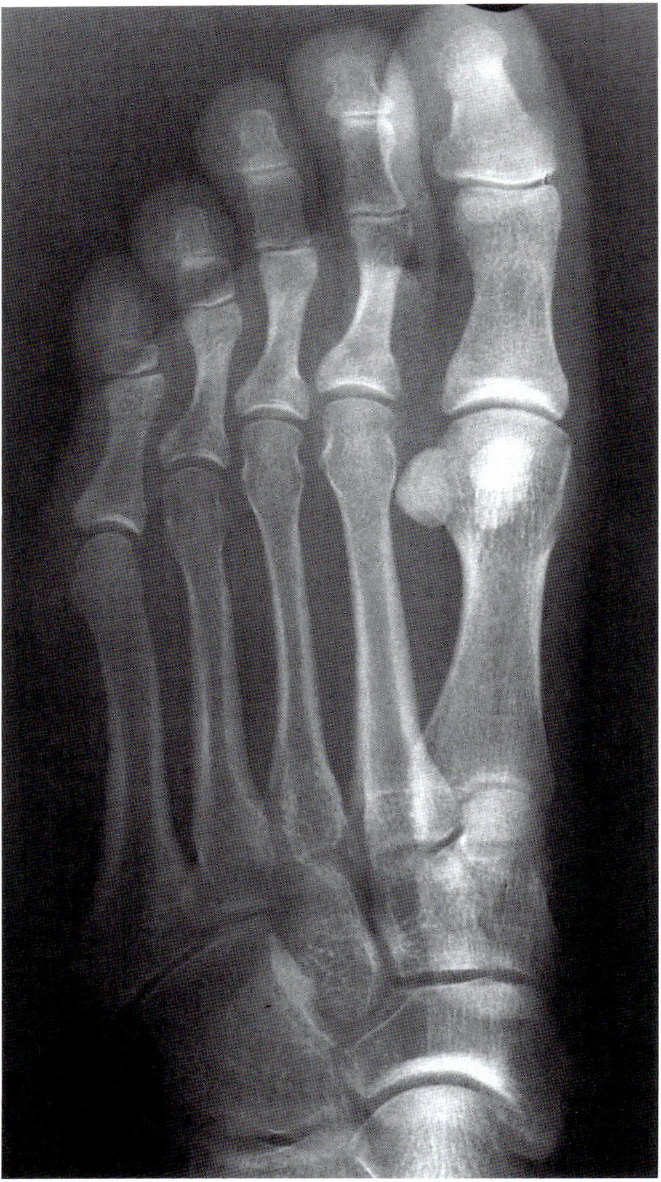

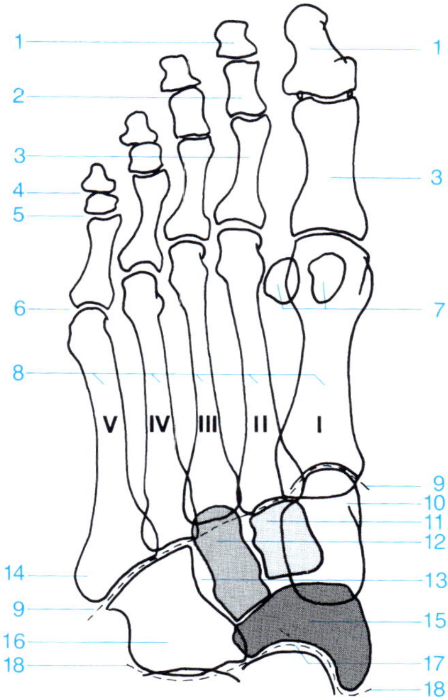

1 Phalanx distalis (Zehenendglied)
2 Phalanx media (Zehenmittelglied)
3 Phalanx proximalis (Zehengrundgelenk)
4 distales Interphalangealgelenk (DIP, Zehenendgelenk)
5 proximales Interphangealgelenk (PIP, Zehenmittelgelenk)
6 Articulatio metatarsophalangealis (Metatarsophalangealgelenk)
7 Ossa sesamoidea (Sesambeine)
8 Ossa metatarsalia
9 Articulatio tarsometatarsalis (Tarsometatarsalgelenk, Lisfranc-Gelenklinie)
10 Os cuneiforme mediale
11 Os cuneiforme intermedium
12 Os cuneiforme laterale
13 Articulatio intertarsea (Intertarsalgelenk)
14 Tuberositas ossis metatarsalis V
15 Os naviculare
16 Os cuboideum
17 Articulatio talocalcaneonavicularis (Talonavikulargelenk)
18 Articulatio tarsi transversa (Chopart-Gelenklinie, zwischen Talus, Kalkaneus, Os naviculare und Os cuboideum)

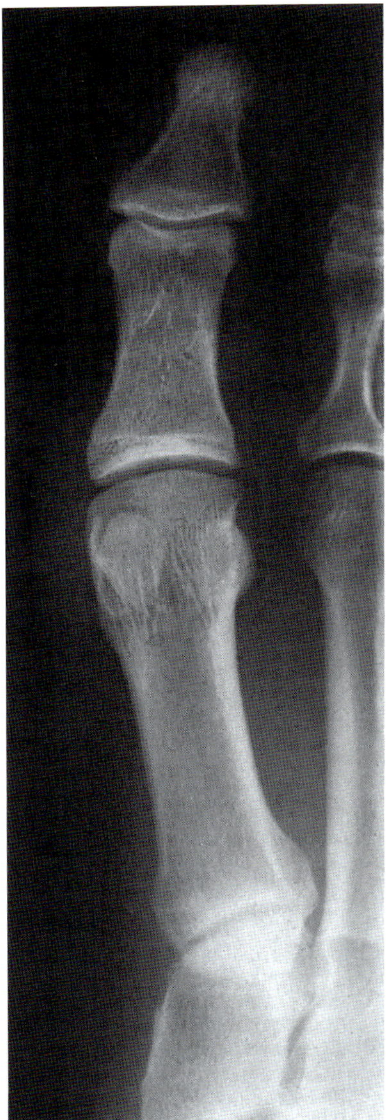

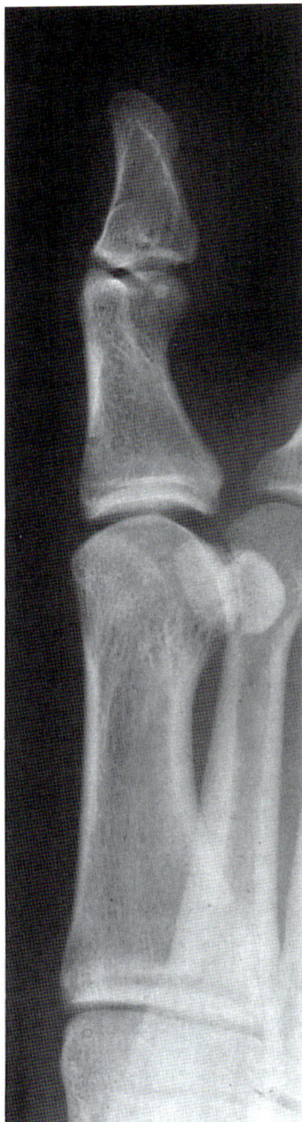

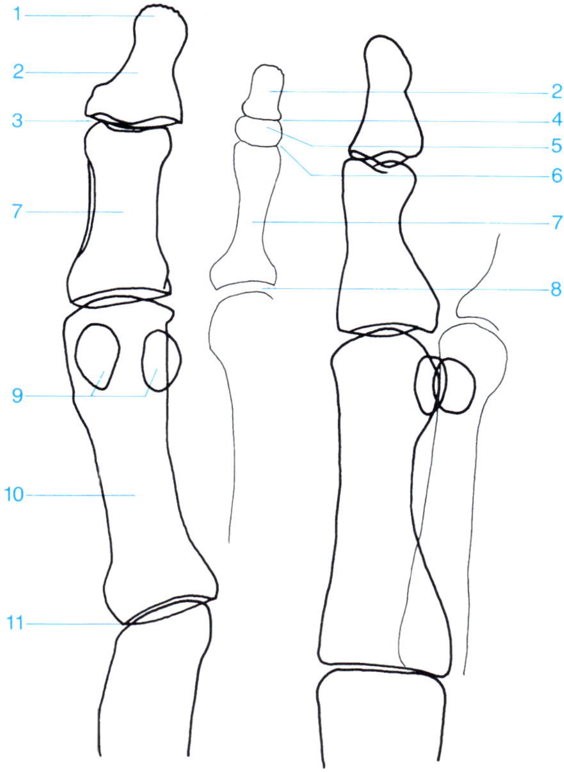

1 Tuberositas phalangis distalis (Nagelkranz)
2 Phalanx distalis (Zehenendglied)
3 Articulatio interphalangealis I (Interphalangealgelenk I)
4 Articulatio interphalangealis distalis (distales Interphalangealgelenk, Zehenendgelenk)
5 Phalanx media (Zehenmittelglied)
6 Articulatio interphalangealis proximalis (proximales Interphalangealgelenk, Zehenmittelgelenk)
7 Phalanx proximalis (Zehengrundglied)
8 Articulatio metatarsophalangealis (Metatarsophalangealgelenk)
9 Ossa sesamoidea (Sesambeine)
10 Os metatarsale I
11 Articulatio tarsometatarsalis (Tarsometatarsalgelenk)

Übrige Nativdiagnostik

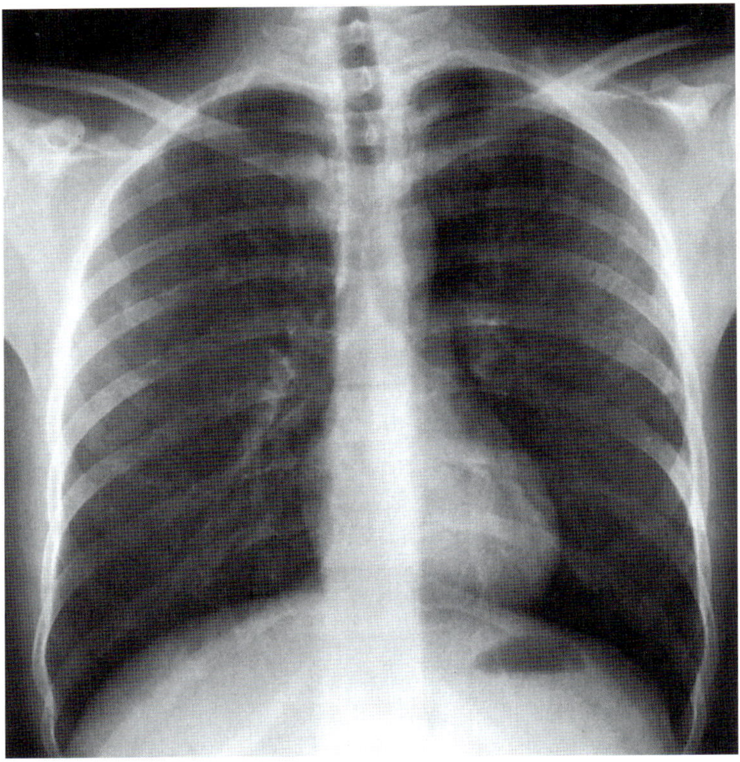

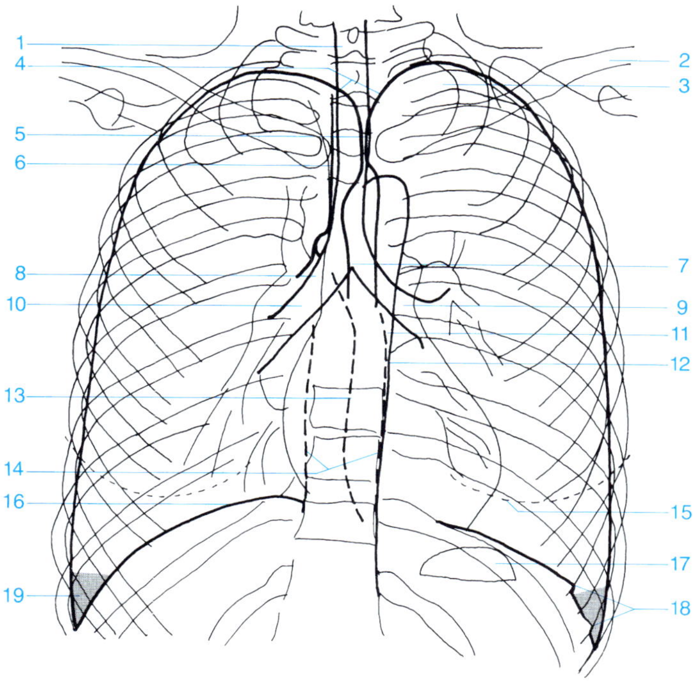

1 Trachea
2 Klavikula
3 Apex pulmonis (Lungenspitze)
4 Apex-Arkus-Bogen
5 hintere Grenzlinie zwischen rechter und linker Lunge
6 rechter paratrachealer Streifen
7 Carina tracheae (Trachealbifurkation)
8 Bronchus principalis dexter (rechter Hauptbronchus)
9 Bronchus principalis sinister (linker Hauptbronchus)
10 Bronchus intermedius
11 paraaortaler Streifen
12 Pars descendens aortae
13 azygoösophagealer Streifen
14 paraspinaler Streifen
15 Mammaschatten
16 Zwerchfellkuppel
17 Magenblase
18 Zwerchfellinsertionen
19 Recessus costodiaphragmaticus (Zwerchfell-Rippen-Winkel)

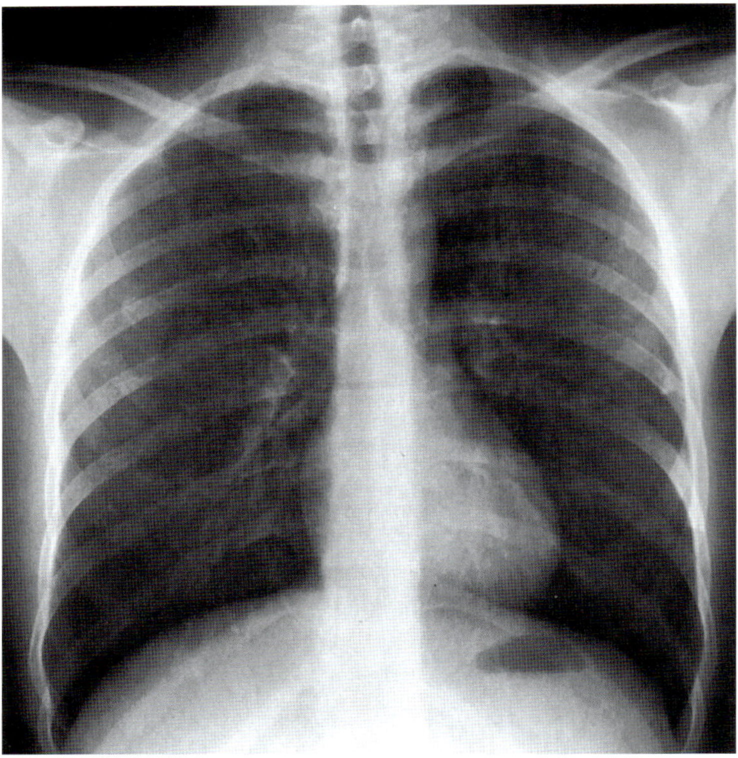

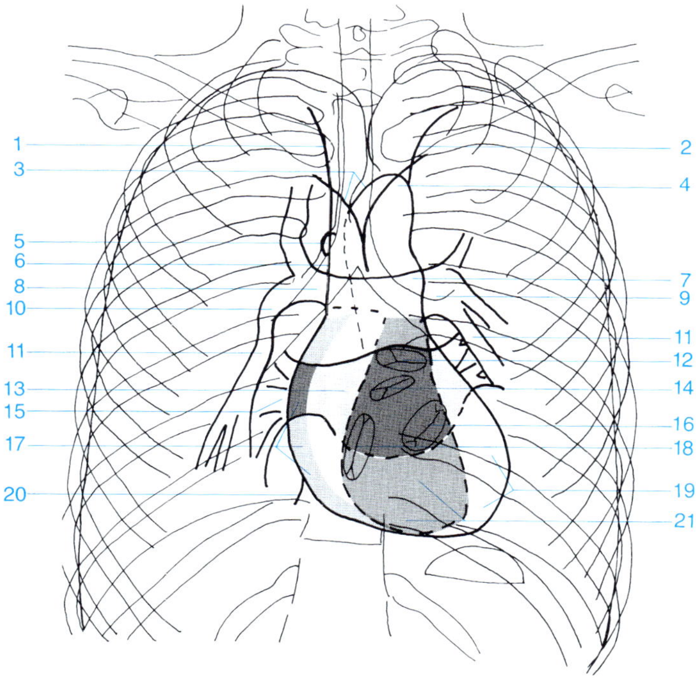

1 Kontur der V. brachiocephalica
2 Kontur der V. subclavia (bzw. brachiocephalica)
3 Subklavia-Herz-Bogen
4 Arcus aortae (Aortenbogen)
5 V. azygos
6 V. cava superior
7 pulmonale Ausflußbahn
8 A. pulmonalis dextra (rechte Pulmonalarterie)
9 A. pulmonalis sinistra (linke Pulmonalarterie)
10 A. pulmonalis dextra, Pars intermedia
11 Unterlappenarterie
12 Valva trunci pulmonalis (Pulmonalklappe)
13 Atrium sinistrum (linker Vorhof)
14 Valva aortae (Aortenklappe)
15 Venentrichter
16 Valva atrioventricularis sinistra (Mitralklappe)
17 Atrium dextrum (rechter Vorhof)
18 Valva atrioventricularis dextra (Trikuspidalklappe)
19 Ventriculus sinister (linker Ventrikel)
20 V. cava inferior
21 Ventriculus dexter (rechter Vorhof)

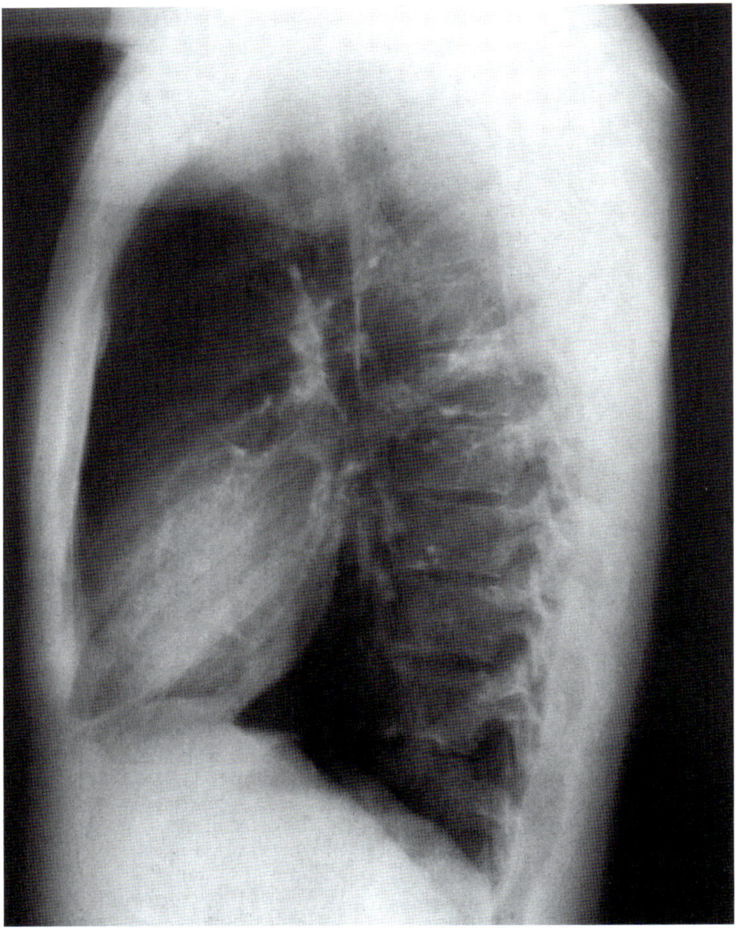

1 Schulterweichteile
2 Trachea
3 Skapula
4 Angulus sterni
5 Arcus aortae (Aortenbogen)
6 Corpus sterni
7 aortopulmonales Fenster
8 Pars ascendens aortae
9 rechter Oberlappenbronchus
10 Retrosternalraum (vorderes unteres Mediastinum)
11 linker Oberlappenbronchus
12 pulmonale Ausflußbahn
13 Pars descendens aortae
14 Valva trunci pulmonalis (Pulmonalklappe)

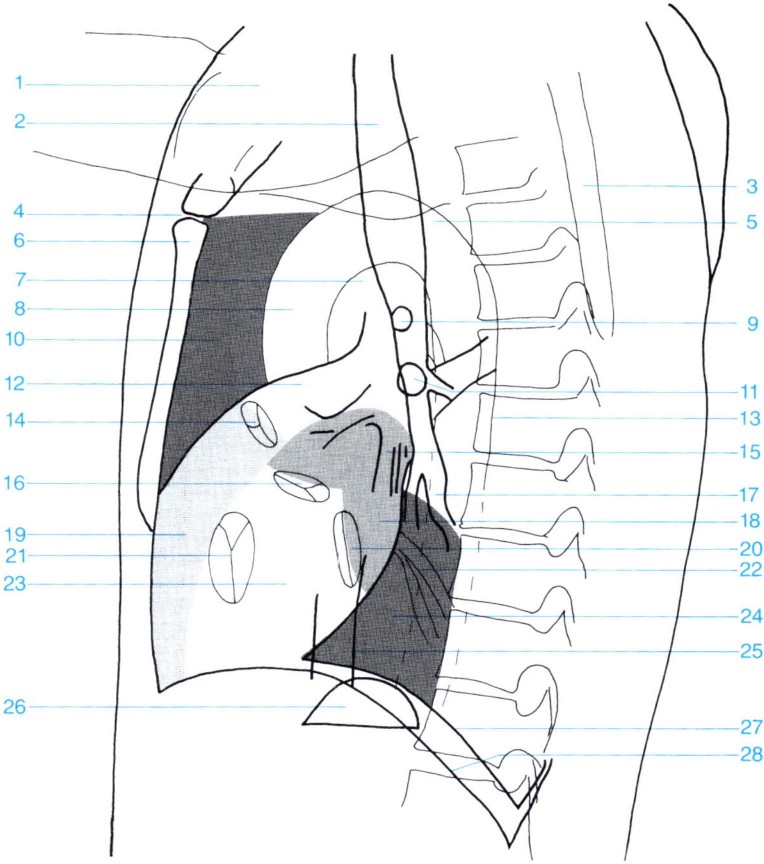

15 Lungenvenen (aus dem rechten Lungenunterlappen)
16 Valva aortae (Aortenklappe)
17 Bronchus lobaris (Lobärbronchus, Unterlappen)
18 Atrium sinistrum (linker Vorhof)
19 Ventriculus dexter (rechte Herzkammer)
20 Valva atrioventricularis sinistra (Mitralklappe)
21 Valva atrioventricularis dextra (Trikuspidalklappe)
22 Lungenvenen (aus dem linken Lungenunterlappen)
23 Ventriculus sinister (linke Herzkammer)
24 Retrokardialraum
25 V. cava inferior
26 Magenblase
27 linke Zwerchfellhälfte (Magenblase, endet im Herzschatten)
28 rechte Zwerchfellhälfte

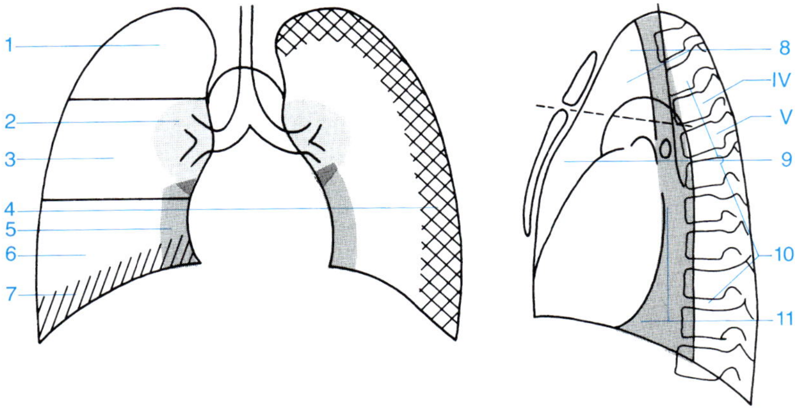

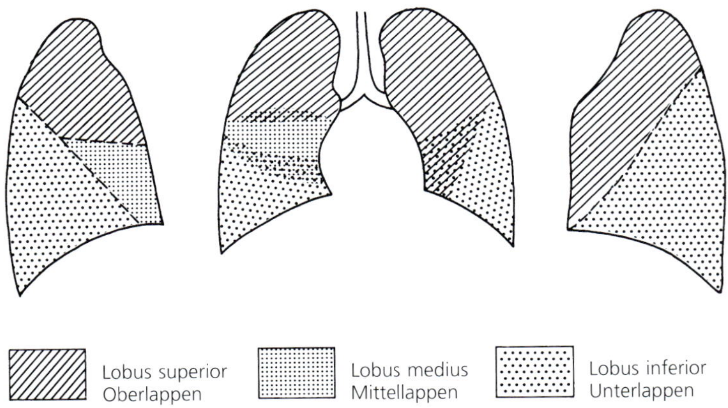

1 Oberfeld
2 perihiläre Region
3 Mittelfeld
4 Thoraxmantel
5 perikardiale Region
6 Unterfeld
7 supradiaphragmale Region
8 oberes vorderes Mediastinum
9 unteres vorderes Mediastinum
10 hinteres Mediastinum
11 mittleres Mediastinum IV. und V. BWK

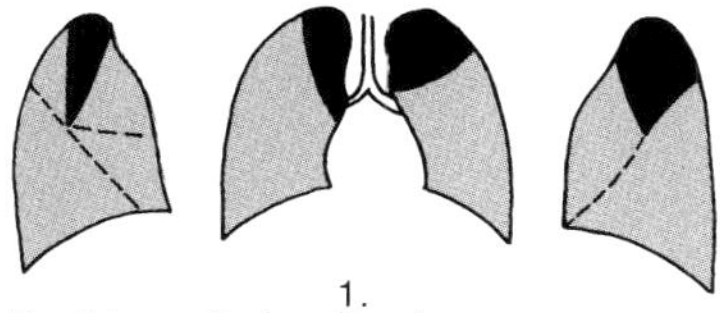

1.
Rechts: apikales Oberlappensegment
Links: apikales und posteriores Oberlappensegment

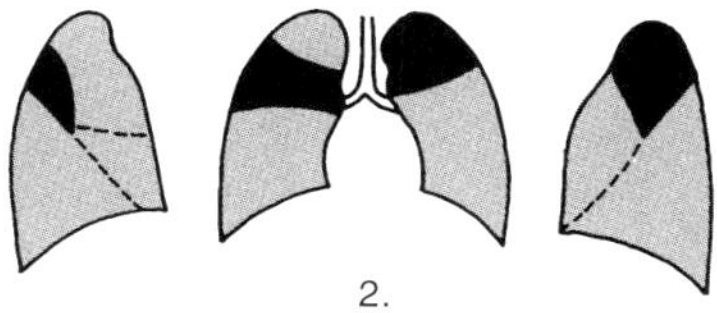

2.
Rechts: dorsales Oberlappensegment
Links: apikales und posteriores Oberlappensegment

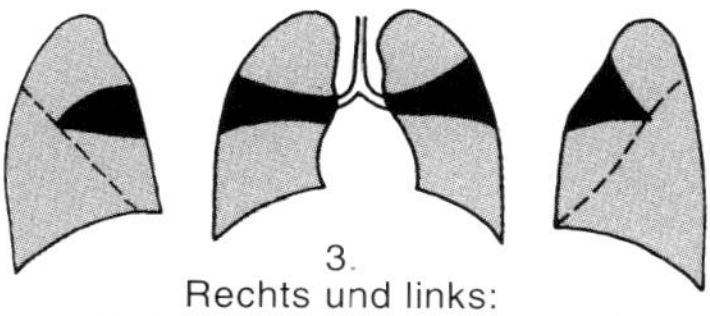

3.
Rechts und links:
anteriores Oberlappensegment

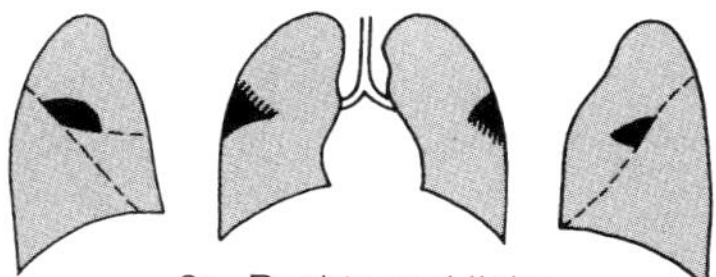

3a. Rechts und links:
axilläres Segment

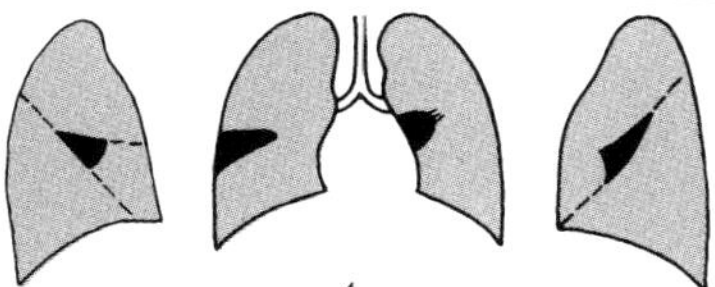

4.
Rechts: laterales Mittellappensegment
Links: oberes Lingulasegment

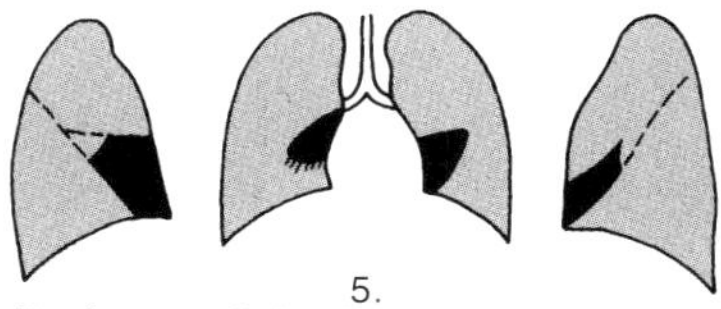

5.
Rechts: mediales Mittellappensegment
Links: unteres Lingulasegment

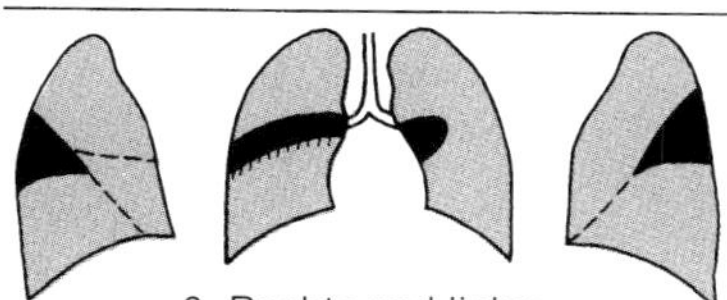

6. Rechts und links:
apikales Unterlappensegment

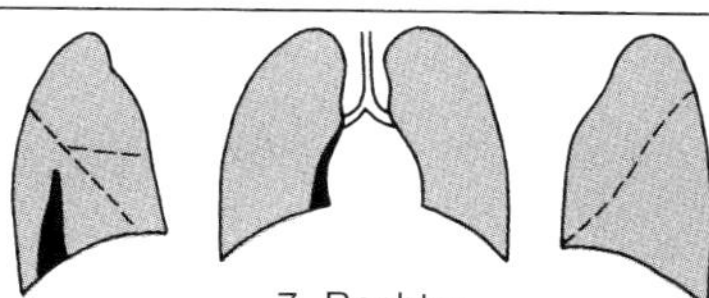

7. Rechts:
kardiales Unterlappensegment

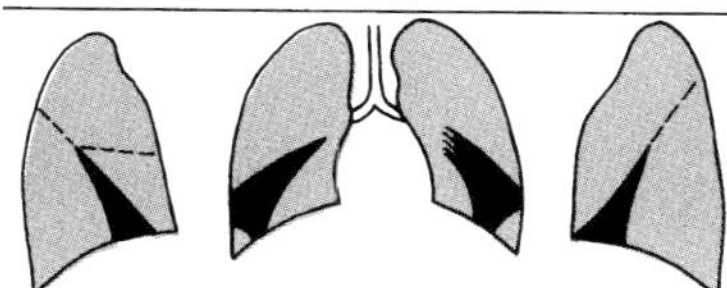

8. Rechts und links:
anterobasales Unterlappensegment

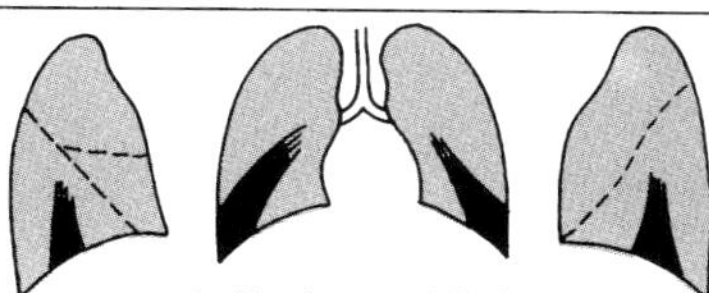

9. Rechts und links:
laterobasales Unterlappensegment

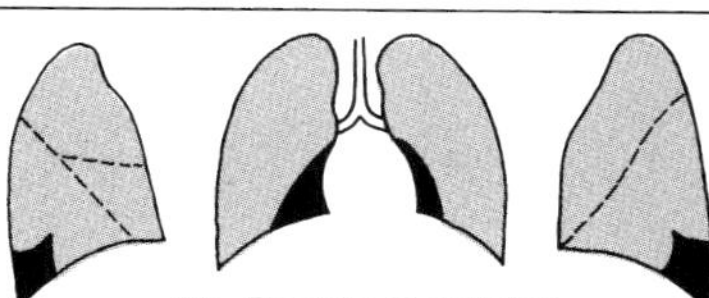

10. Rechts und links:
posterobasales Unterlappensegment

Lungensegmente

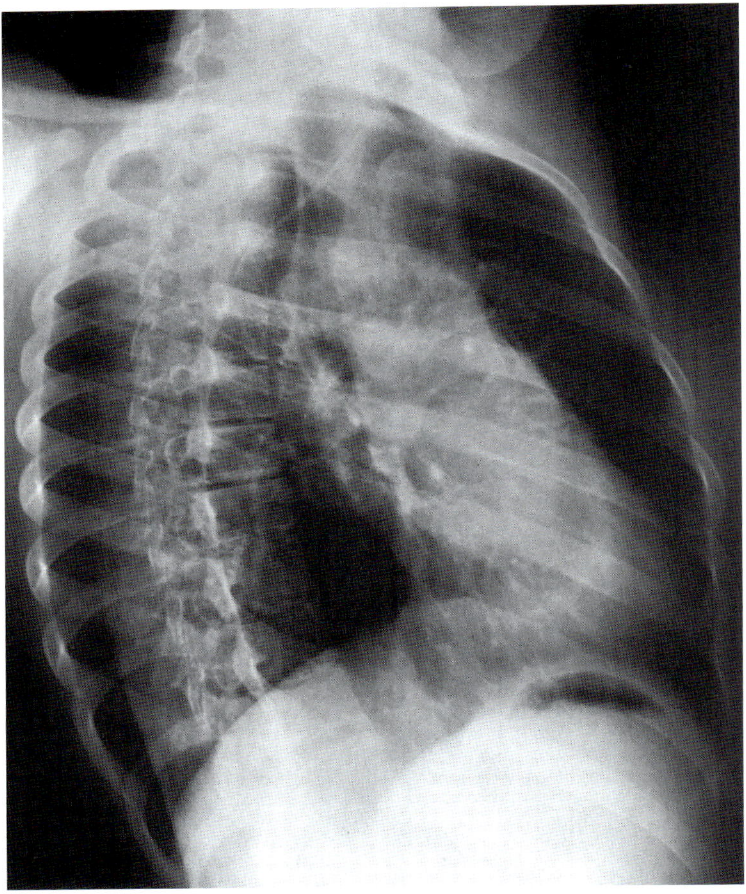

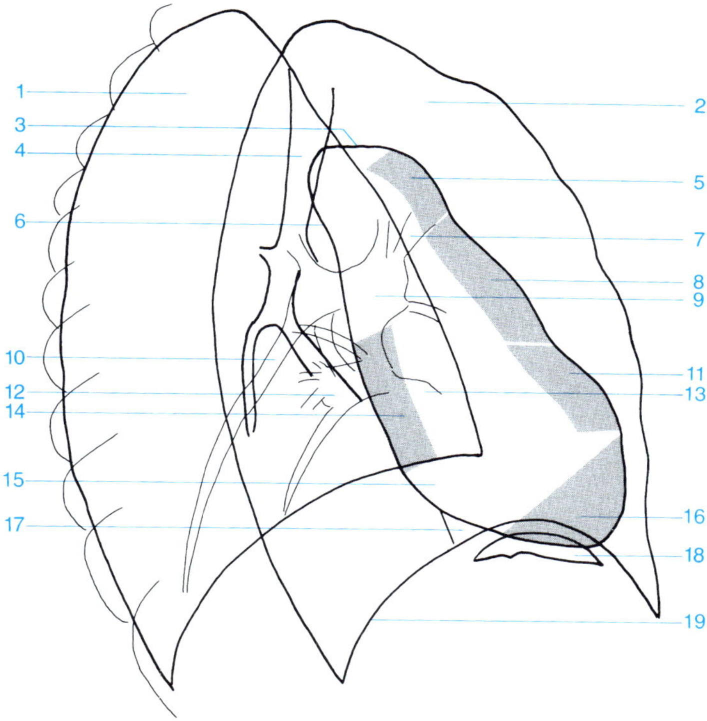

1 Pulmo dexter (rechte Lunge)
2 Pulmo sinister (linke Lunge)
3 Arcus aortae (Aortenbogen)
4 Trachea
5 Pars ascendens aortae
6 Pars descendens aortae
7 Oberlappenvene, -arterie und -bronchus links
8 pulmonale Ausflußbahn
9 A. pulmonalis sinistra (linke Pulmonalarterie)
10 rechte Unterlappenarterie
11 Conus arteriosus (Infundibulum)
12 V. pulmonalis dextra inferior (Unterlappenvene rechts)
13 V. pulmonalis sinistra inferior (Unterlappenvene links)
14 Atrium sinistrum (linker Vorhof)
15 Atrium dextrum (rechter Vorhof)
16 Ventriculus sinister (linker Ventrikel)
17 V. cava inferior
18 Magenblase
19 Diaphragma (Zwerchfell)

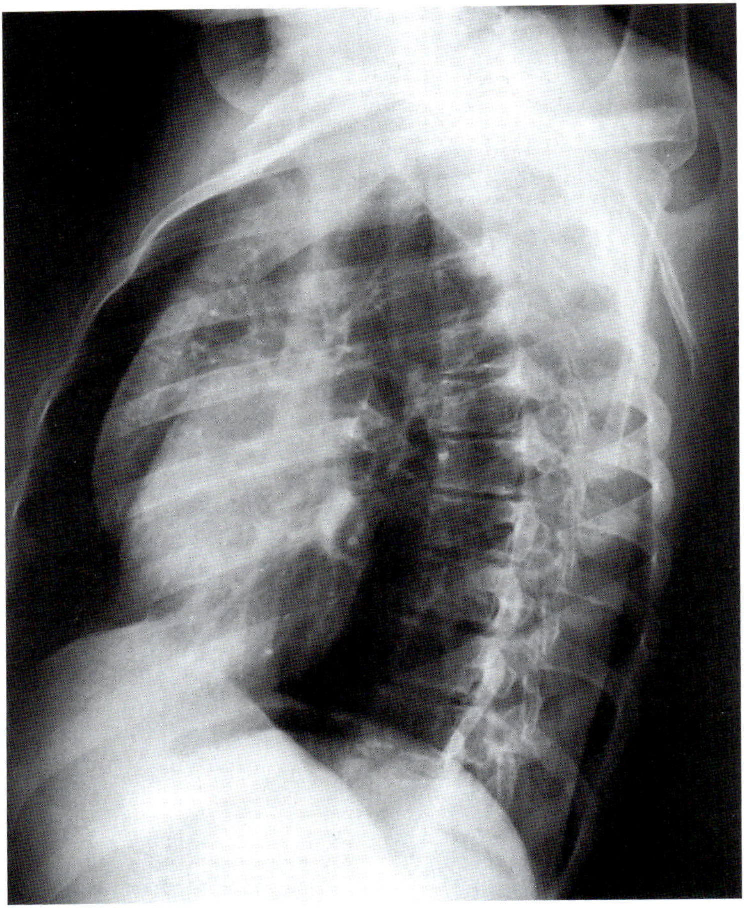

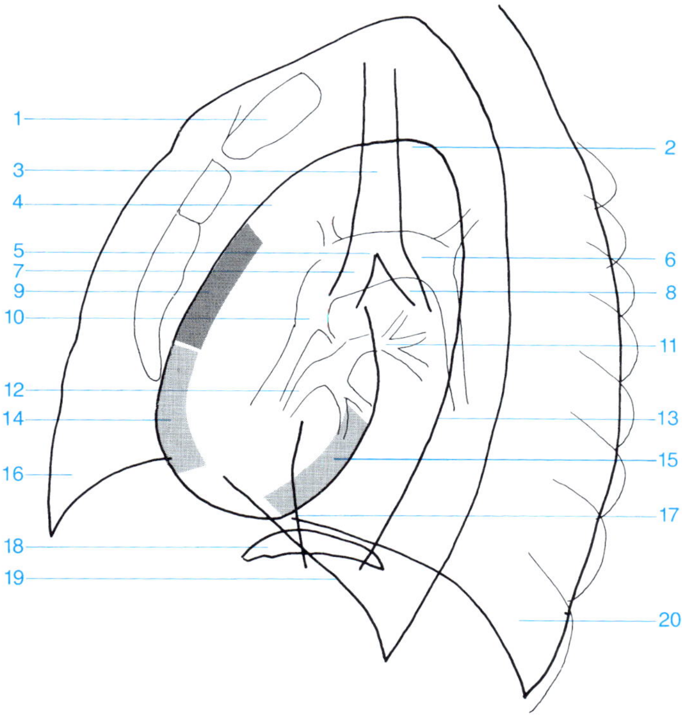

1 Sternum
2 Arcus aortae (Aortenbogen)
3 Trachea
4 Pars ascendens aortae
5 Karina
6 A. pulmonalis sinistra (linke Pulmonalarterie)
7 Bronchus principalis dexter (rechter Hauptbronchus)
8 Bronchus principalis sinister (linker Hauptbronchus)
9 Atrium dextrum (rechter Vorhof)
10 A. pulmonalis dextra (rechte Pulmonalarterie)
11 V. pulmonalis sinistra (Lungenvene links)
12 V. pulmonalis dextra (Lungenvene rechts)
13 Pars descendens aortae
14 Ventriculus dexter (rechter Ventrikel)
15 Ventriculus sinister (linker Ventrikel)
16 Pulmo dexter (rechte Lunge)
17 V. cava inferior
18 Magenblase (linke Zwerchfellhälfte)
19 rechte Zwerchfellhälfte
20 Pulmo sinister (linke Lunge)

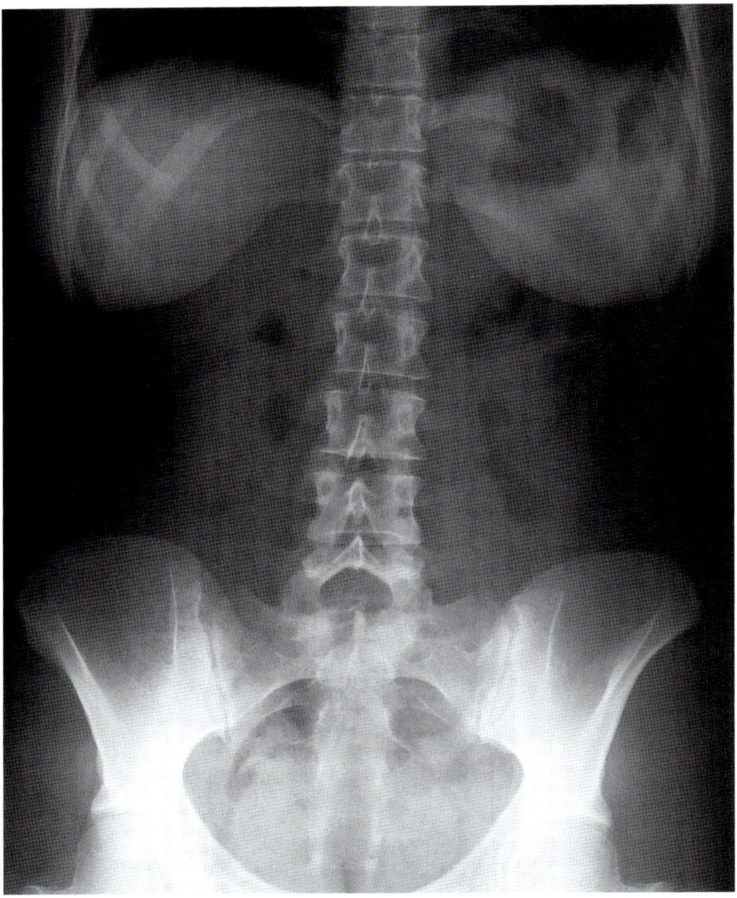

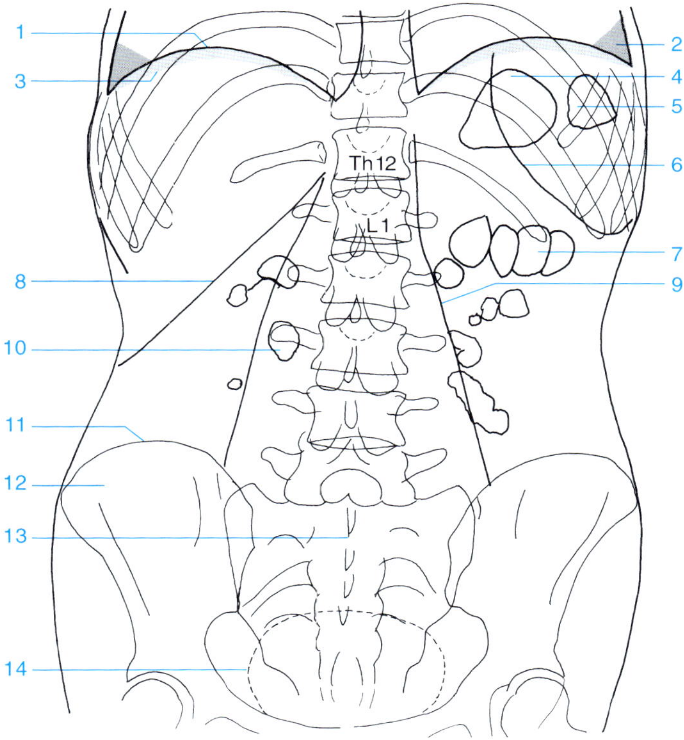

1 Zwerchfellkuppe
2 Recessus costodiaphragmaticus (Zwerchfell-Rippen-Winkel)
3 subphrenischer Raum
4 Magenblase
5 Luft in der linken Kolonflexur
6 unterer Milzrand
7 Luft im Querkolon
8 unterer Leberrand
9 Rand des M. psoas
10 Dünndarmluft
11 Crista iliaca (Beckenkamm)
12 Os ilii (Beckenschaufel)
13 Os sacrum (Kreuzbein)
14 Vesica urinaria (Harnblasenschatten)

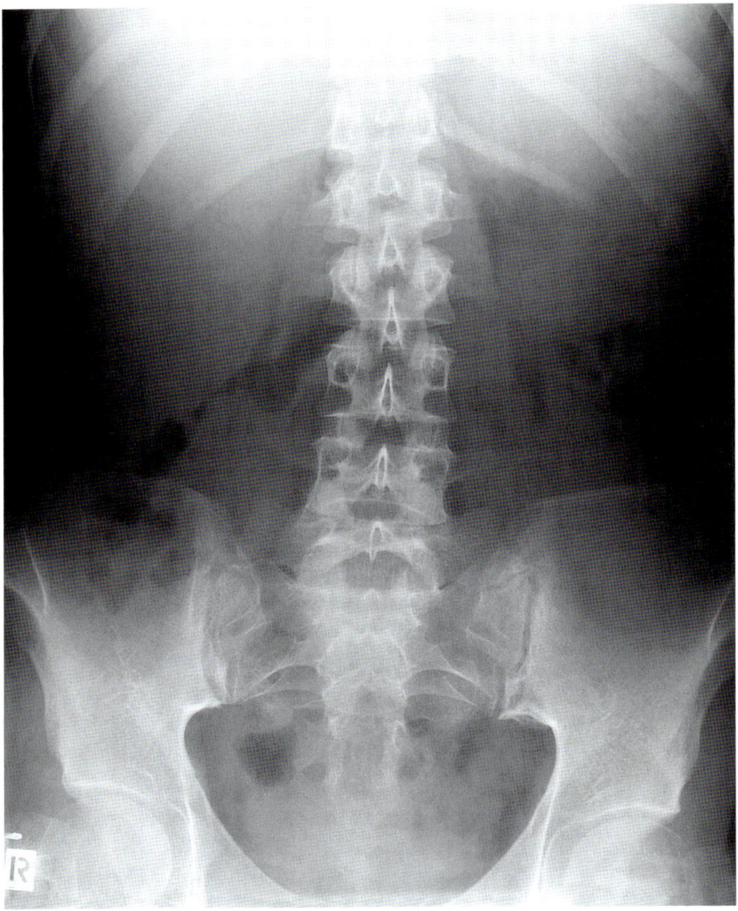
R

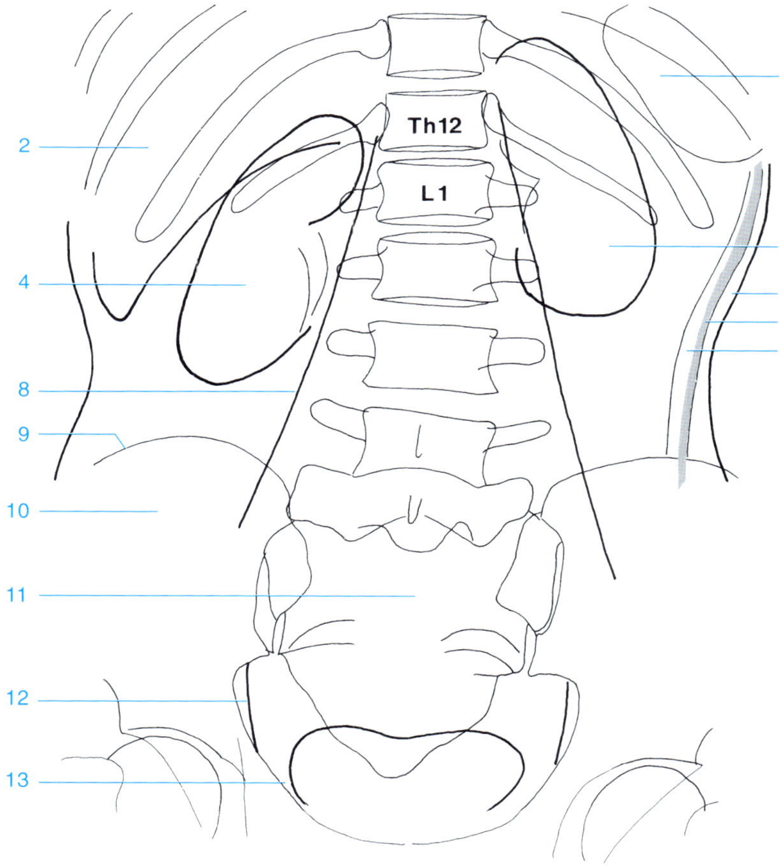

1 Milzschatten
2 Leberschatten
3 Ren sinister (linke Niere)
4 Ren dexter (rechte Niere)
5 subkutanes Fettgewebe
6 Abdomenmuskulatur
7 präperitoneales Fett
8 M. psoas
9 Crista iliaca (Beckenkamm)
10 Os ilii (Beckenschaufel)
11 Os sacrum (Kreuzbein)
12 M. obturator internus
13 Vesica urinaria (Harnblase)

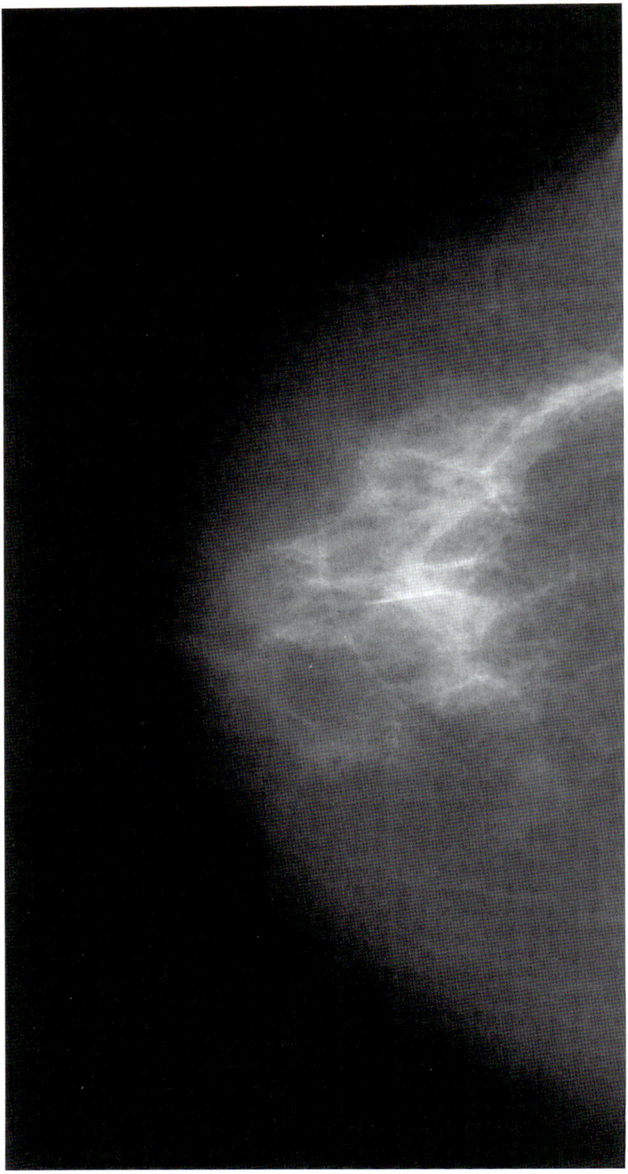

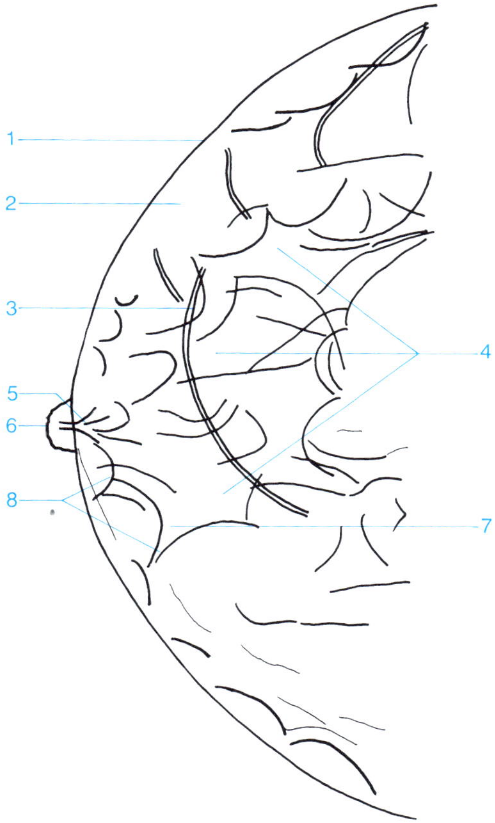

1 Kutis
2 subkutanes Fettgewebe
3 Venen
4 Drüsenkörper
5 Retromamillärraum mit Ductus lactiferi
6 Papilla mammaria (Mamille)
7 Kuppe eines Drüsenlappens
8 Ligg. suspensoria mammaria (Cooper-Ligamente)

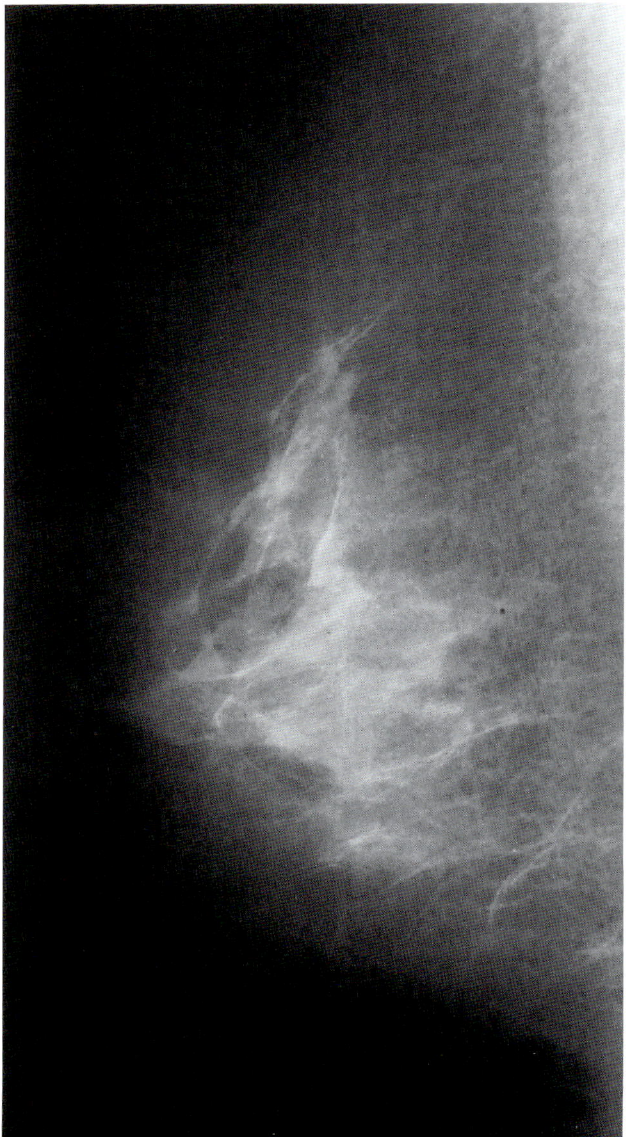

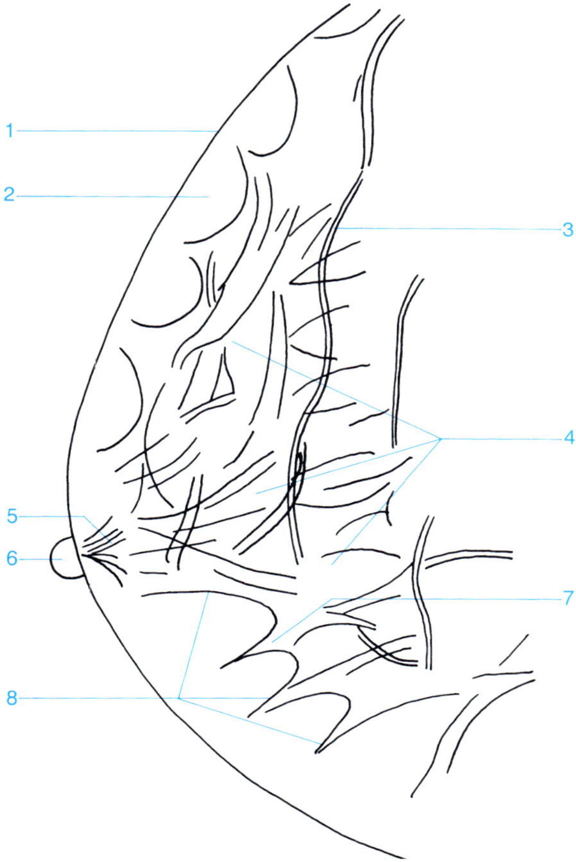

1 Kutis
2 subkutanes Fettgewebe
3 Vene
4 Drüsenkörper
5 Retromamillärraum mit Ductus lactiferi
6 Mamille
7 Kuppe eines Drüsenlappens
8 Ligg. suspensoria mammaria (Cooper-Ligamente)

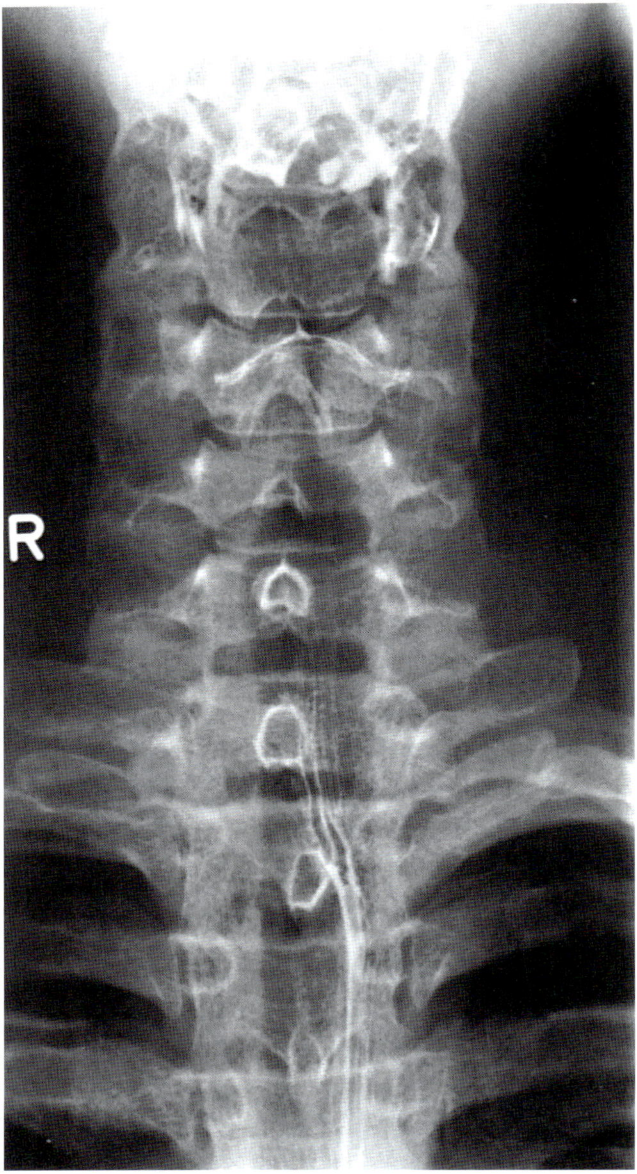
R

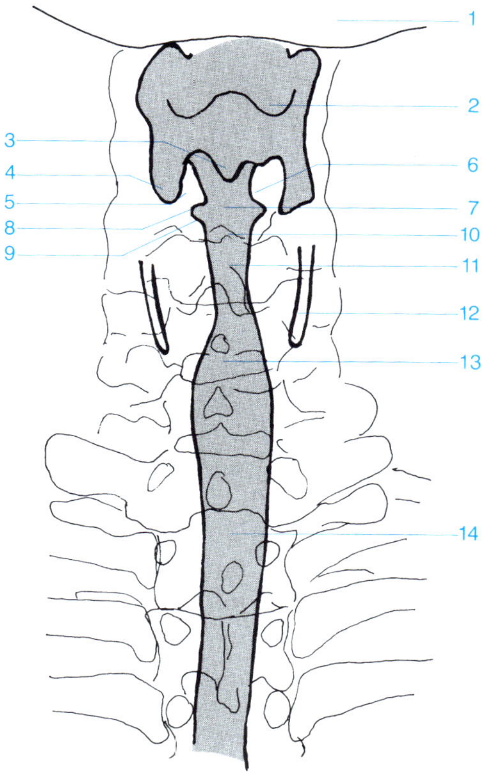

1 Mandibula
2 Boden der Vallecula epiglottica
3 Incisura interarytaenoidea (Spalt zwischen den Stellknorpelspitzen)
4 Recessus (Sinus) piriformis
5 Lage der Cartilago arytaenoidea
6 Plica vestibularis (falsches Stimmband)
7 Vestibulum laryngis
8 Ventriculus laryngis (Morgagni)
9 Lig. vocale (echtes Stimmband)
10 Rima glottidis
11 subglottischer Raum
12 Cartilago thyroidea (Schildknorpel)
13 Tracheaeingang
14 Trachea

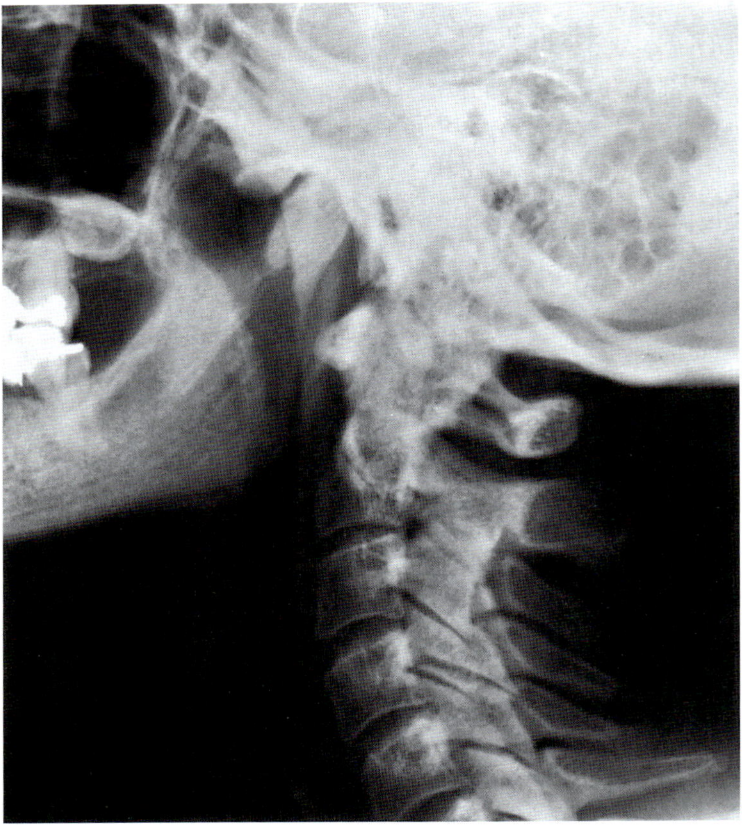

1	Cavitas oris	**4**	Dens axis
2	Basis cranii (Schädelbasis)	**5**	Mandibula (Unterkiefer)
3	hinterer Nasopharyngealraum	**6**	Epiglottis (Kehldeckel)

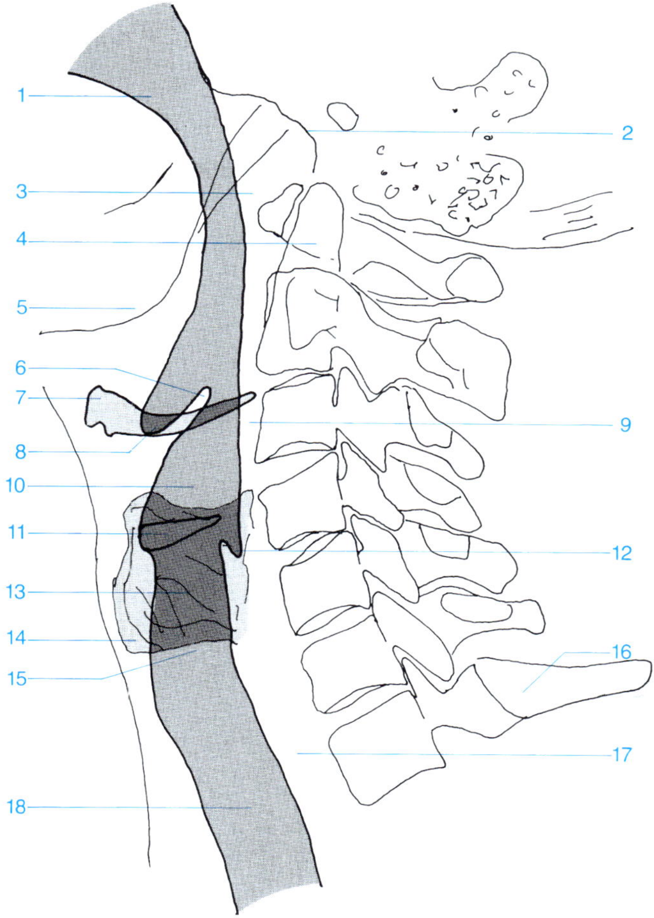

7 Os hyoideum (Zungenbein)
8 Boden der Vallecula epiglottica
9 Spatium retropharyngeum (retropharyngealer Raum)
10 Vestibulum laryngis
11 Ventriculus laryngis (Morgagni)
12 untere hintere Begrenzung des Recessus (Sinus) piriformis
13 subglottischer Raum
14 Cartilago thyroidea (Schildknorpel)
15 Tracheaeingang
16 Vertebra prominens (C VII)
17 retrotrachealer Raum (Ösophagus)
18 Trachea

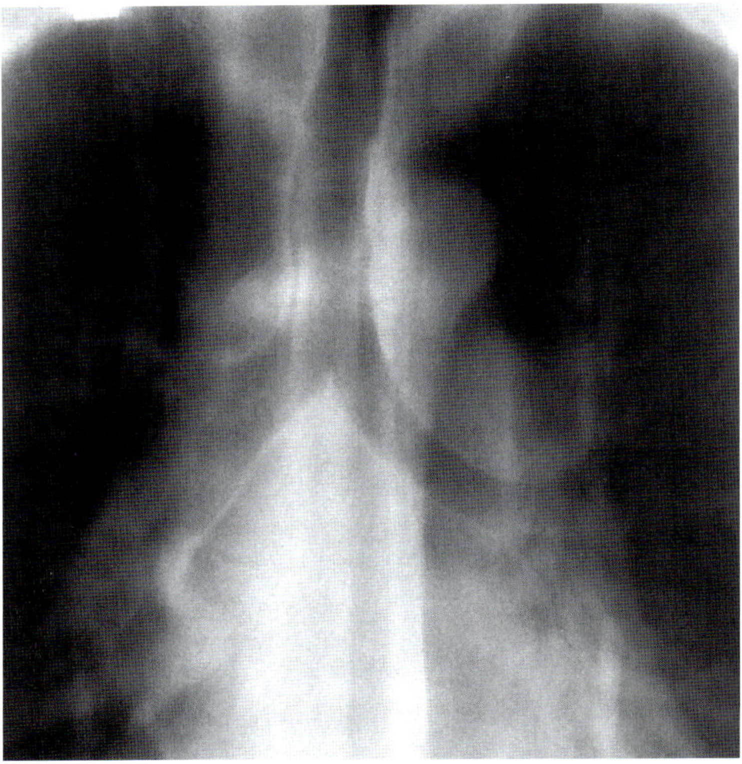

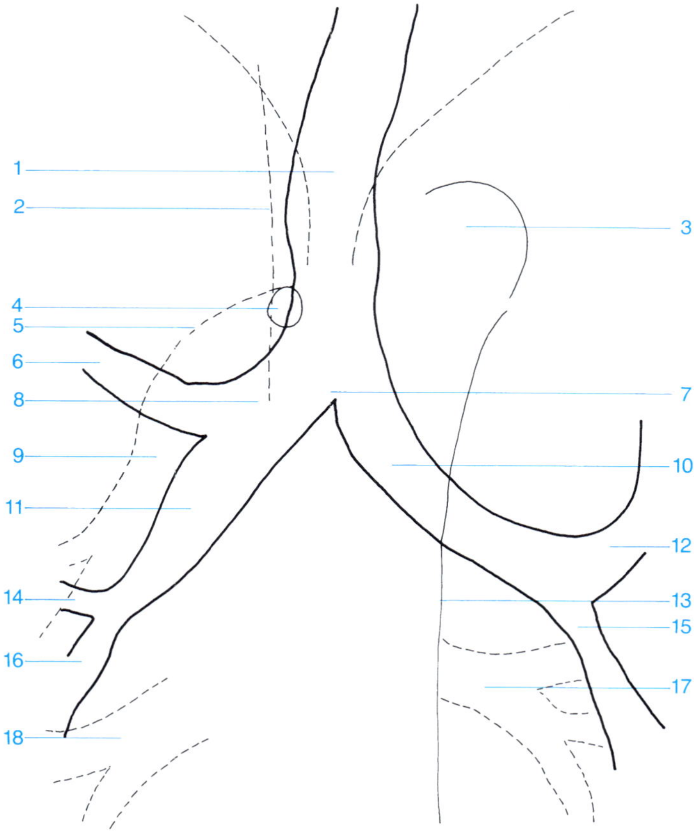

1 Trachea
2 V. cava superior
3 Arcus aortae (Aortenbogen)
4 V. azygos
5 A. pulmonalis dextra
6 rechter Oberlappenbronchus
7 Bifurcatio tracheae (Trachealbifurkation)
8 rechter Hauptbronchus
9 Unterlappenarterie
10 linker Hauptbronchus
11 Bronchus intermedius
12 linker Oberlappenbronchus
13 Pars descendens aortae
14 Mittellappenbronchus
15 linker Unterlappenbronchus
16 rechter Unterlappenbronchus
17 Vv. pulmonales
18 Venentrichter

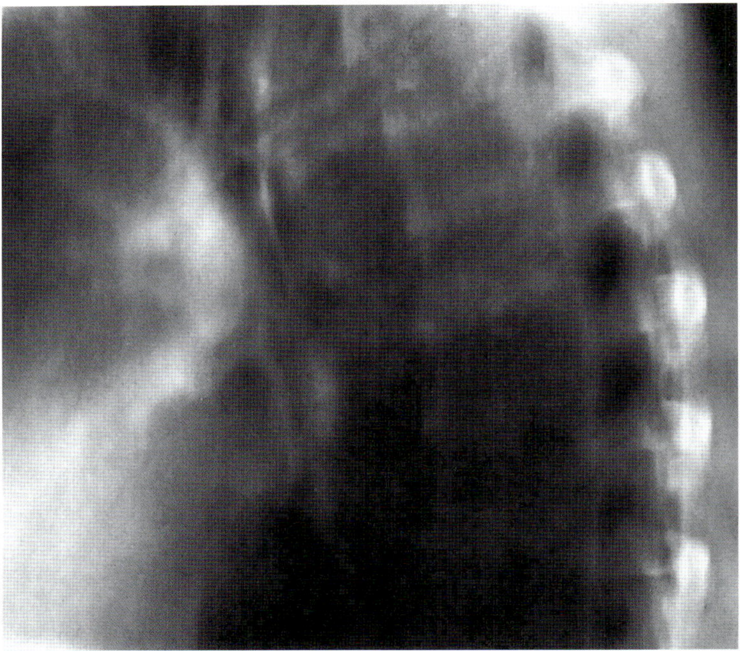

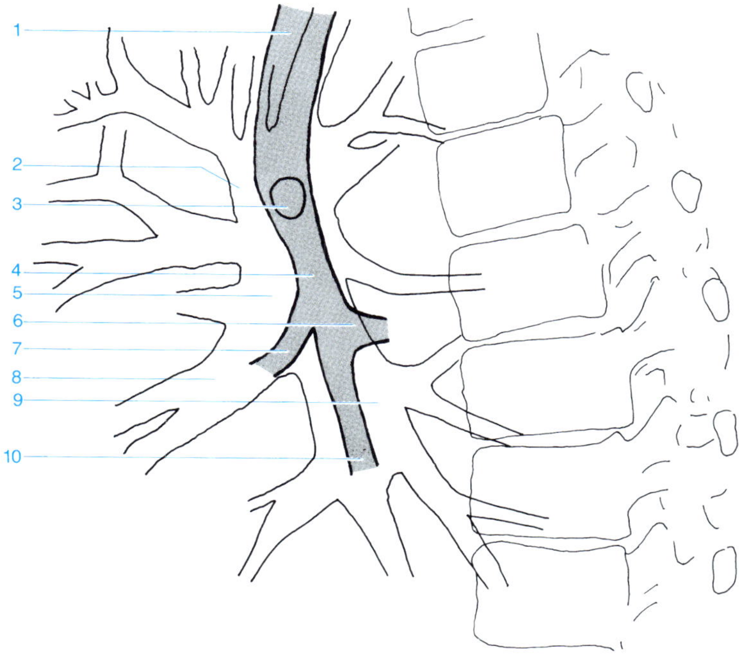

1 Trachea
2 R. lobi superioris (a. pulmonalis) (Oberlappenarterie)
3 Abgang des Oberlappenbronchus
4 Bronchus intermedius
5 A. pulmonalis dextra
6 apikaler Unterlappensegmentbronchus
7 Mittellappenbronchus
8 R. lobi medii (a. pulmonalis) (Mittellappenarterie)
9 Pars basalis (a. pulmonalis) (Unterlappenarterie)
10 Unterlappenbronchus

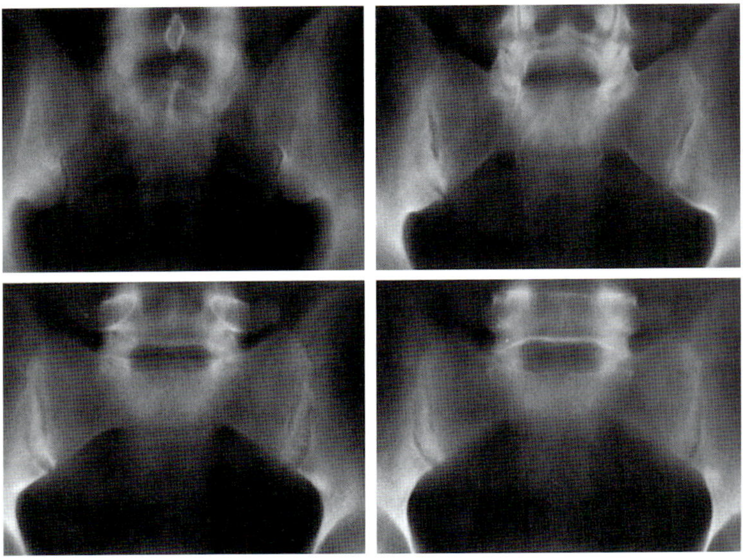

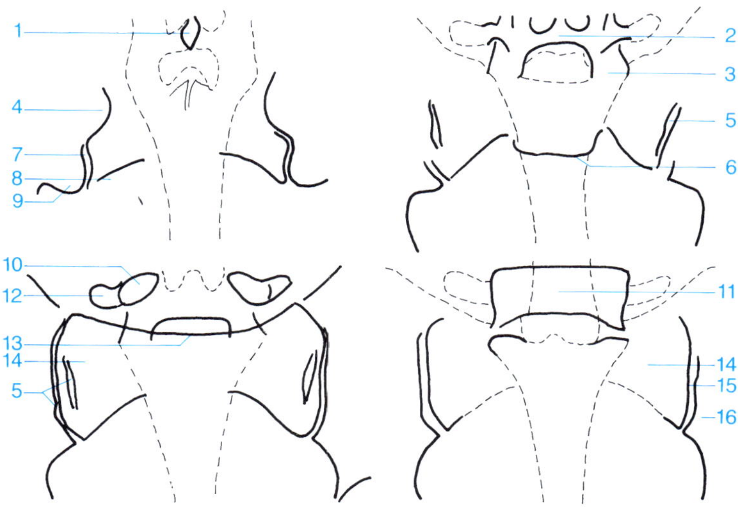

1 Processus spinosus
2 Lamina arcus vertebrae
3 Processus articularis inferior
4 Spina iliaca posterior superior
5 mittlere Iliosakralgelenkanteile
6 Os sacrum (Vorderfläche)
7 hinterer, unterer Iliosakral-gelenkanteil
8 Foramina sacralia
9 Spina iliaca posterior inferior
10 Pediculus arcus vertebrae
11 L V
12 Processus transversus (Querfortsatz)
13 Promontorium
14 Ala sacralis
15 vorderer Iliosakralgelenkanteil
16 Os ilii (Beckenschaufel)

Kontrastuntersuchungen

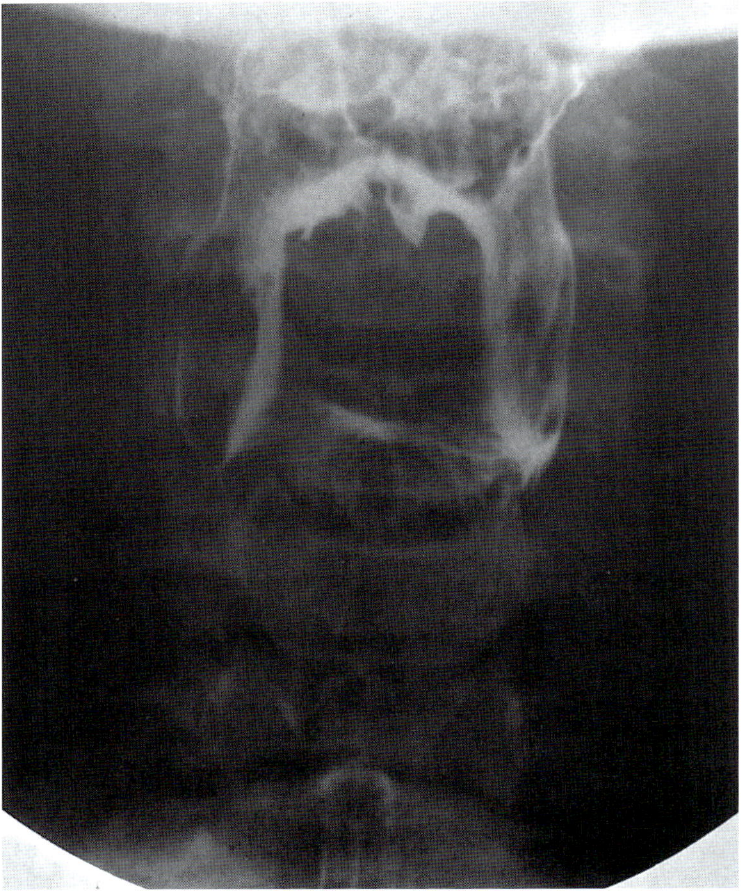

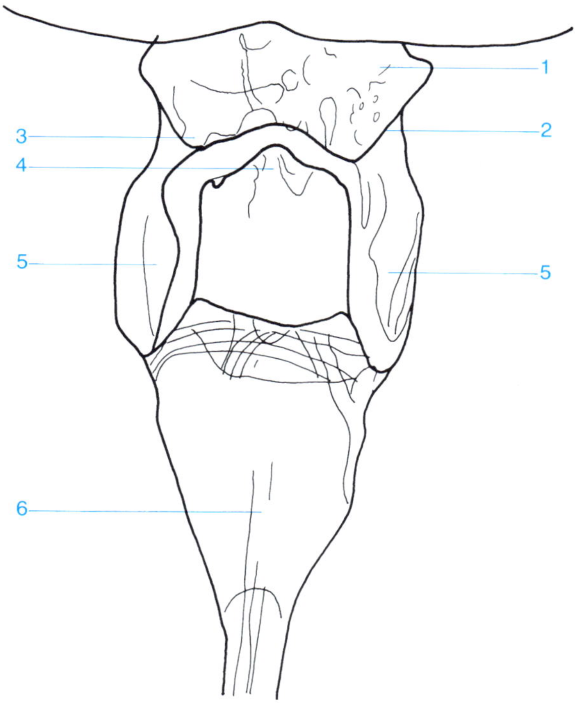

1 Pharynx
2 Plica glossoepiglottica lateralis
3 Vallecula epiglottica
4 Epiglottis
5 Recessus piriformis
6 Ösophagus

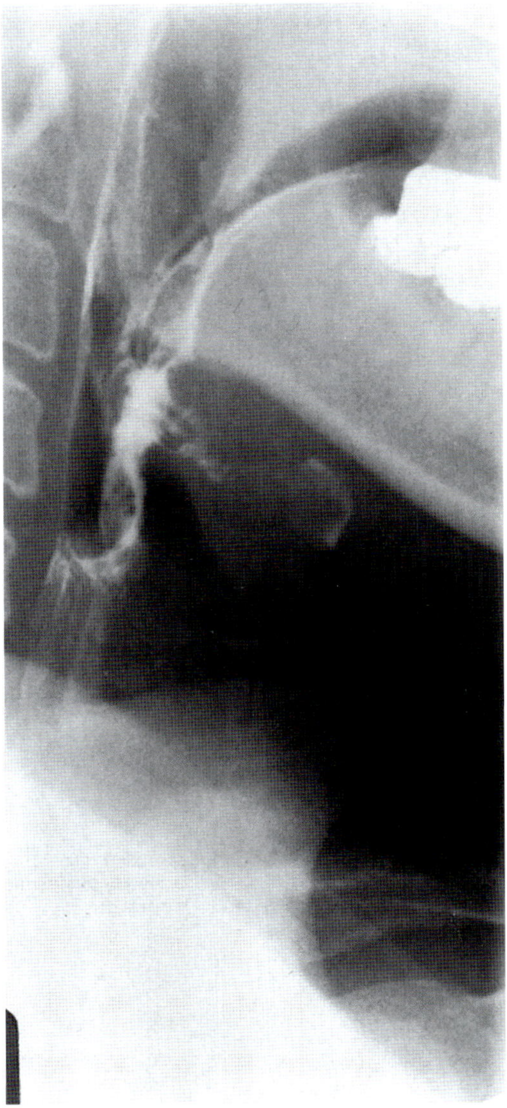

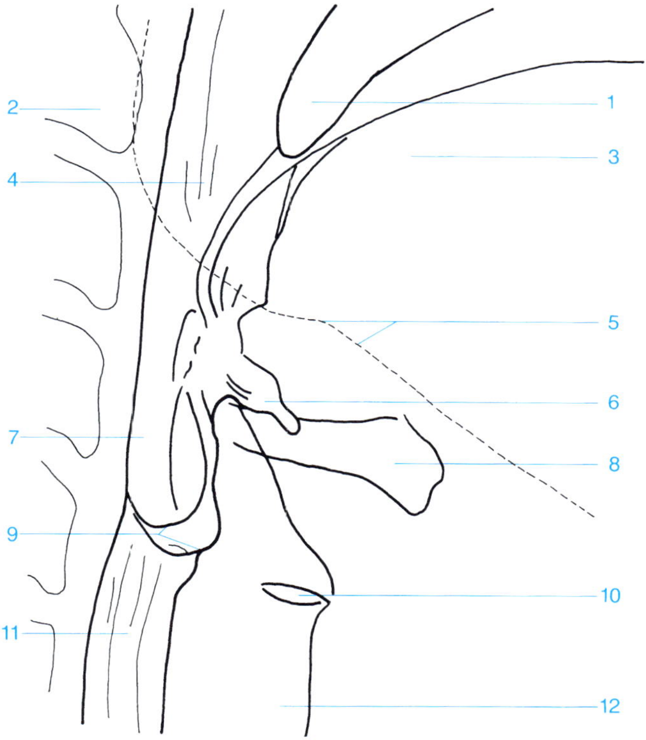

1 Uvula palatina
2 HWS (Axis)
3 Lingua (Zunge)
4 Oropharynx
5 Mandibula (Unterkiefer)
6 Vallecula epiglottica
7 Larynx
8 Os hyoideum (Zungenbein)
9 Recessus piriformis
10 Ventriculus laryngis
11 Ösophagus
12 Trachea

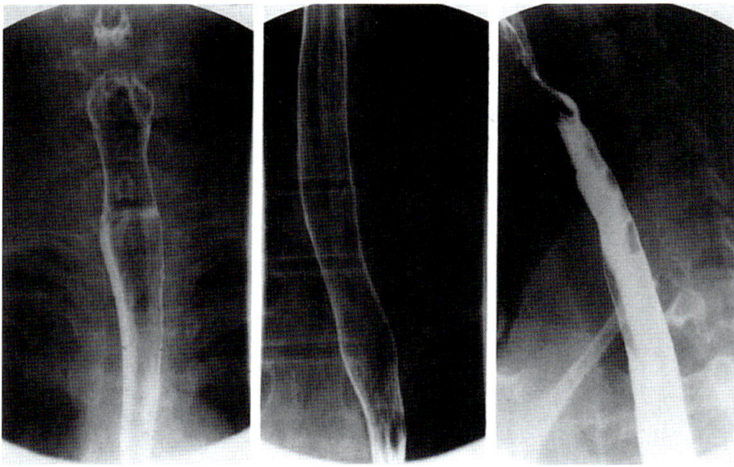

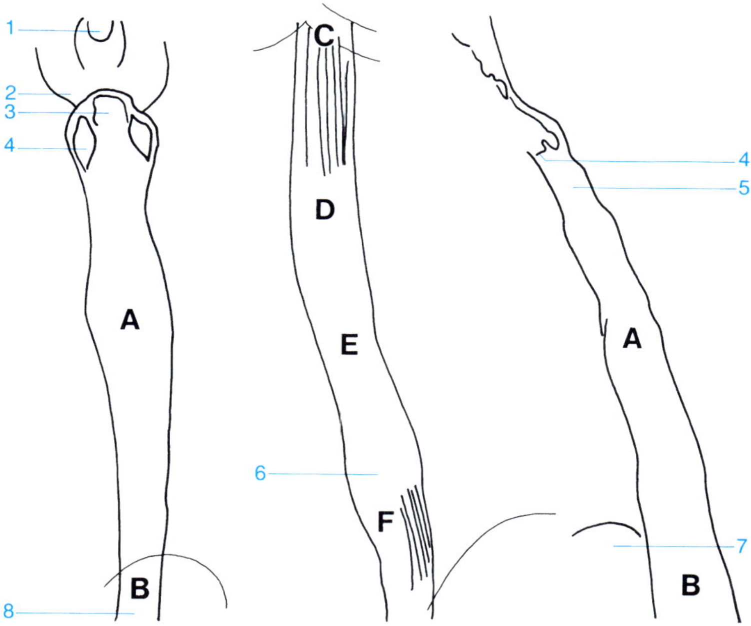

1 Uvula palatina
2 Plica glossoepiglottica lateralis
3 Epiglottis
4 Recessus piriformis
5 Ösophagusmund
6 Ösophagusampulle
7 Arcus aortae (Aortenbogen)
8 interaortikobronchiales Segment

A paratracheales Segment
B aortales Segment
C bronchiales Segment
D interbronchiales Segment
E retrokardiales Segment
F epiphrenisches Segment

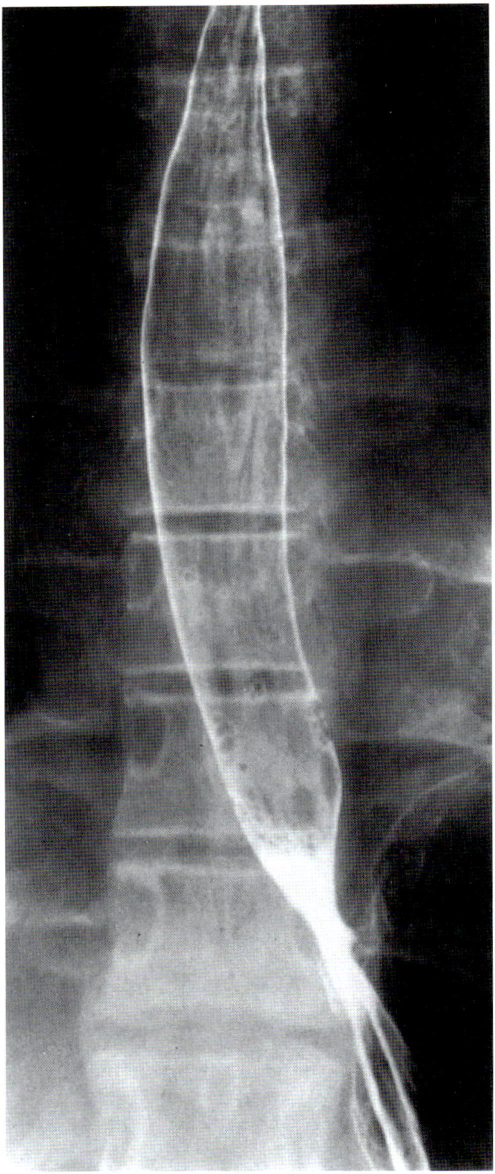

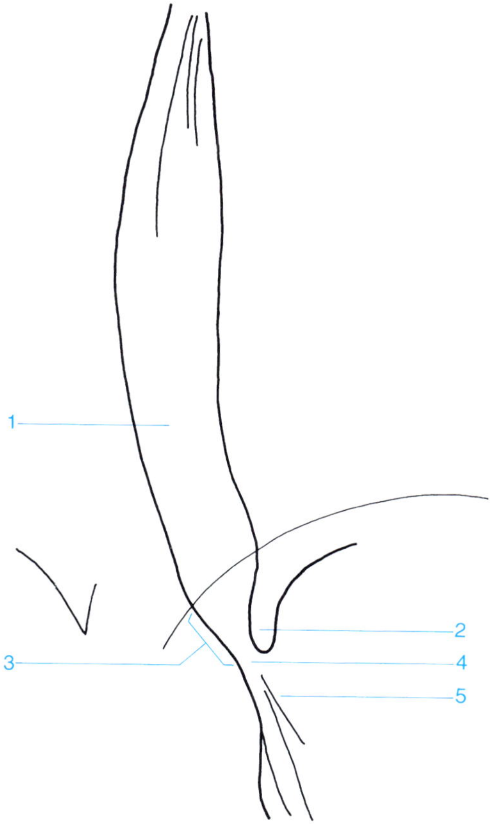

1 distaler Ösophagus (retrokardial gelegen)
2 ösophagogastrischer Winkel
3 Vestibulum (subdiaphragmatischer Ösophagusanteil)
4 Hiatus oesophageus
5 Kardia

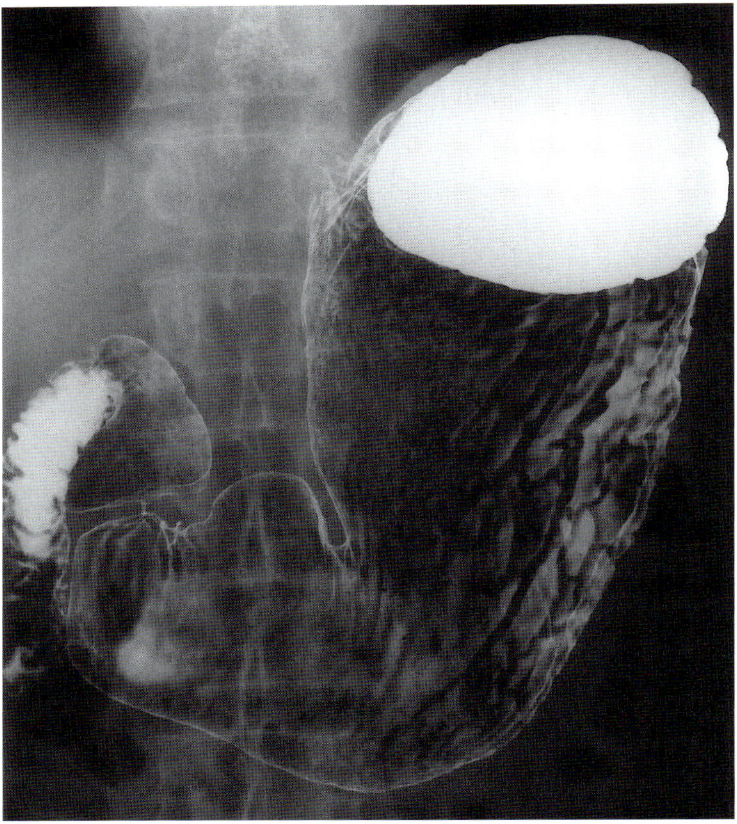

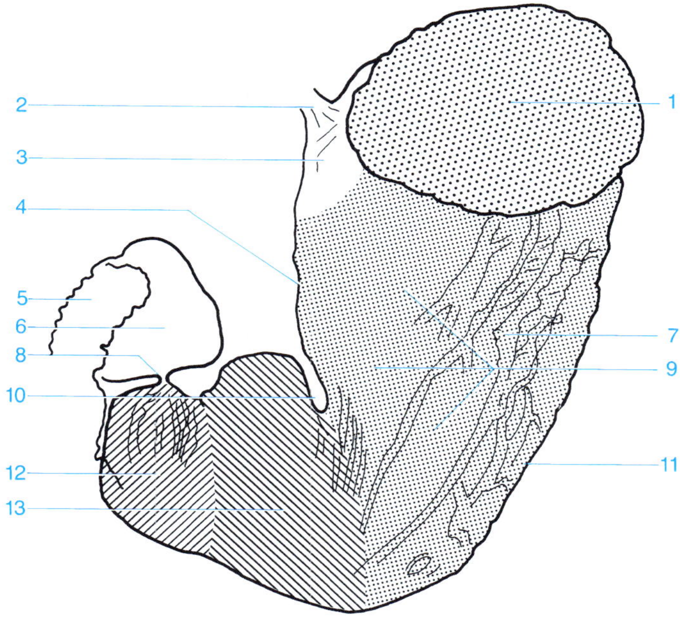

1 Fundus gastricus
2 Hiatus oesophageus
3 Kardia
4 Curvatura gastrica minor (kleine Kurvatur)
5 Duodenum
6 Ampulla (Bulbus duodeni)
7 Magenfaltenrelief (Hinterwandfalte)
8 Pylorus
9 Corpus gastricum
10 Incisura angularis
11 Curvatura gastrica major (große Kurvatur)
12 präpylorisches Antrum
12 + 13 Antrum pyloricum

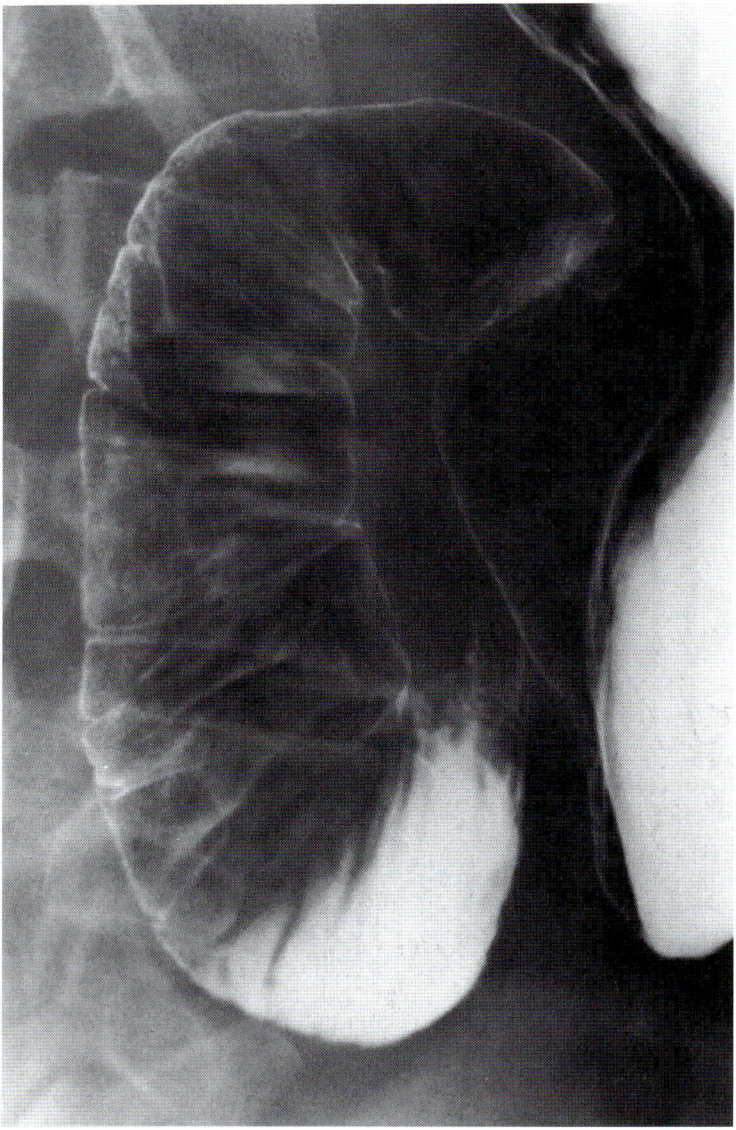

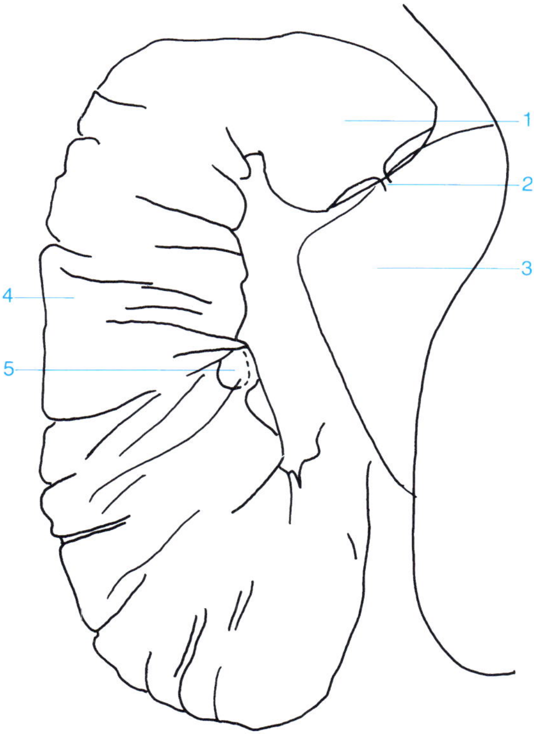

1 Ampulla (Bulbus duodeni)
2 Pylorus
3 Antrum pyloricum
4 Pars descendens duodeni
5 Papilla duodeni major (Vateri)

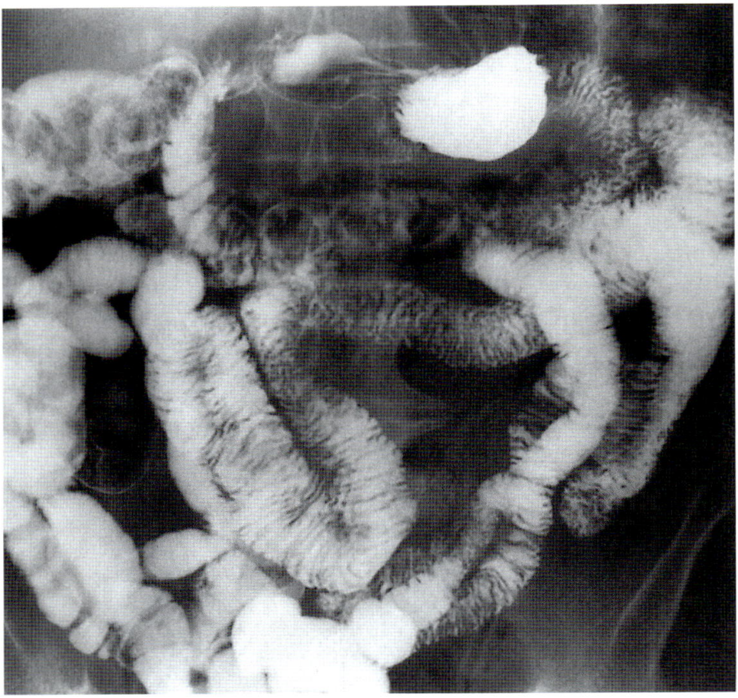

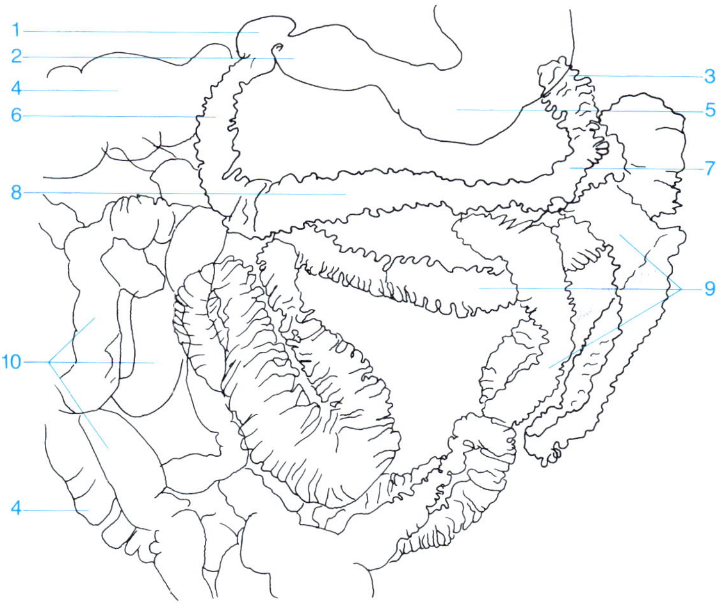

1 Ampulla (Bulbus duodeni)
2 Antrum pyloricum
3 Flexura duodenojujenalis
4 Kolon
5 Corpus ventriculi (Magenkorpus)
6 Pars descendens duodeni (duodenales C)
7 Pars ascendens duodeni
8 Pars horizontalis duodeni
9 Jejunum
10 Ileum

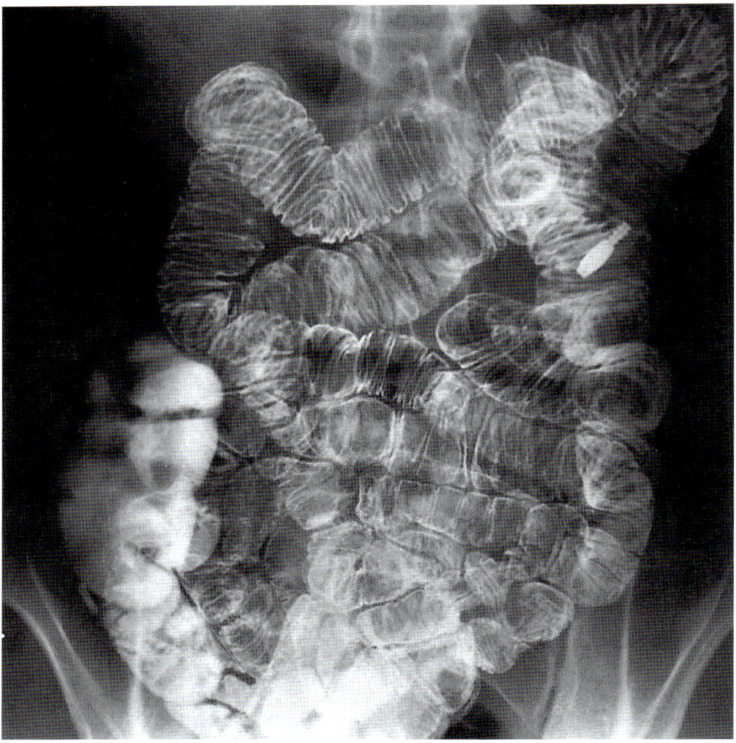

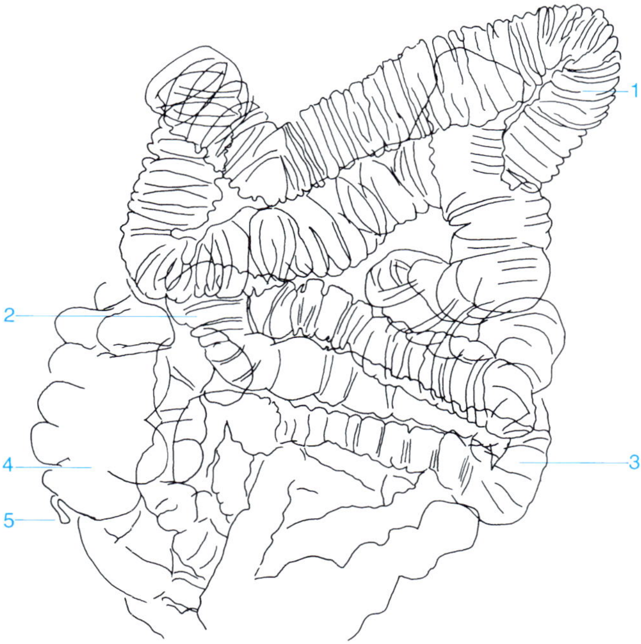

1 Jejunum
2 ileojejunaler Übergang
3 Ileum
4 Zäkum
5 Appendix

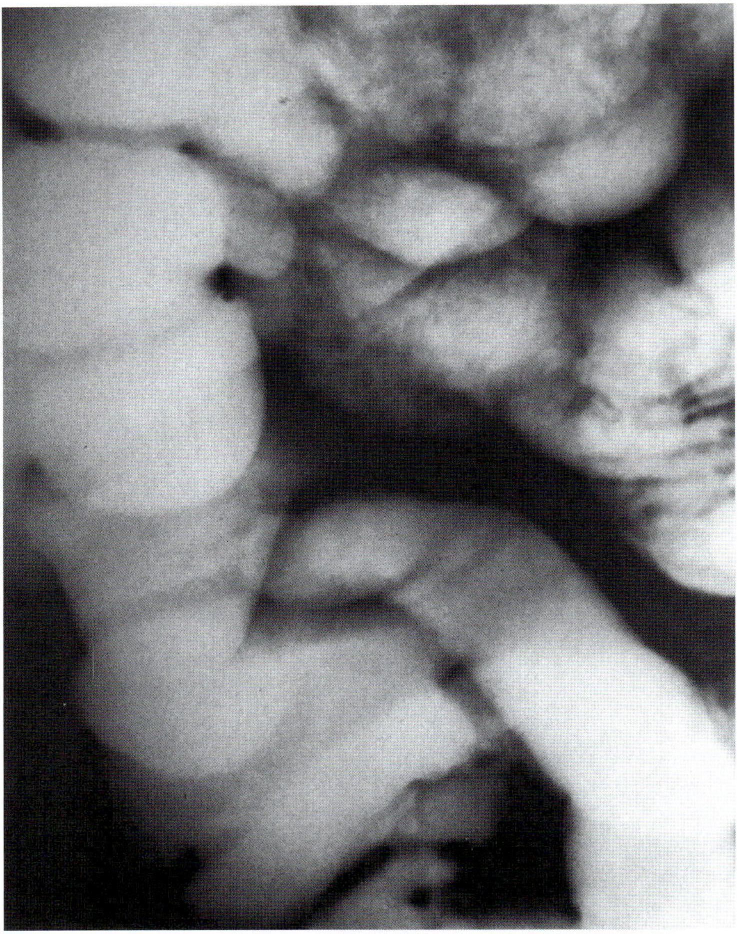

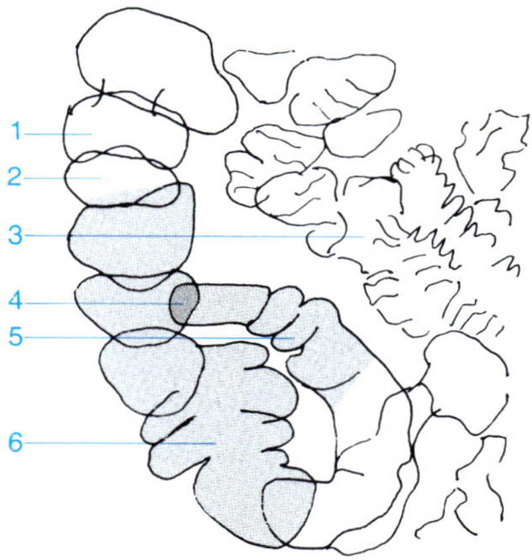

1 Haustra coli
2 Colon ascendens
3 Ileum
4 Valva ileocaecalis (Bauhin-Klappe)
5 terminales Ileum
6 Zäkum

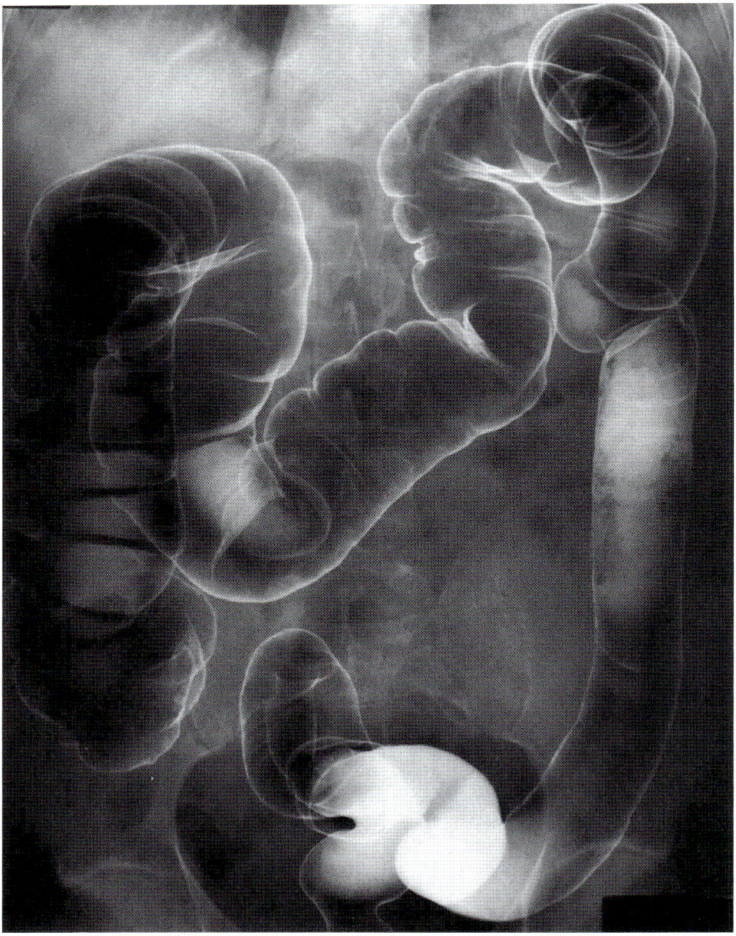

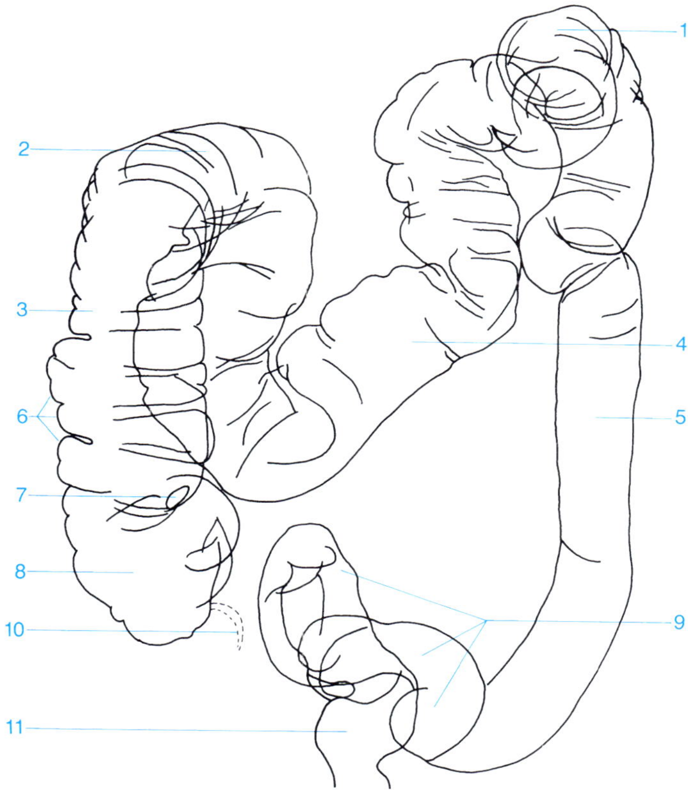

1 Flexura coli sinistra (linke Kolonflexur)
2 Flexura coli dextra (rechte Kolonflexur)
3 Colon ascendens
4 Colon transversum
5 Colon descendens
6 Haustren
7 Valva ileocaecalis (Bauhin-Klappe)
8 Zäkum
9 Colon sigmoideum
10 Appendix vermiformis
11 Rektum

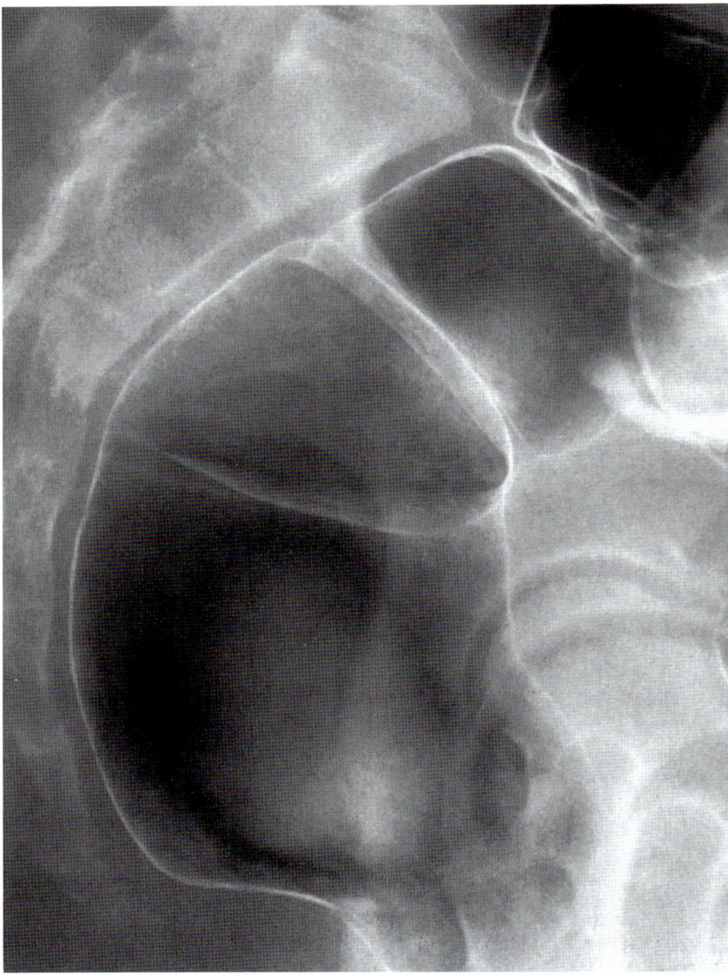

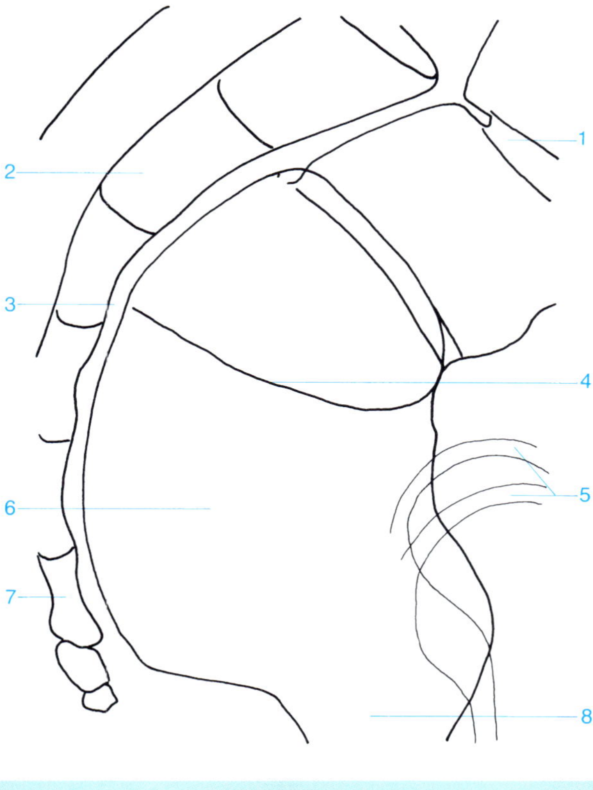

1 rektosigmoidaler Übergang
2 Os sacrum
3 Retrorektalrum
4 Plica transversa recti
5 Caput femoris (Hüftkopf)
6 Ampulla recti (Rektumampulle)
7 Os coccygis
8 anorektaler Übergang

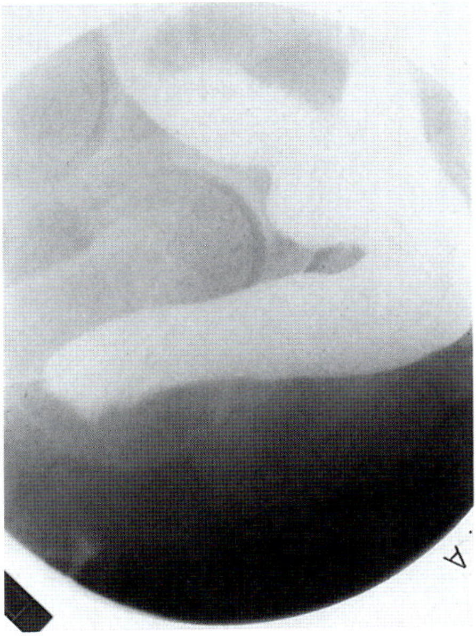

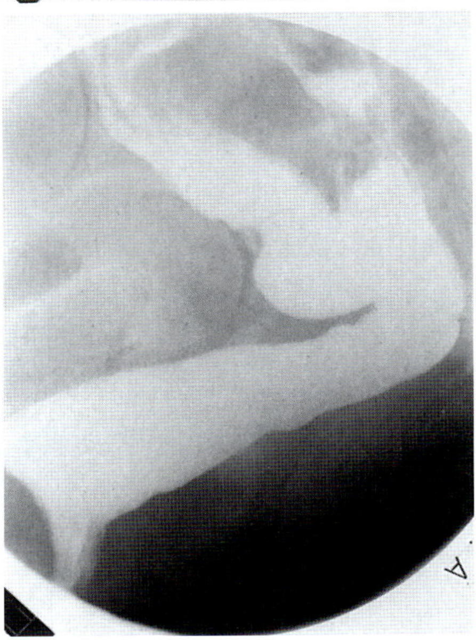

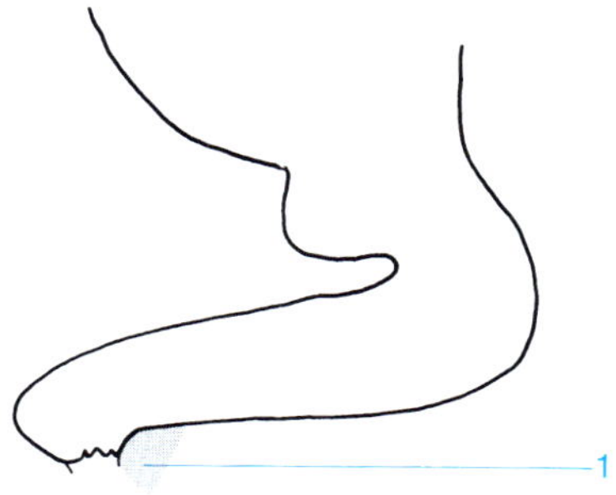

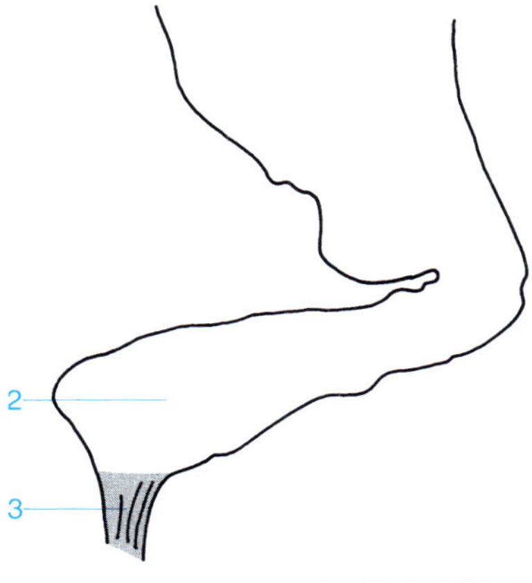

1 Impression durch M. puborectalis

2 Ampulla recti (Rektumampulle)
3 Canalis analis (Analkanal)

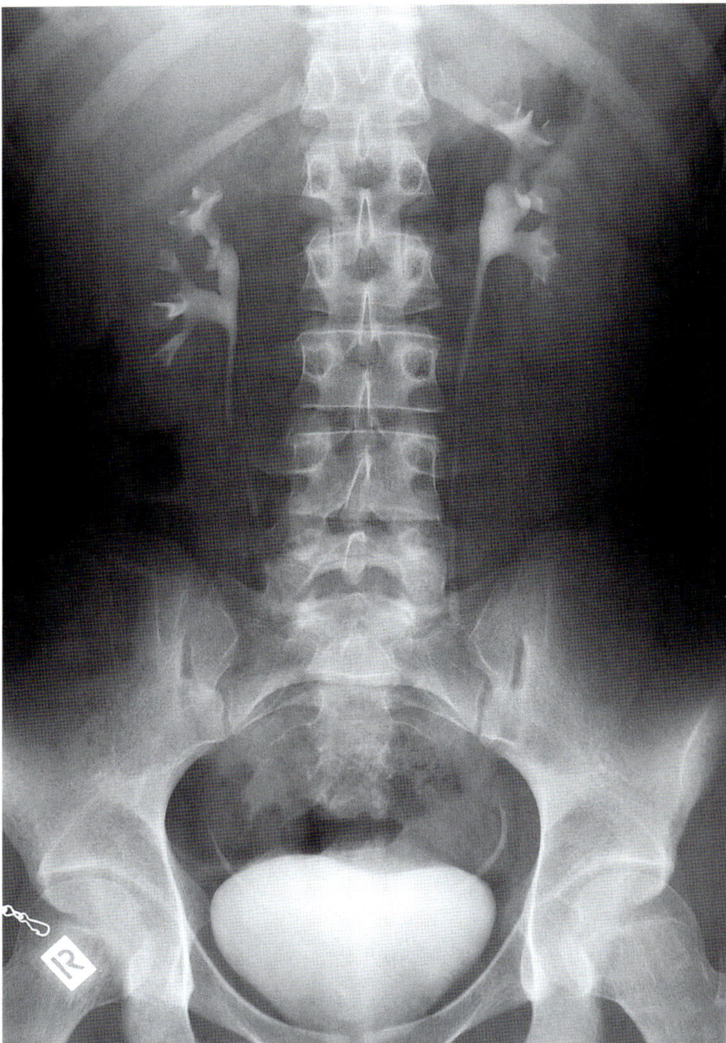
R

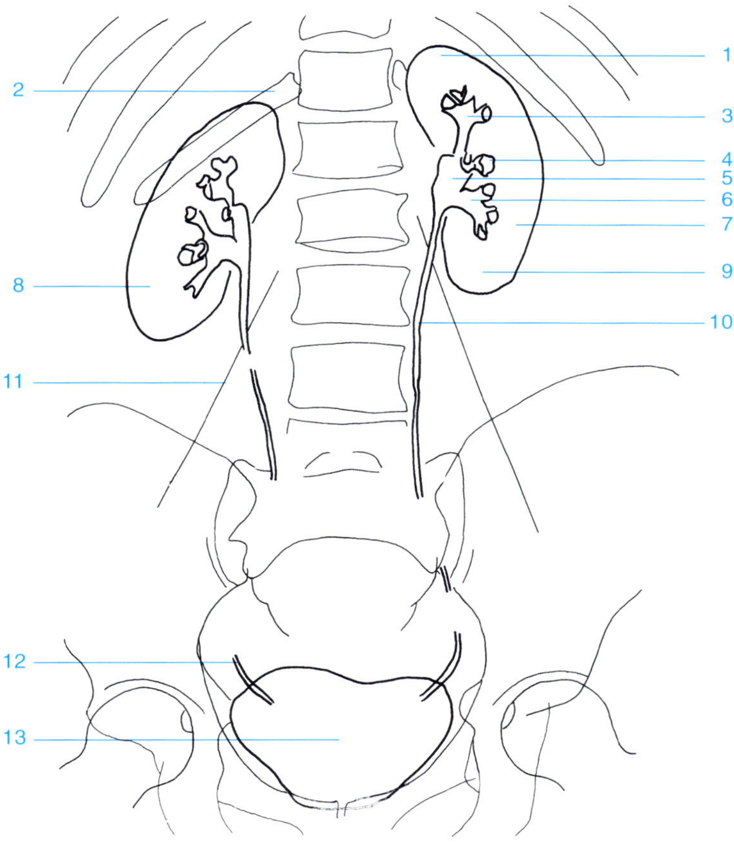

1 oberer Nierenpol
2 Costa XII (12. Rippe)
3 obere Kelchgruppe
4 mittlere Kelchgruppe
5 Pelvis renalis (Nierenbecken)
6 untere Kelchgruppe
7 Ren sinister (linke Niere) (Parenchym)
8 Ren dexter (rechte Niere) (Parenchym)
9 unterer Nierenpol
10 Ureter (Harnleiter)
11 Rand des M. psoas
12 distaler Ureter
13 Vesica urinaria (Harnblase)

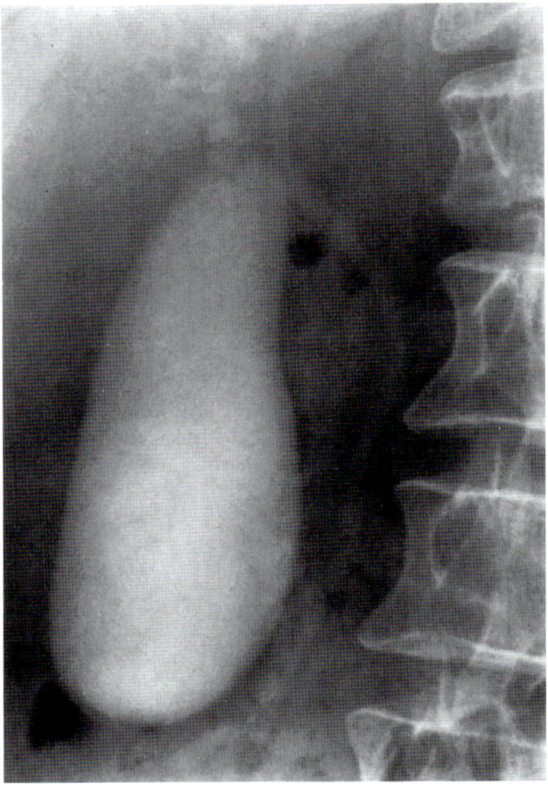

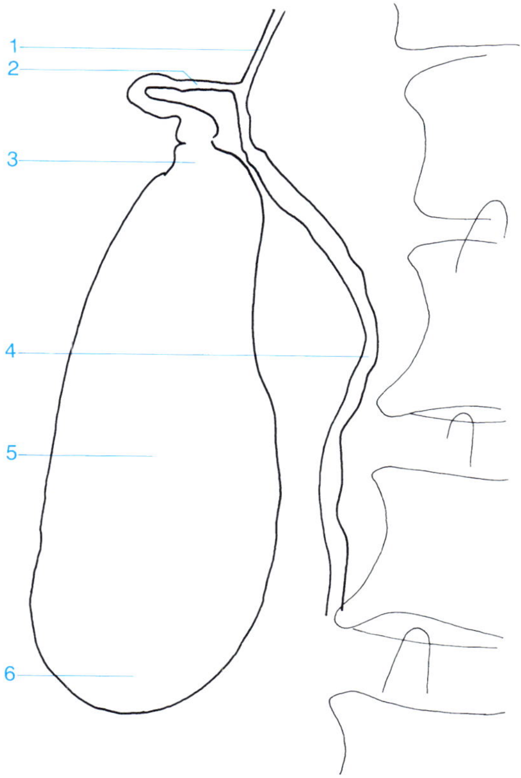

1 Ductus hepaticus communis
2 Ductus cysticus
3 Collum vesicae biliaris
4 Ductus choledochus
5 Corpus vesicae biliaris
6 Fundus vesicae biliaris

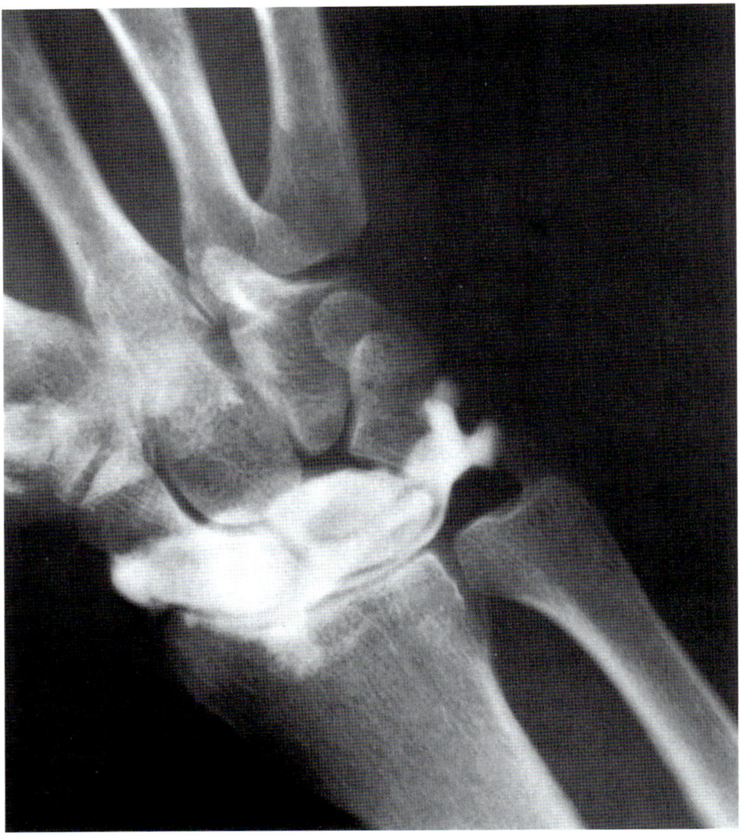

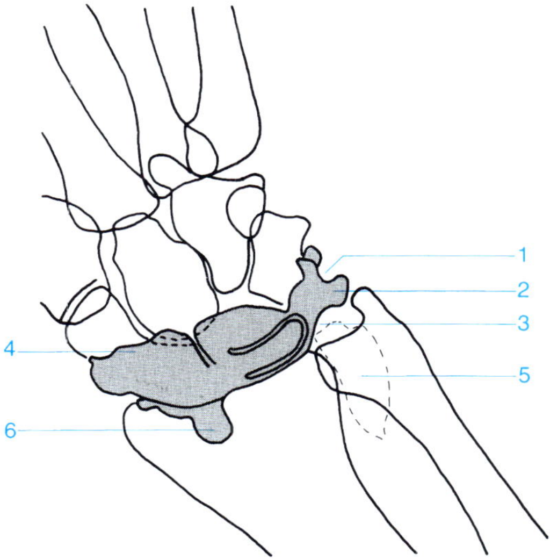

1 Aussparung durch Meniskus
2 Recessus praestyloideus
3 Aussparung durch den Discus articularis
4 Recessus dorsalis
5 Recessus sacciformis
6 Recessus palmaris

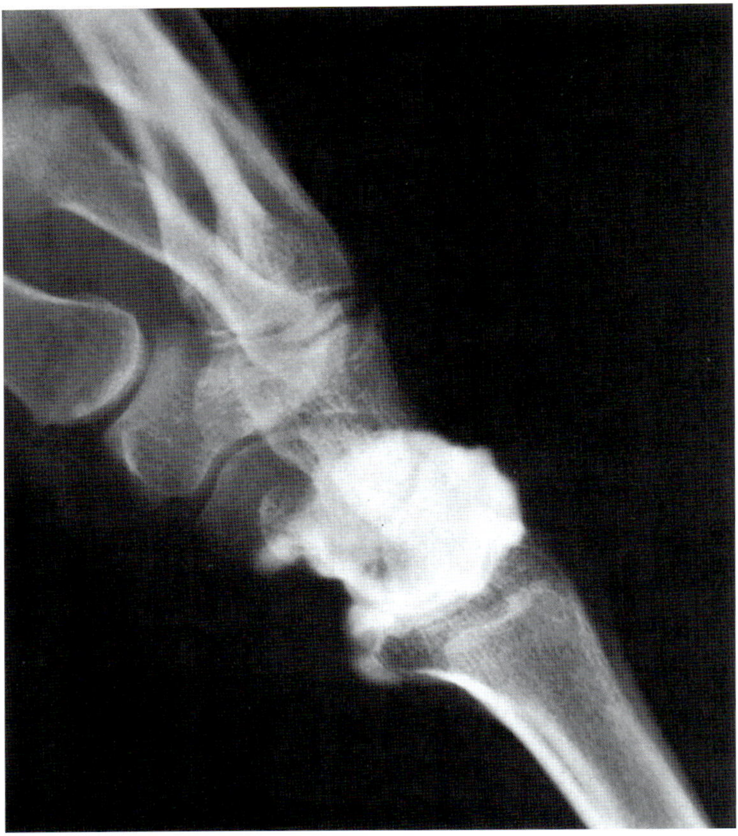

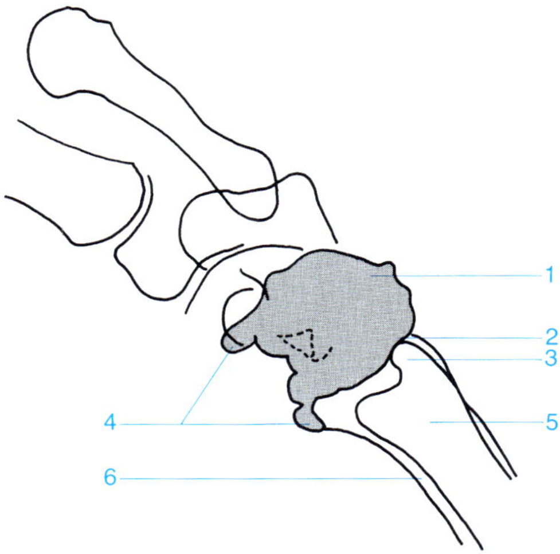

1 Recessus dorsalis
2 Recessus praestyloideus
3 Processus styloideus ulnae
4 Recessus volares
5 Ulna
6 Radius

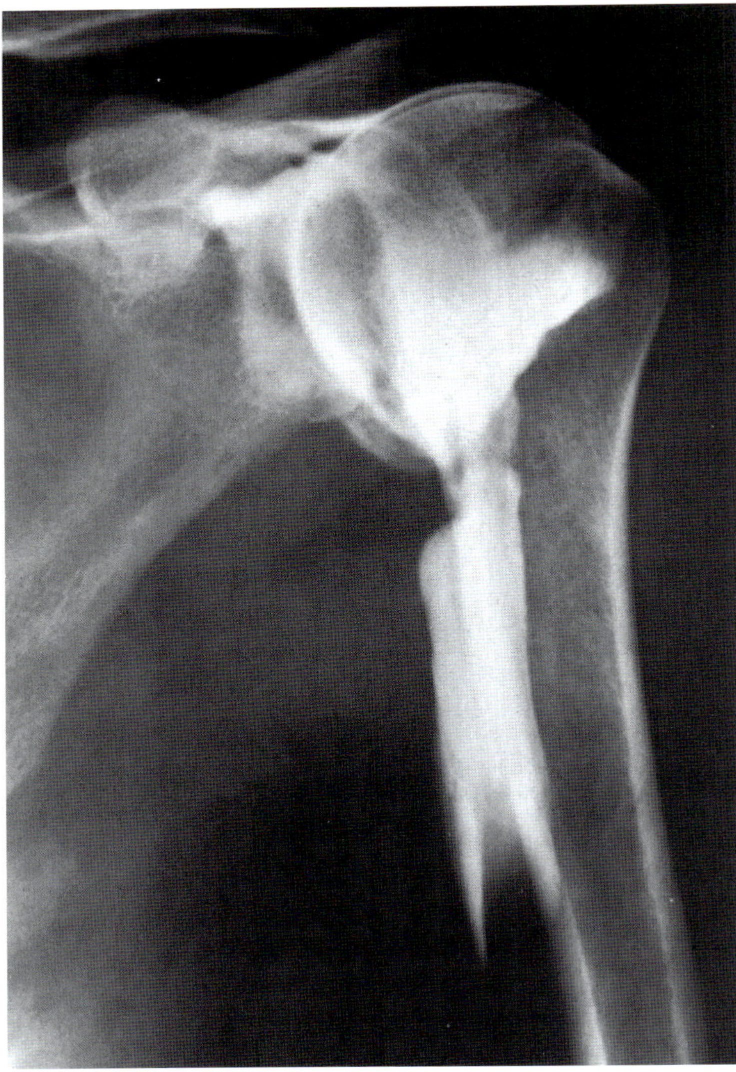

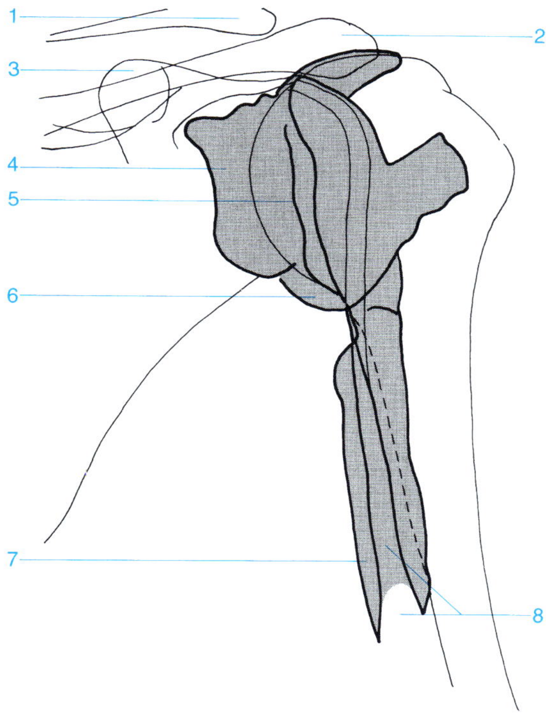

1 Klavikula
2 Akromion
3 Processus coracoideus
4 Bursa subscapularis (subcoracoidea)
5 Labrum glenoidale
6 Recessus axillaris
7 Vagina mucosa intertubercularis
8 Sehnenscheide des Caput longum bicipitis brachii

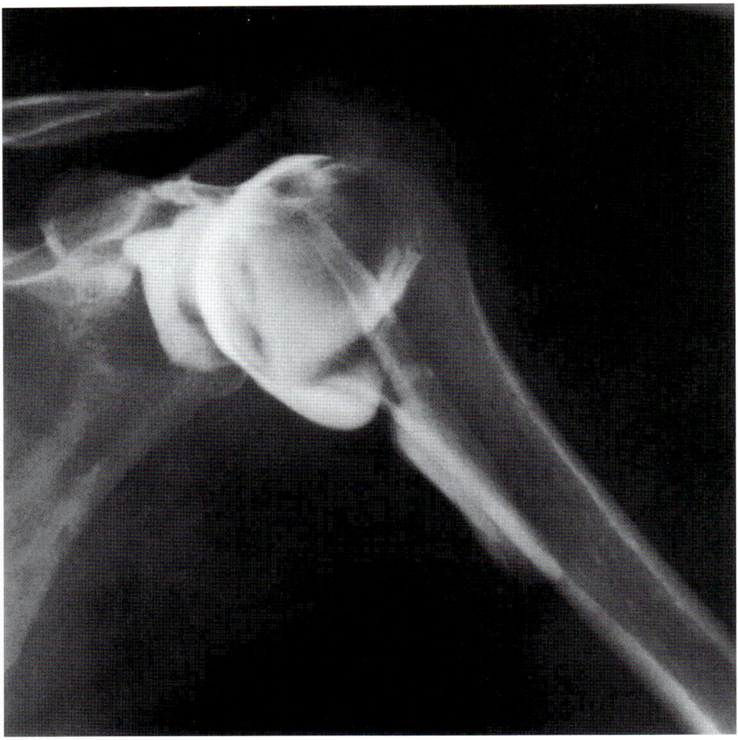

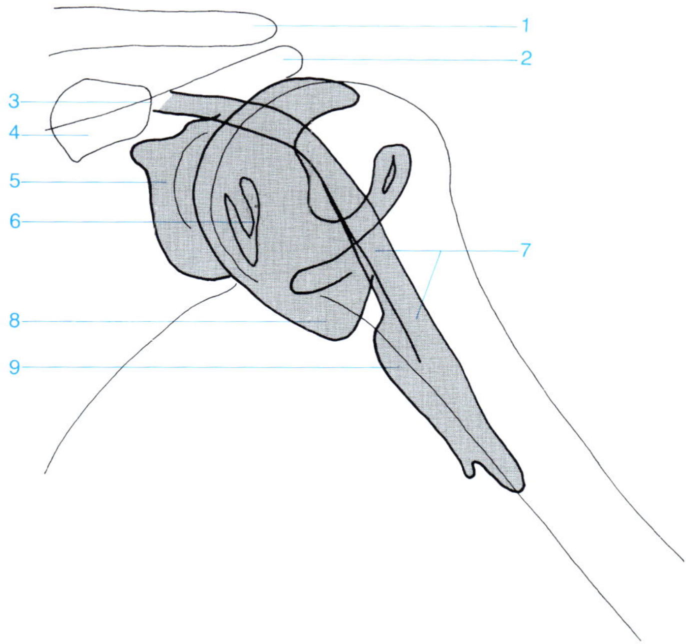

1 Klavikula
2 Akromion
3 Ansatz der Sehne des M. biceps brachii
4 Processus coracoideus
5 Bursa subscapularis
6 Labrum glenoidale
7 Sehnenscheide des Caput longum bicipitis brachii
8 Recessus axillaris
9 Vagina mucosa intertubercularis

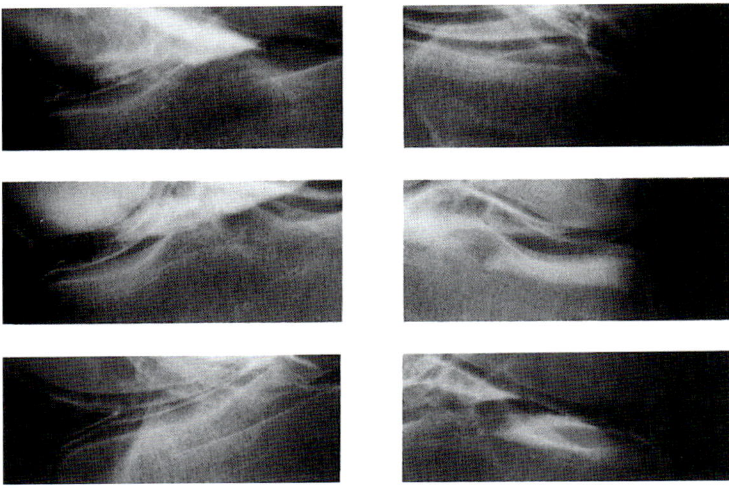

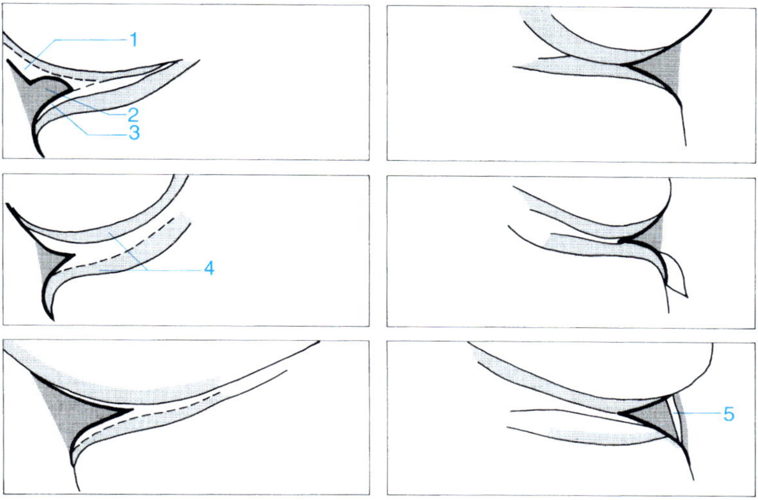

1 oberer Kapselraum
2 Meniskus
3 unterer Kapselraum
4 Knorpel
5 Bursa m. poplitei

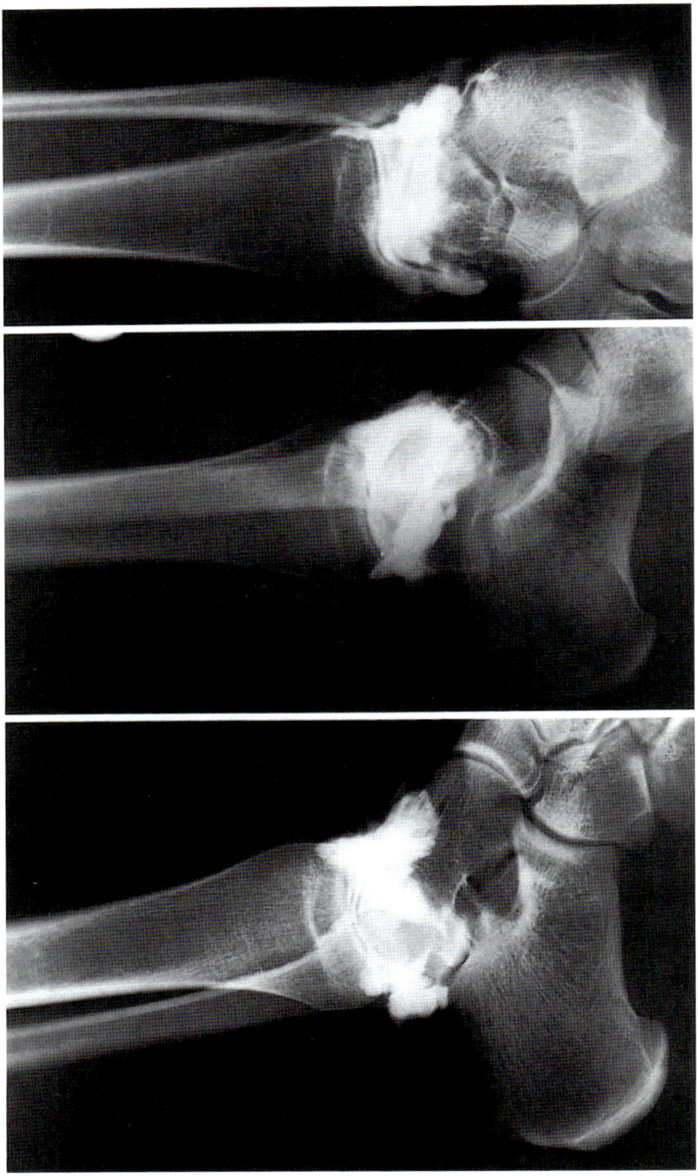

1 Tibia (Schienbein)
2 Fibula (Wadenbein)
3 Articulatio tibiofibularis (tibiofibularer Gelenkraum) (gelegentlich durch Plica interarticularis tibiofibularis scheinbar gedoppelt)
4 Gelenkspalt
5 dorsaler Rezessus
6 ventraler Rezessus
7 variable Ausbuchtungen durch Sehnen
8 Talus
9 suprakalkanearer Rezessus
10 Kalkaneus (Fersenbein)
11 Malleolus medialis (Innenknöchel)
12 Malleolus lateralis (Außenknöchel)

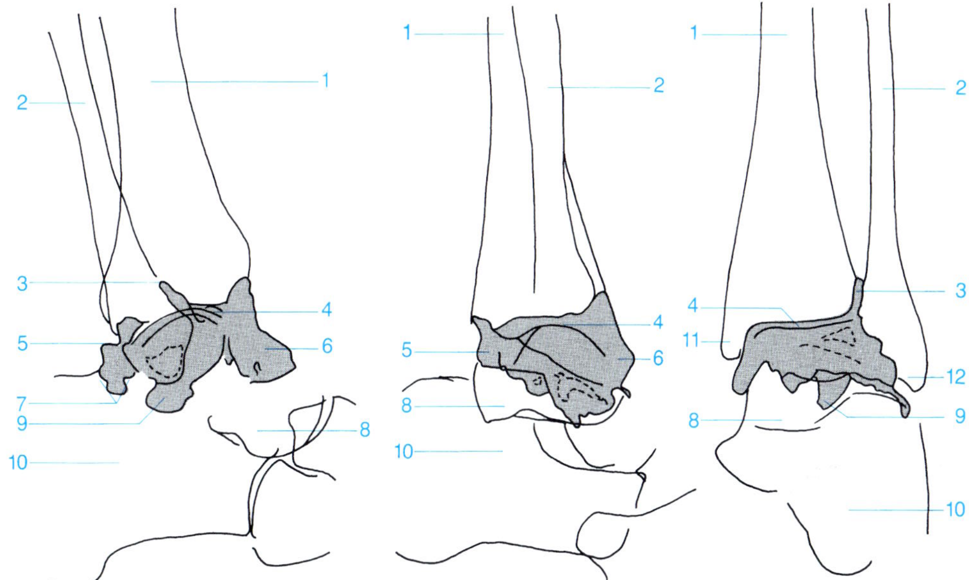

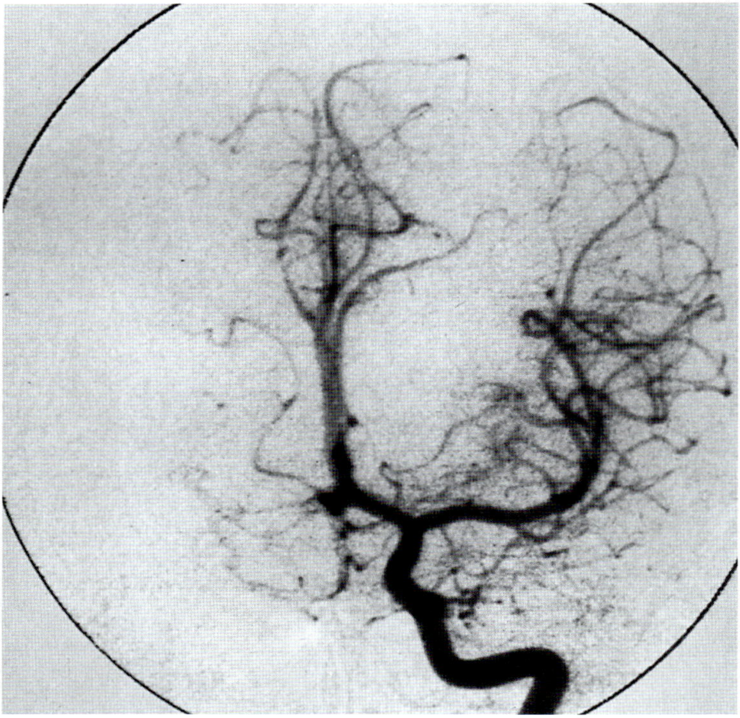

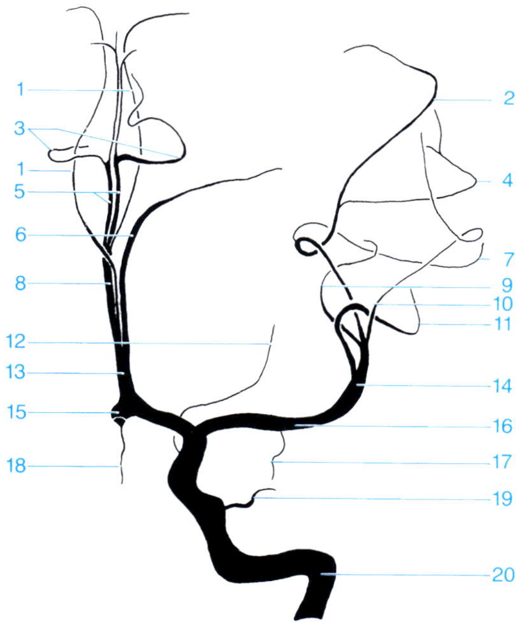

1 A. callosomarginalis
2 A. parietalis anterior
3 Schnurrbart der A. pericallosa (im Sulcus cinguli)
4 A. parietalis posterior
5 A. pericallosa (Segment 4 der A. cerebri anterior, suprakallös)
6 A. frontopolaris
7 A. praerolandica
8 Segment 3 der A. cerebri anterior bzw. A. pericallosa (distaler Anteil = präkallöses Segment)
9 A. gyri angularis
10 A. temporalis posterior
11 Aa. praefrontales
12 A. choroidea anterior
13 Segment 2 der A. cerebri anterior (Pars postcommunalis, ab hier als A. pericallosa bezeichnet)
14 Segment 2 der A. cerebri media (Pars insularis)
15 A. communicans anterior (durch Gefäßschleife verdeckt)
16 Segment 1 der A. cerebri media (Pars sphenoidalis)
17 A. temporopolaris
18 A. frontoorbitalis
19 A. ophthalmica
20 A. carotis interna

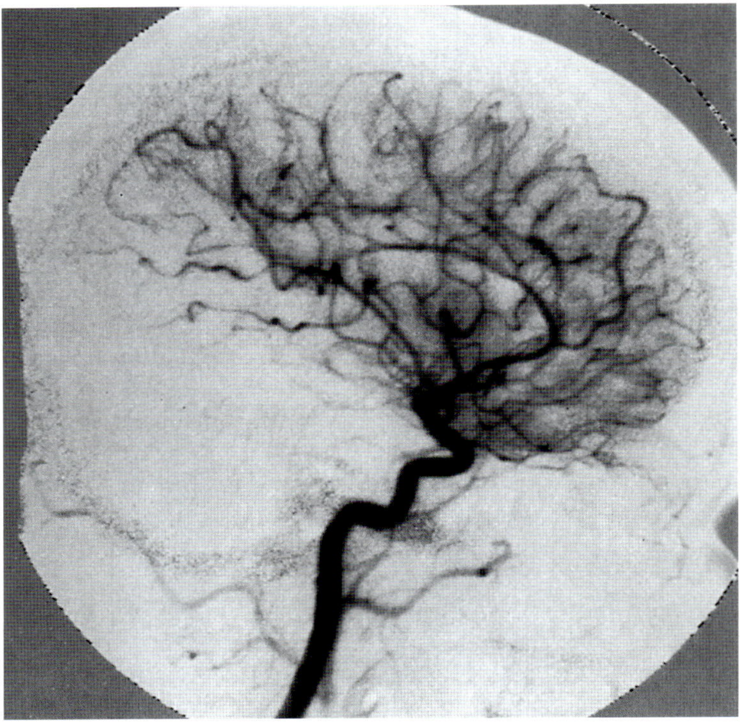

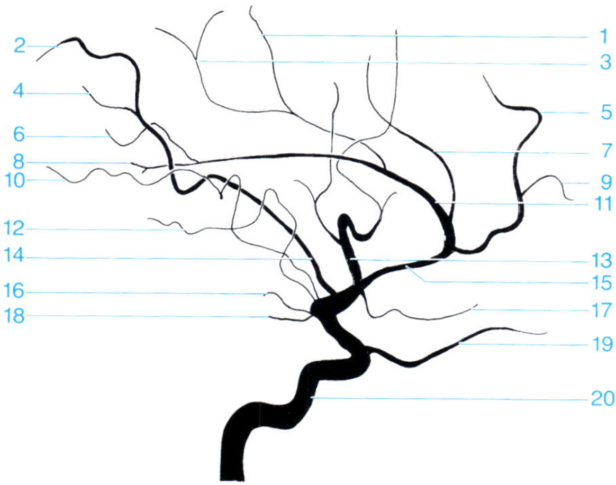

Variante (40%)

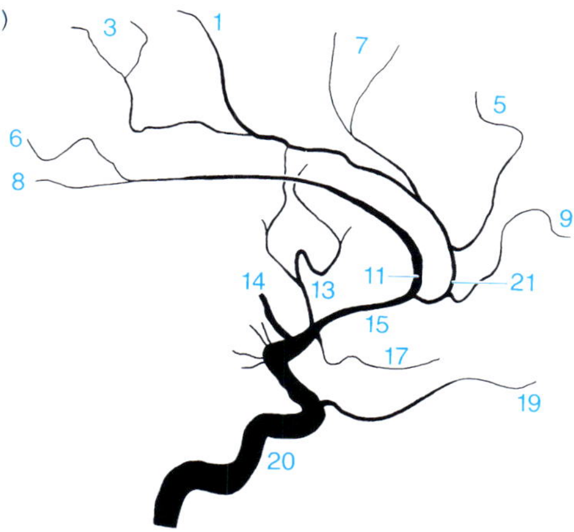

1 A. frontalis interna posterior
2 A. parietalis anterior
3 A. paracentralis
4 A. parietalis posterior
5 A. frontalis interna anterior
6 A. parietalis interna superior
7 A. frontalis interna media
8 A. parietalis interna inferior
9 A. frontopolaris
10 A. gyri angularis
11 A. pericallosa
12 A. temporalis posterior
13 Aa. praefrontales
14 Segment 2 der A. cerebri media
15 Segment 2 der A. cerebri anterior
16 A. choroidea anterior
17 A. frontoorbitalis
18 A. communicans posterior
19 A. ophthalmica
20 A. carotis interna
21 A. callosomarginalis

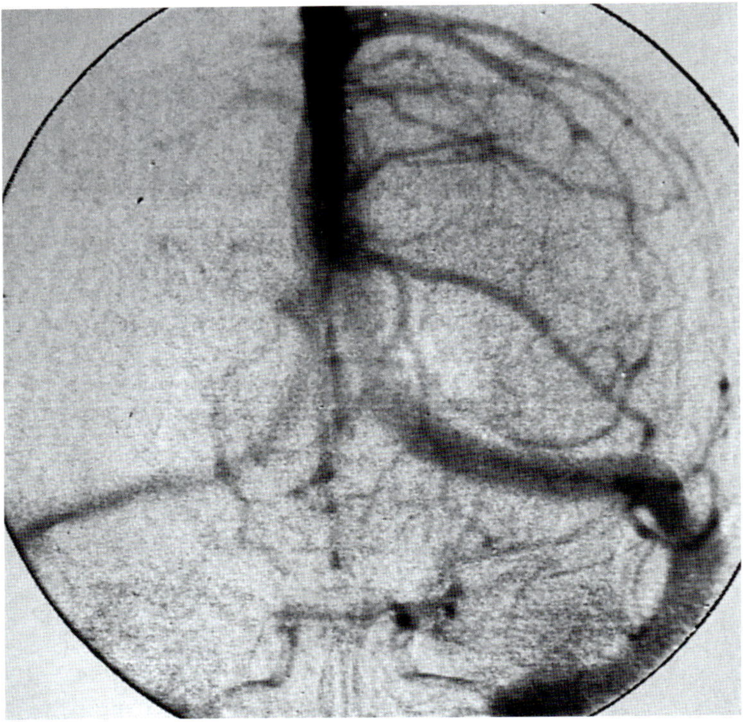

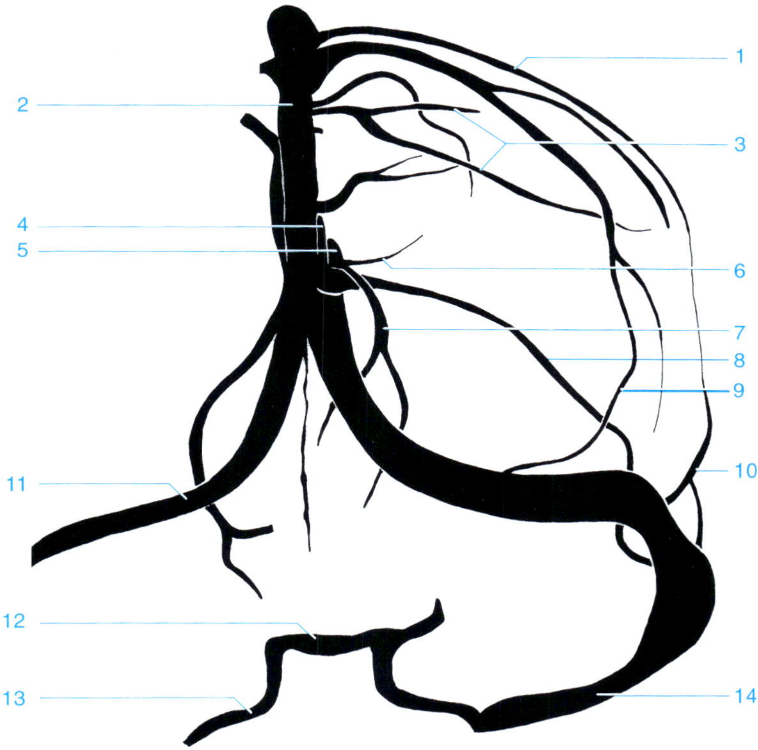

1 V. parietalis (Rolandi-Vene)
2 Sinus sagittalis superior
3 V. anastomotica superior (Trolard-Vene)
4 V. cerebri magna
5 V. cerebri interna
6 V. thalamostriata superior
7 V. basalis (Rosenthal-Vene)
8 Vv. frontales
9 Vv. sulci lateralis cerebri (fossae Sylvii)
10 Sinus sphenoparietalis
11 Sinus transversus
12 Sinus intercavernosi
13 Sinus petrosus inferior
14 Sinus sigmoideus

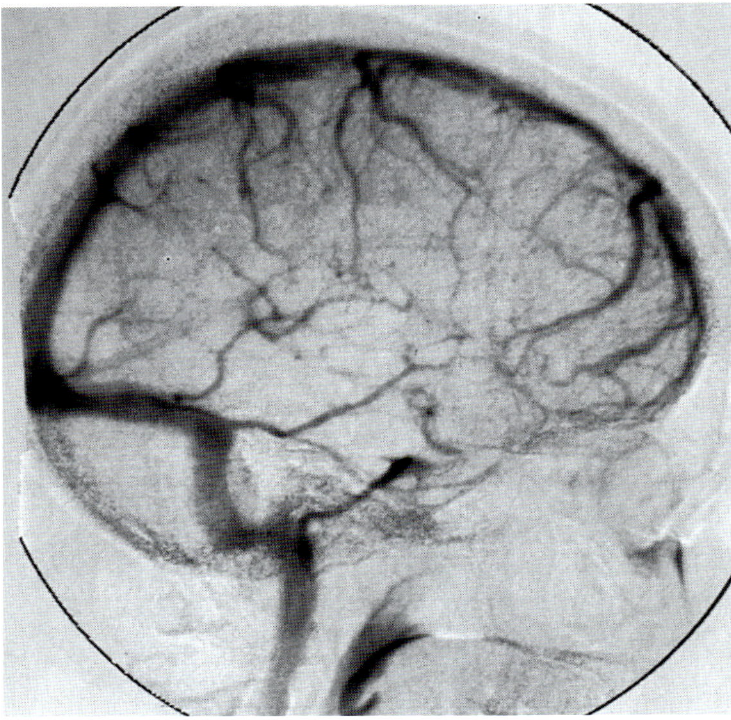

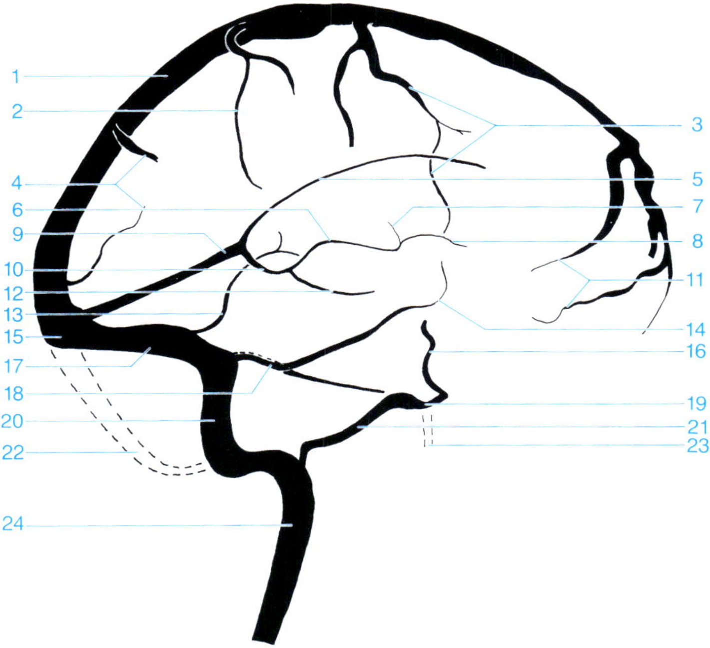

1 Sinus sagittalis superior
2 V. parietalis (Rolandi-Vene)
3 V. anastomotica superior (Trolard-Vene)
4 Vv. occipitales
5 Sinus sagittalis inferior
6 V. cerebri interna
7 Vv. thalamostritae superiores
8 V. septi pellucidi
9 Sinus rectus
10 V. cerebri magna (Galeni)
11 Vv. frontales ascendentes
12 V. basalis
13 V. anastomatica inferior (Labbé-Vene)
14 Vv. sulci lateralis cerebri (fossae Sylvii)
15 Confluens sinuum
16 Sinus cavernosus (vorderer Zufluß)
17 Sinus transversus
18 Sinus petrosus superior
19 Sinus cavernosus (hinterer Zufluß)
20 Sinus sigmoideus
21 Sinus petrosus inferior
22 Sinus occipitalis
23 Plexus pterygoideus
24 V. jugularis interna

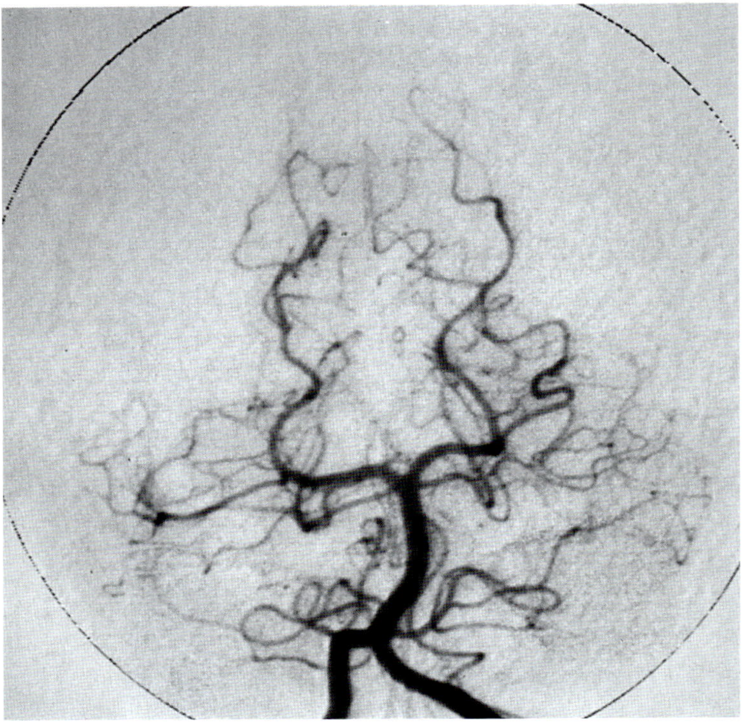

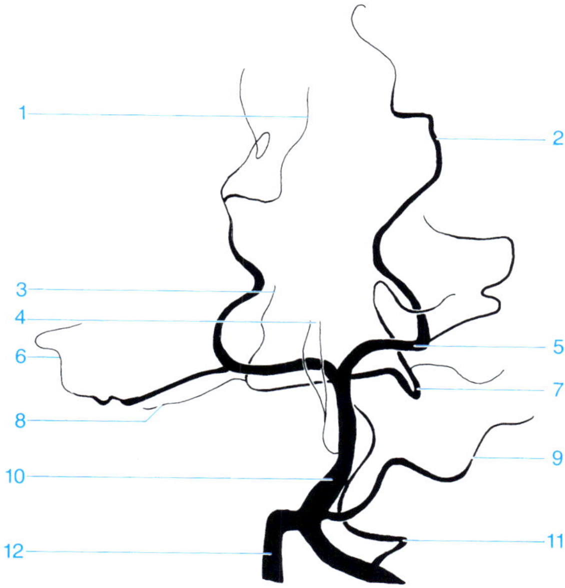

1	A. calcarina	**7**	A. cerebelli superior
2	A. parietooccipitalis	**8**	A. marginalis
3	R. cranialis vermis	**9**	A. cerebelli inferior anterior
4	Aa. thalamoperforantes	**10**	A. basilaris
5	A. cerebri posterior	**11**	A. cerebelli inferior posterior
6	A. temporooccipitalis	**12**	A. vertebralis

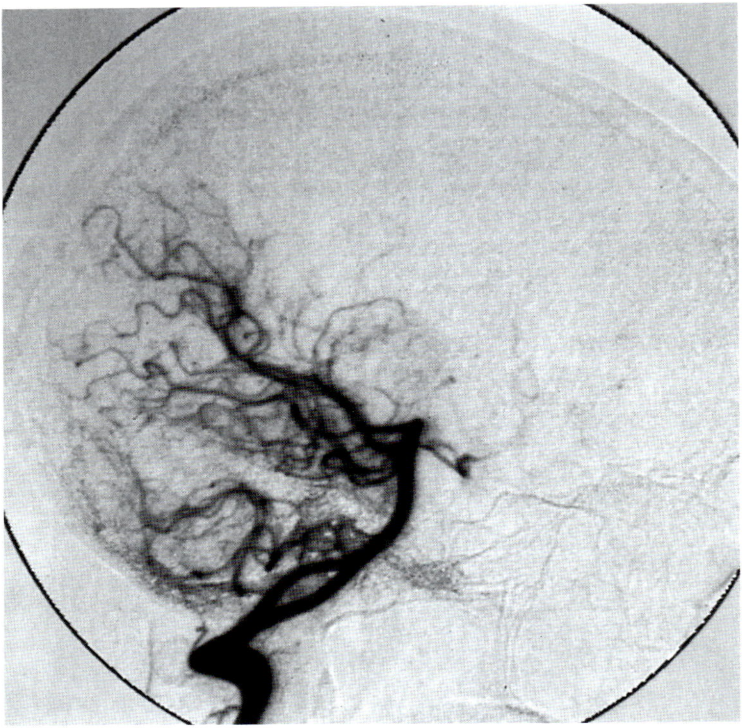

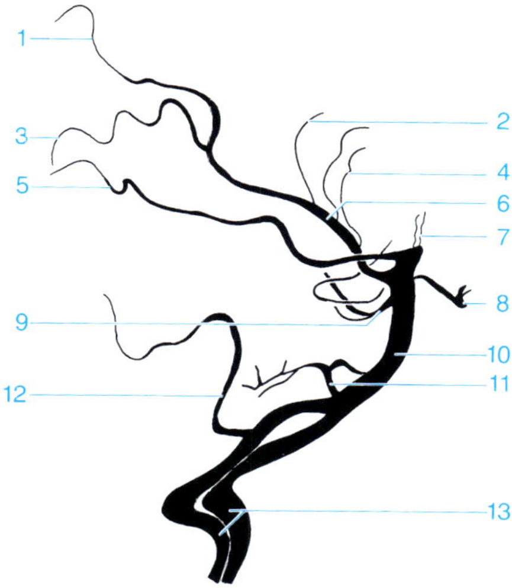

1	A. parietooccipitalis	**7**	Rr. thalamici
2	R. corporis callosi dorsalis	**8**	A. communicans posterior
3	A. calcarina	**9**	A. cerebelli superior
4	Aa. choroideae (posteriores, mediales und laterales)	**10**	A. basilaris
5	A. temporooccipitalis	**11**	A. cerebelli inferior anterior (AICA)
6	A. cerebri posterior	**12**	A. cerebelli inferior posterior (PICA)
		13	Aa. vertebrales

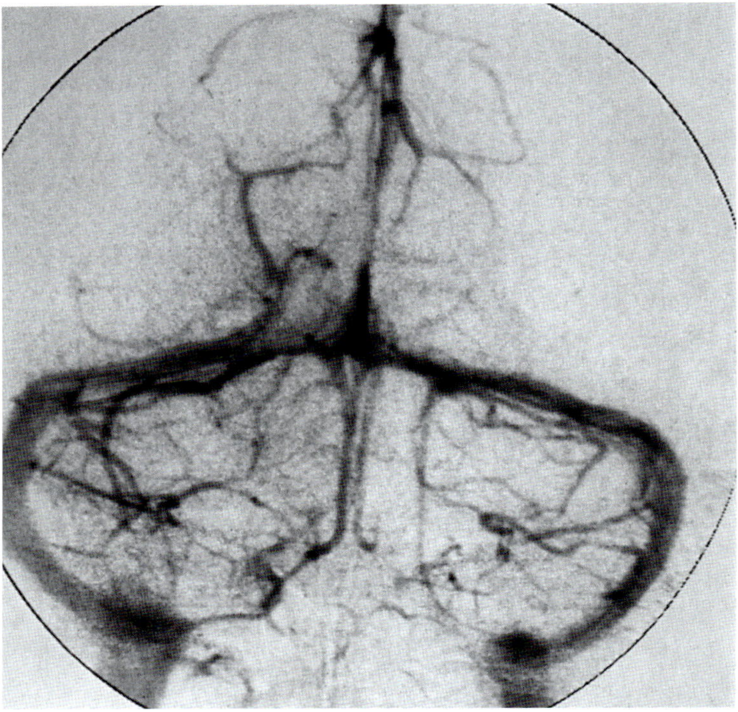

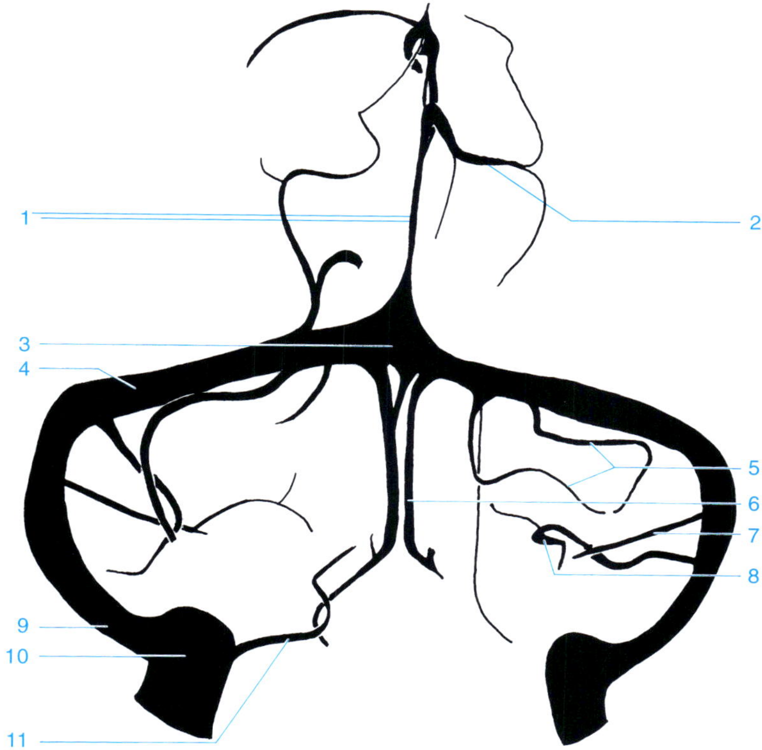

1 Sinus rectus
2 Vv. cerebri superiores
3 Confluens sinuum (Überlagerung mit V. magna cerebri)
4 Sinus transversus
5 Vv. hemisphaerii cerebelli (Hemisphärenvenen)
6 V. vermis inferior
7 V. inferior hemisphaerii cerebelli
8 V. petrosa (Einmündung in Sinus petrosus superior)
9 Sinus sigmoideus
10 Bulbus v. jugularis superior
11 Sinus petrosus inferior

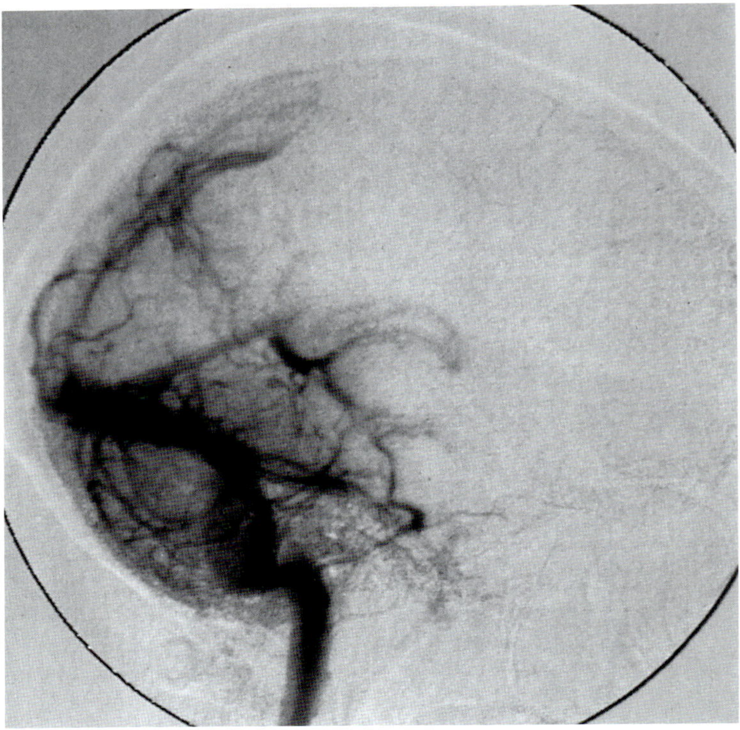

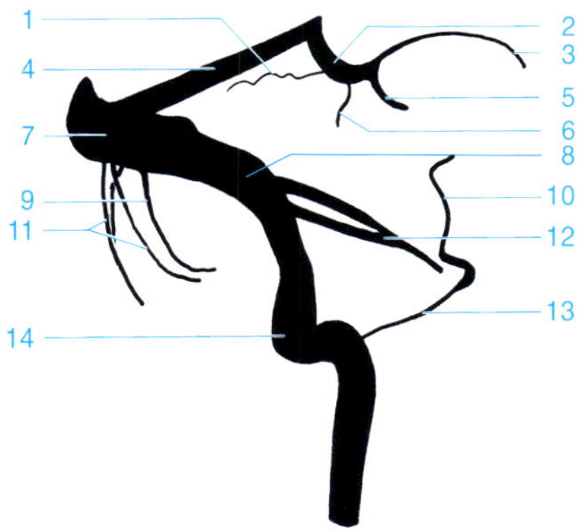

1	Vv. cerebelli superiores	**8**	Sinus transversus
2	V. cerebri magna	**9**	Vv. inferiores hemisphaerii cerebelli
3	V. cerebri interna	**10**	Sinus cavernosus
4	Sinus rectus	**11**	Vv. cerebelli inferiores
5	V. basalis	**12**	Sinus petrosus superior
6	V. praecentralis cerebelli	**13**	Sinus petrosus inferior
7	Confluens sinuum	**14**	Sinus sigmoideus

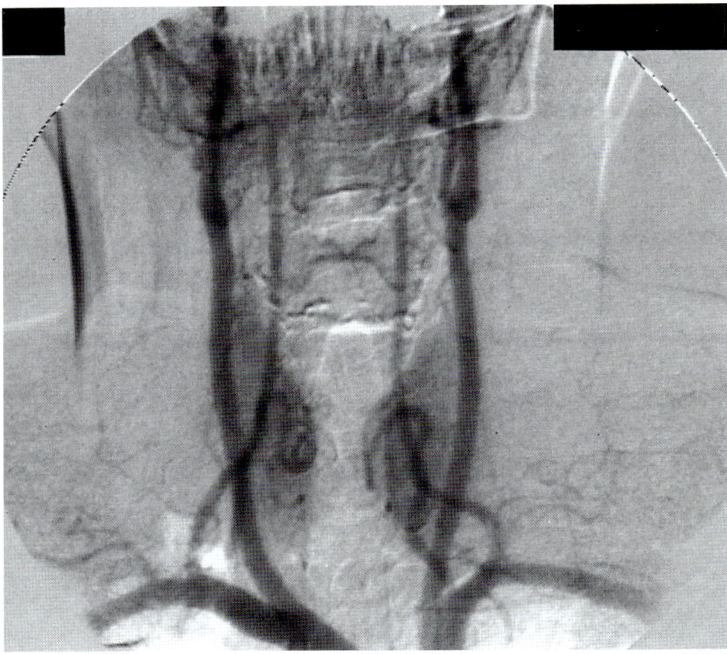

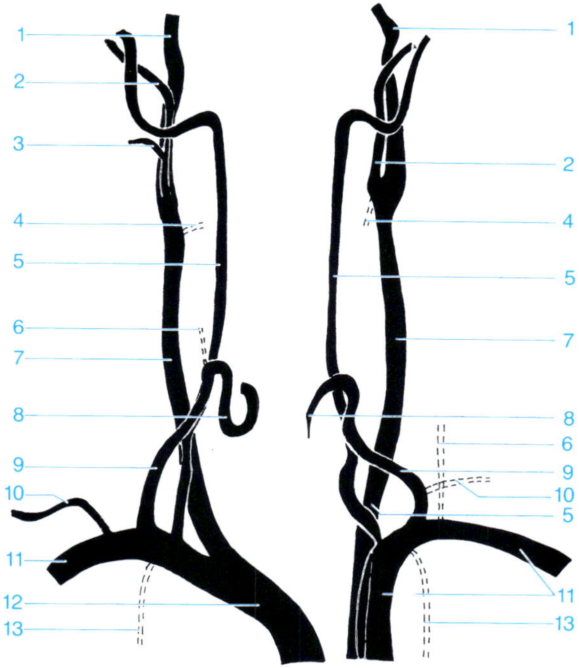

1 A. carotis interna
2 A. carotis externa
3 A. facialis
4 A. thyroidea superior
5 A. vertebralis
6 A. cervicalis ascendens
7 A. carotis communis
8 A. thyroidea inferior
9 Truncus thyrocervicalis
10 A. suprascapularis
11 A. subclavia
12 Truncus brachiocephalicus
13 A. thoracica interna

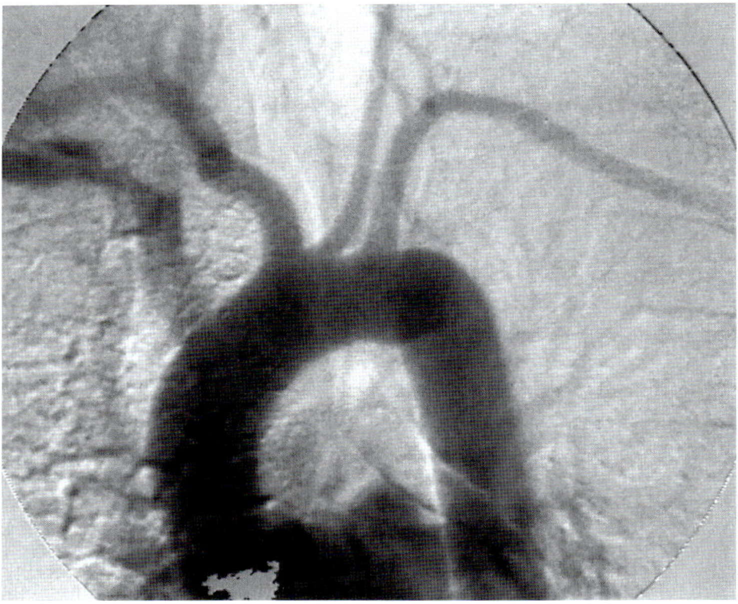

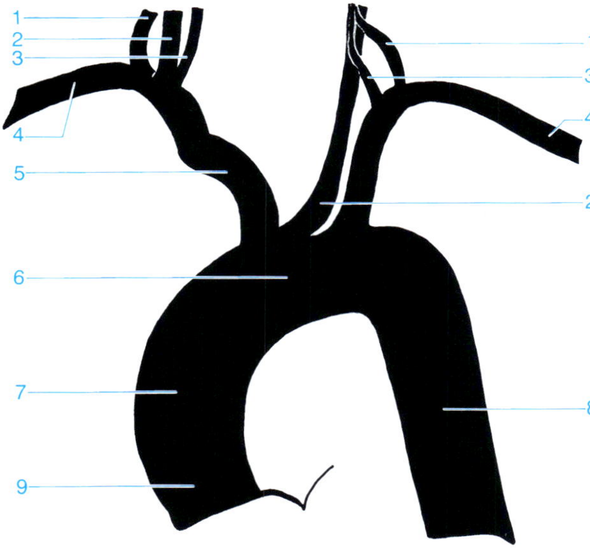

1 Truncus thyrocervicalis
2 A. carotis communis
3 A. vertebralis
4 A. subclavia
5 Truncus brachiocephalicus
6 Arcus aortae (Aortenbogen)
7 Pars ascendens aortae
8 Pars descendens aortae
9 Bulbus aortae

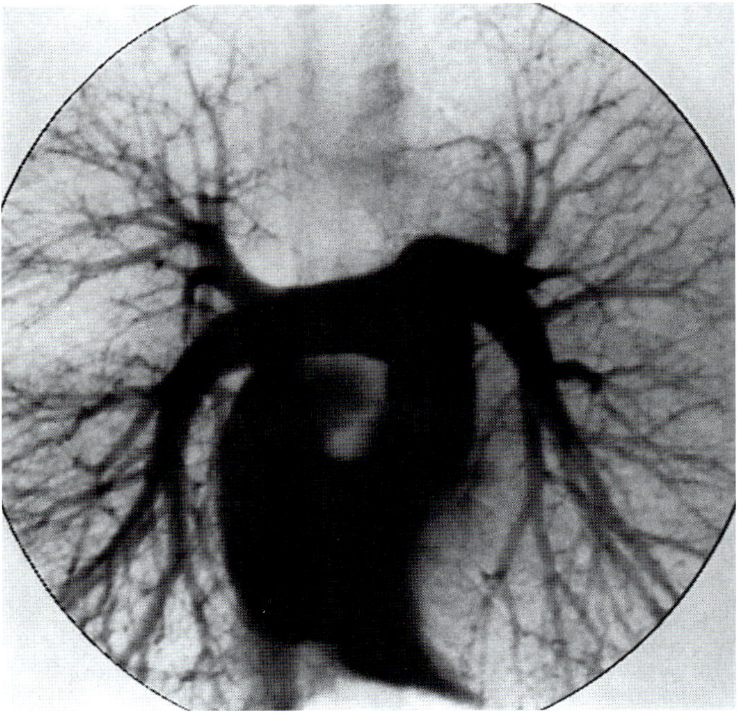

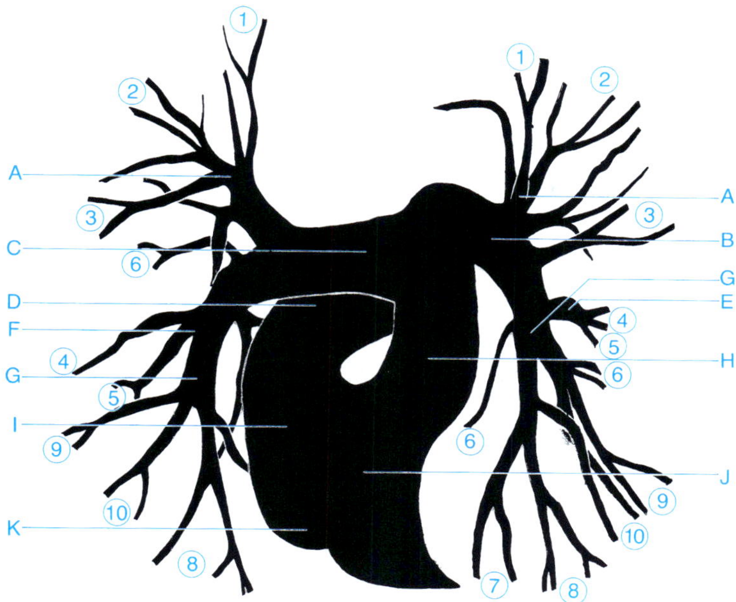

○ = Segmentarterien 1–10

A R. apicalis
B A. pulmonalis sinistra
C A. pulmonalis dextra
D V. cava superior
E R. lingularis
F R. lobi medii
G Pars basalis
H Truncus pulmonalis
I Atrium dextrum (rechter Vorhof)
J Ventriculus dexter (rechter Ventrikel)
K V. cava inferior

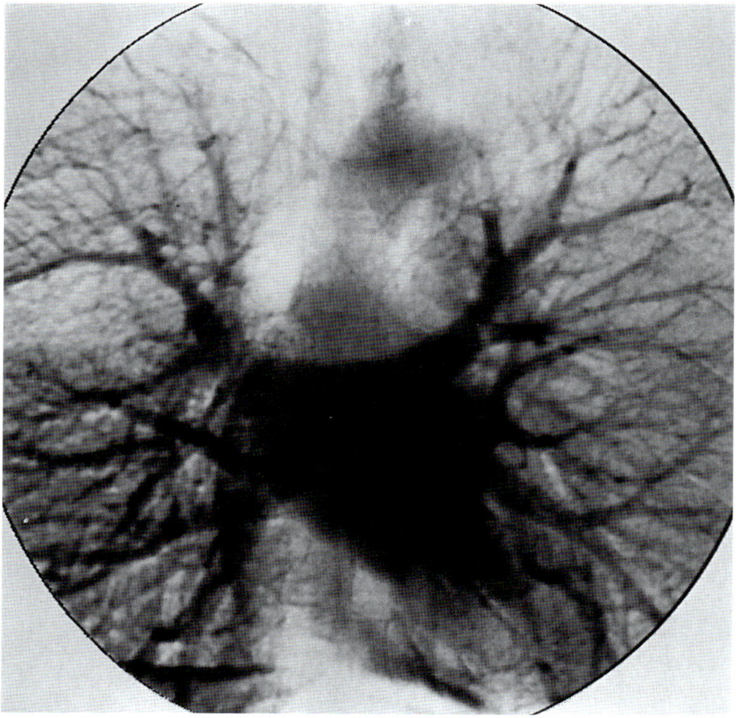

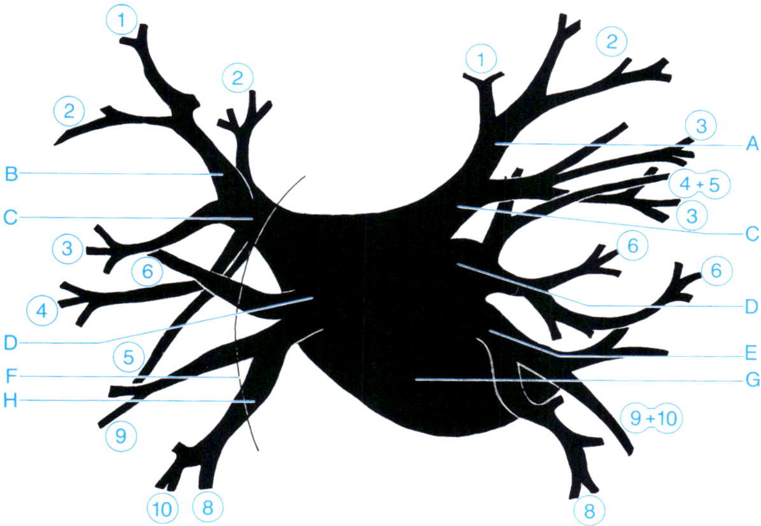

○ = Segmentvenen 1–10

A R. apicoposterior
B R. apicalis
C V. pulmonalis superior
D V. pulmonalis inferior
E V. basalis communis
F Kontur des Atrium dextrum (rechten Vorhofes)
G Atrium sinistrum (linker Vorhof)
H V. basalis inferior

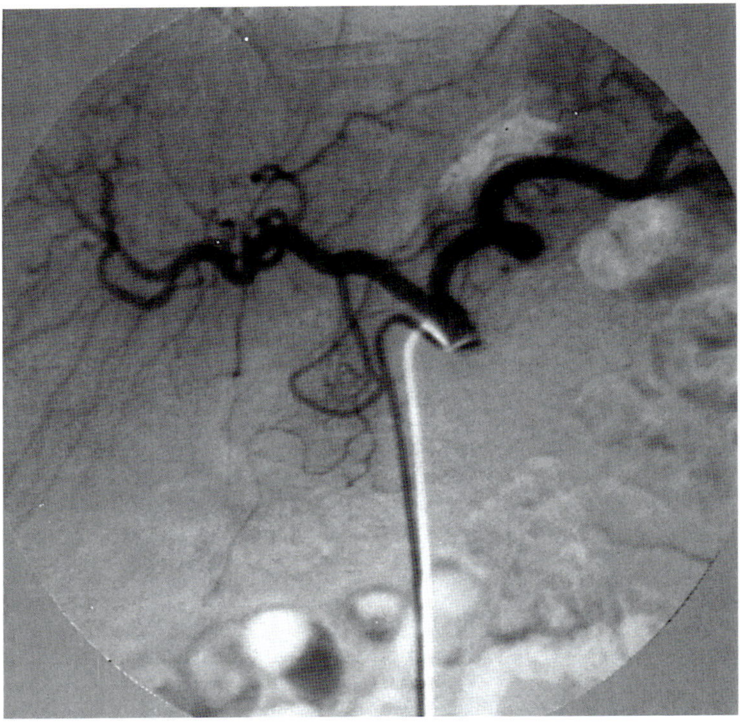

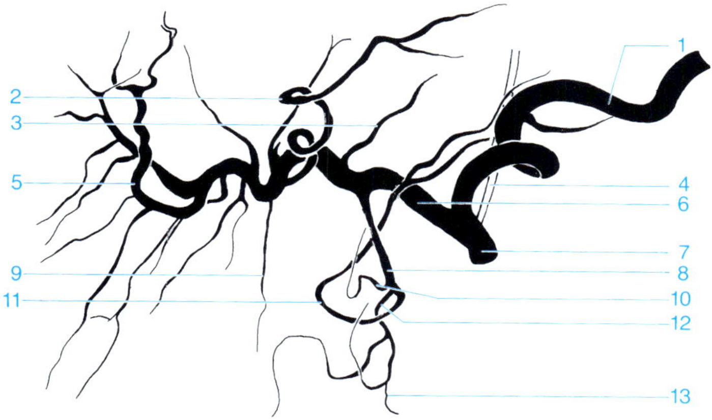

1 A. lienalis
2 R. sinister der A. hepatica propria
3 A. gastrica dextra
4 A. gastrica sinistra
5 R. dexter der A. hepatica propria
6 A. hepatica communis
7 Truncus coeliacus
8 A. gastroduodenalis
9 A. cystica
10 A. supraduodenalis superior
11 A. gastroepiploica dextra
12 A. pancreaticoduodenalis superior
13 A. pancreaticoduodenalis inferior (Anastomose zur A. mesenterica superior)

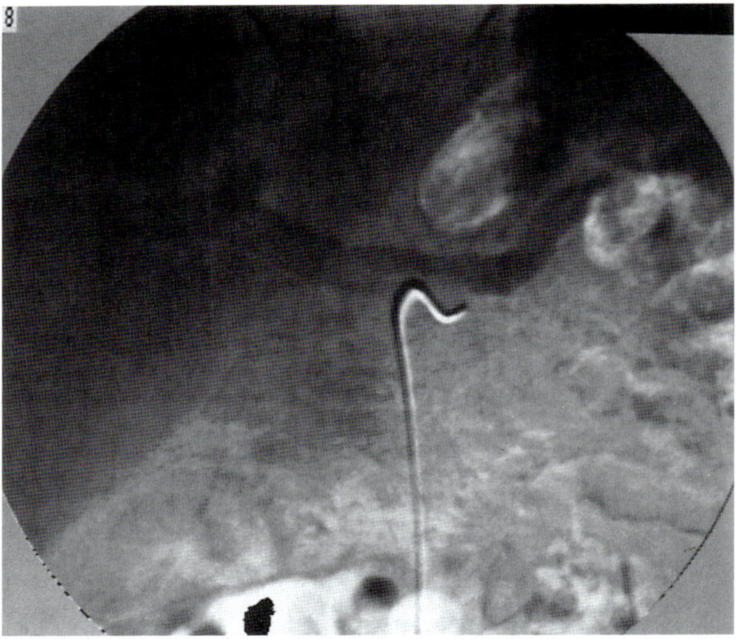
8

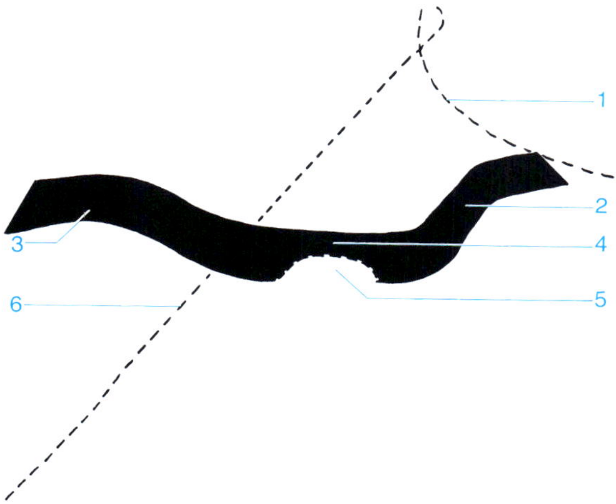

1 Milzschatten
2 V. lienalis
3 V. portae hepatis
4 Konfluenz
5 Aussparung durch Einmündung der V. mesenterica superior
6 Leberschatten

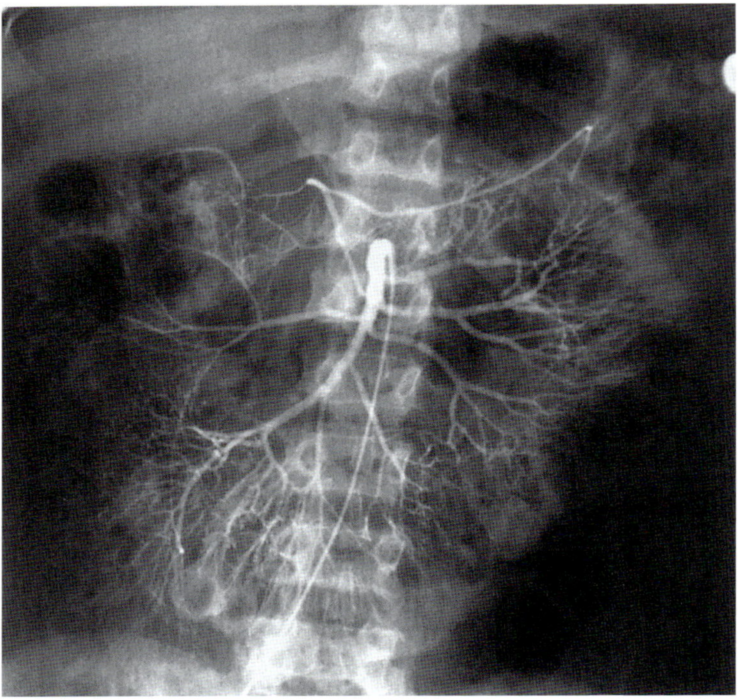

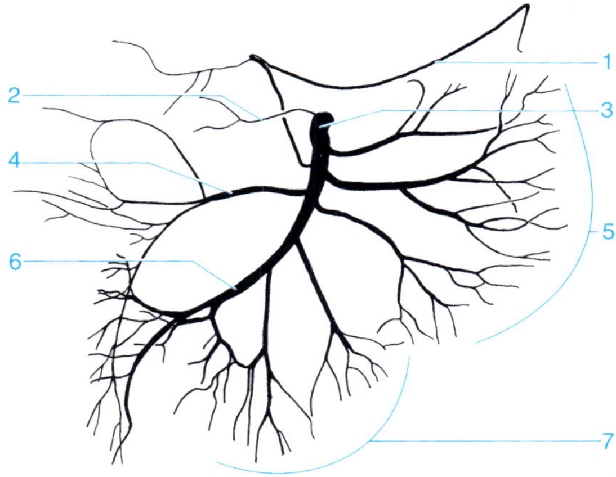

1 A. colica media
2 A. pancreaticoduodenalis inferior
3 A. mesenterica superior
4 A. colica dextra
5 Aa. jejunales
6 A. ileocolica
7 Aa. ileales

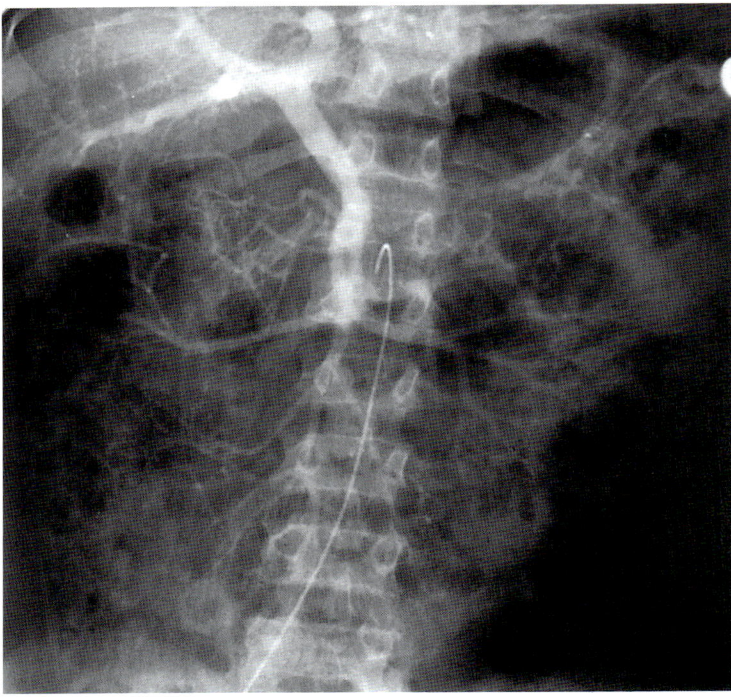

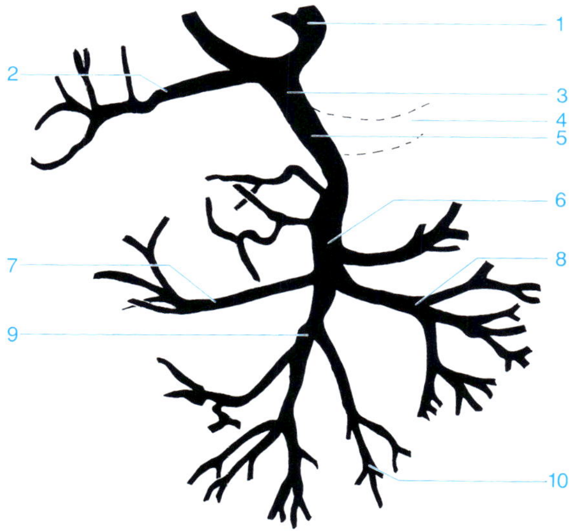

1 R. sinister V. portae hepatis
2 R. dexter V. portae hepatis
3 V. portae hepatis
4 V. lienales
5 Konfluenz
6 V. mesenterica superior
7 V. colica dextra
8 Vv. jejunales
9 V. ileocolica
10 Vv. ileales

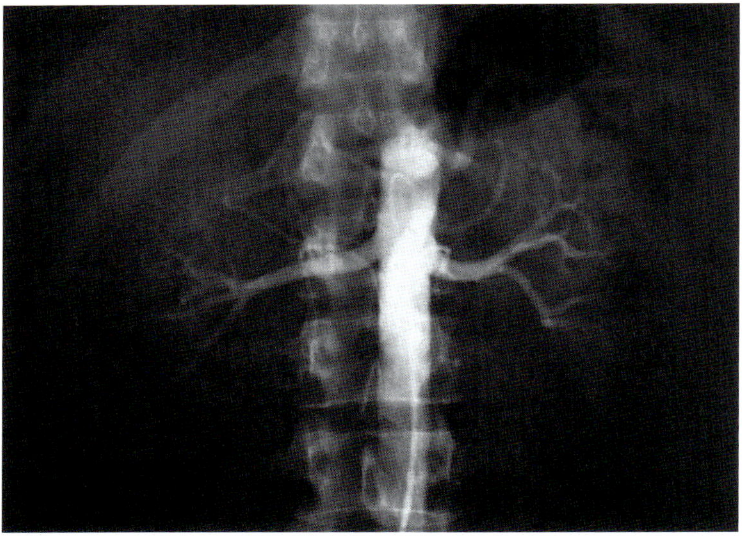

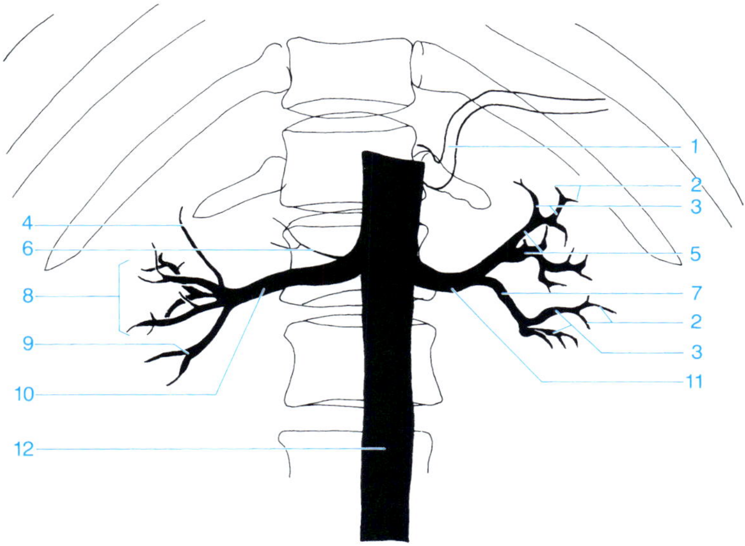

1	A. lienalis	**8**	Mittelsegmentarterie
2	Aa. arcuatae	**9**	untere Segmentarterie
3	Aa. interlobares	**10**	A. renalis dextra
4	obere Segmentarterie	**11**	A. renalis sinistra
5	Aa. segmentales (R. anterior)	**12**	Pars abdominalis aortae (Bauchaorta)
6	A. suprarenalis inferior		
7	Aa. segmentales (R. posterior)		

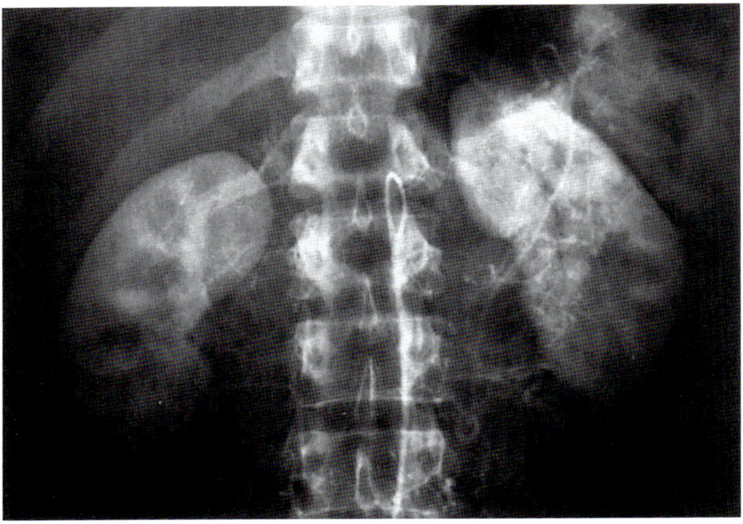

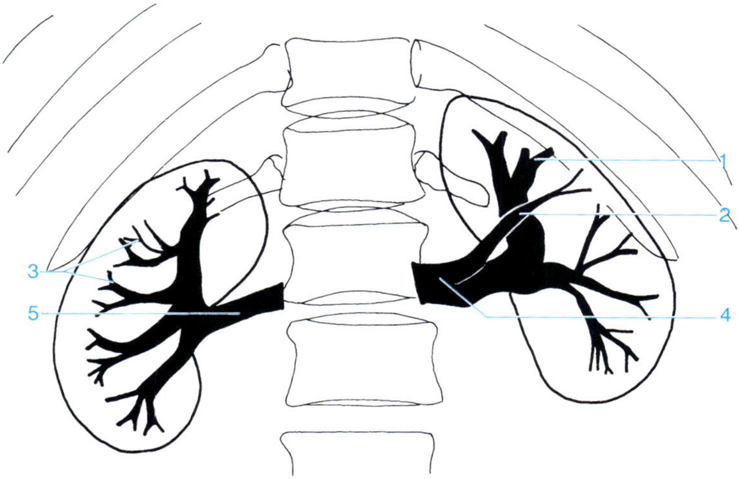

1 V. interlobaris (Interlobärvene)
2 oberer Ast der V. renalis (Nierenvene)
3 V. arcuata
4 V. renalis sinistra (linke Nierenvene)
5 V. renalis dextra (rechte Nierenvene)

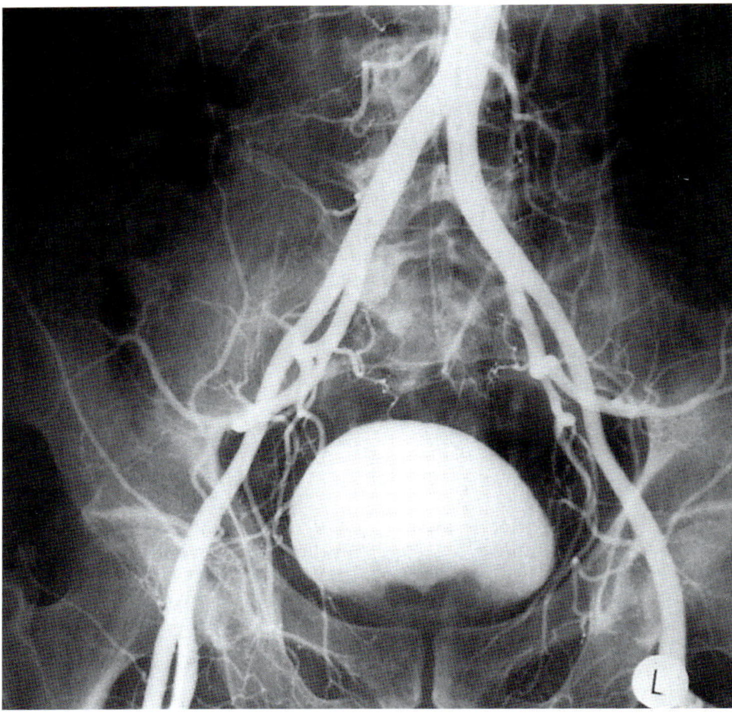
L

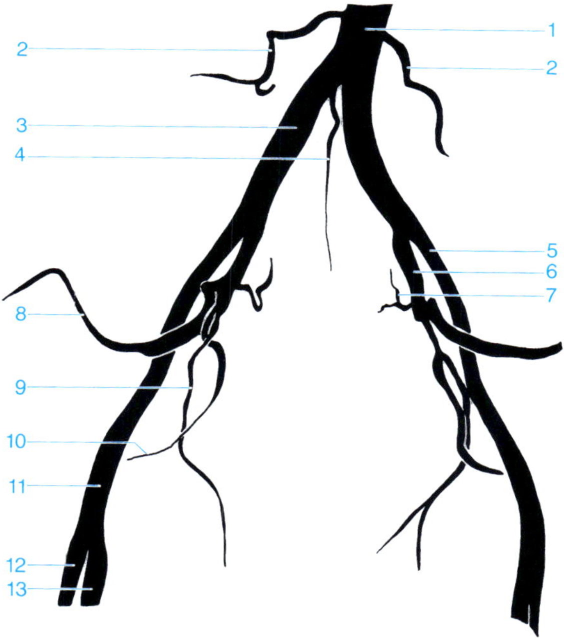

1	Pars abdominalis aortae
2	A. lumbalis
3	A. iliaca communis
4	A. sacralis mediana
5	A. iliaca externa
6	A. iliaca interna
7	A. sacralis lateralis
8	A. glutaealis superior
9	A. obturatoria
10	A. glutaealis inferior
11	A. femoralis communis
12	A. profunda femoris
13	A. femoralis superficialis

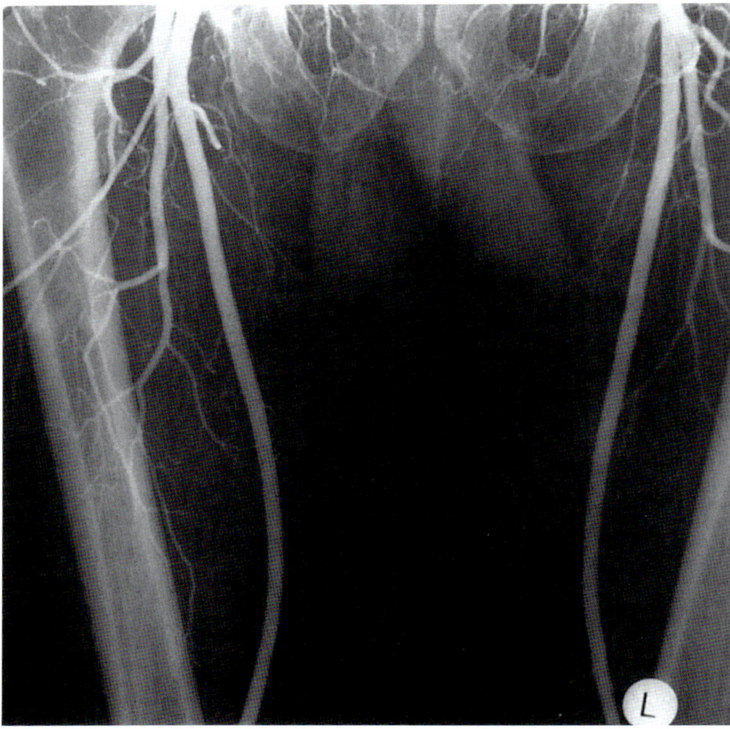
L

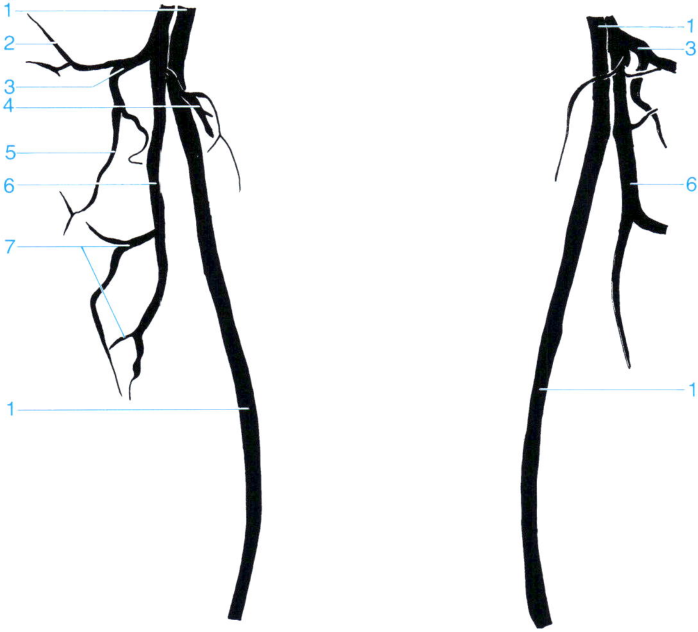

1 A. femoralis superficialis
2 R. ascendens der A. circumflexa femoris lateralis
3 A. circumflexa femoris lateralis
4 A. circumflexa femoris medialis
5 R. descendens der A. circumflexa femoris lateralis
6 A. profunda femoris
7 A. perforans

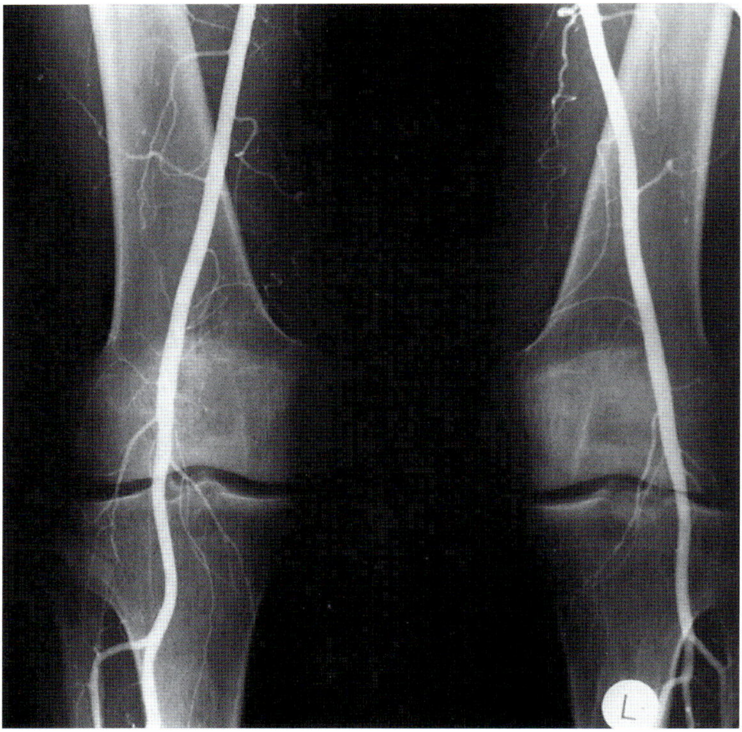
L

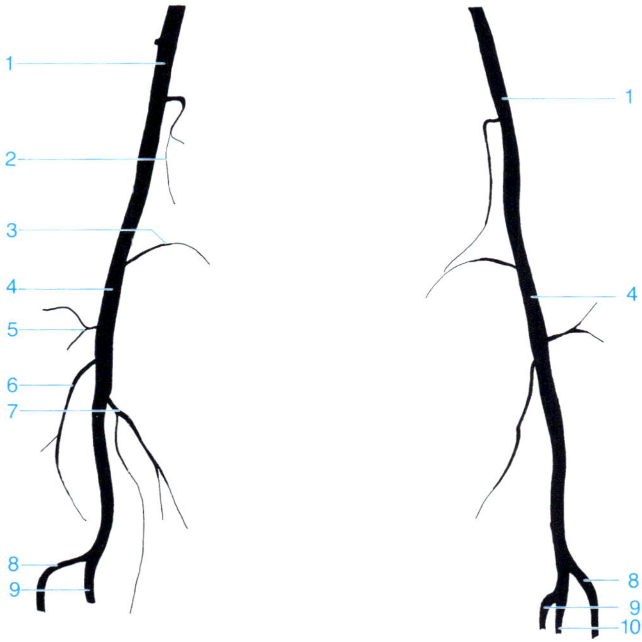

1	A. femoralis superficialis	**6**	A. genus media
2	A. genus descendens	**7**	A. genus inferior medialis
3	A. genus superior medialis	**8**	A. tibialis anterior
4	A. poplitea	**9**	A. tibialis posterior
5	A. genus superior lateralis	**10**	A. fibularis

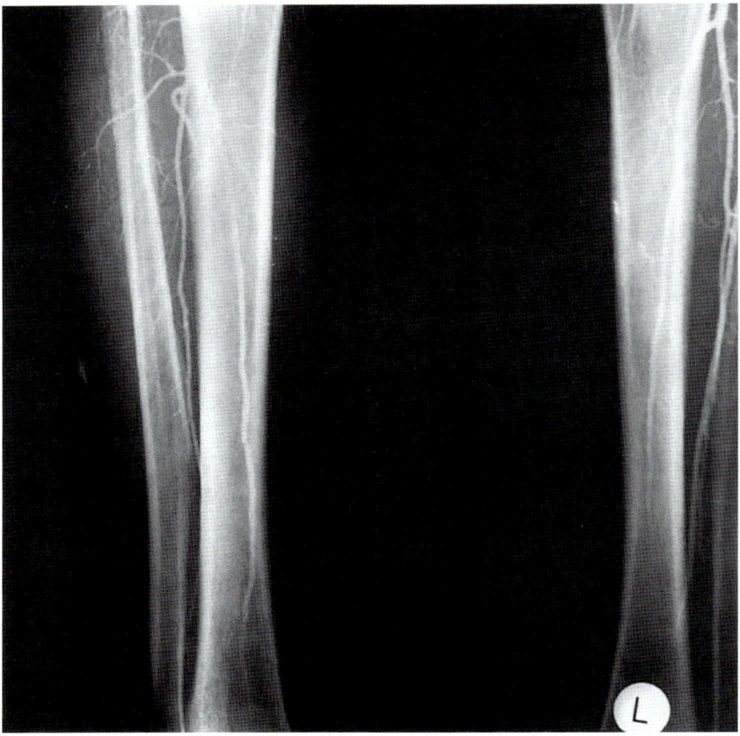
L

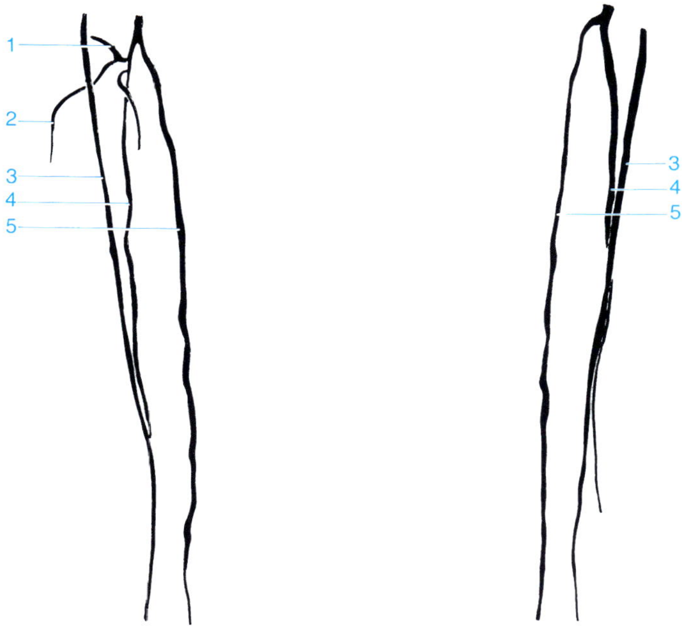

1 R. circumflexus fibularis
2 R. muscularis
3 A. tibialis anterior
4 A. fibularis (A. peronaea)
5 A. tibialis posterior

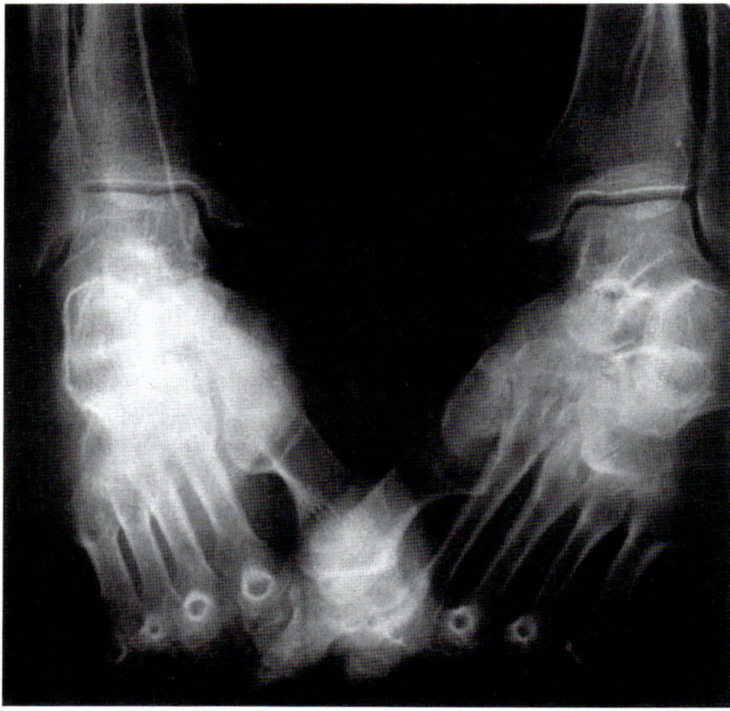

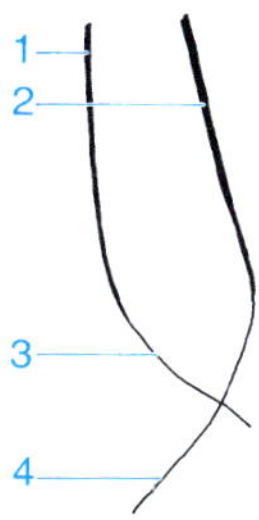

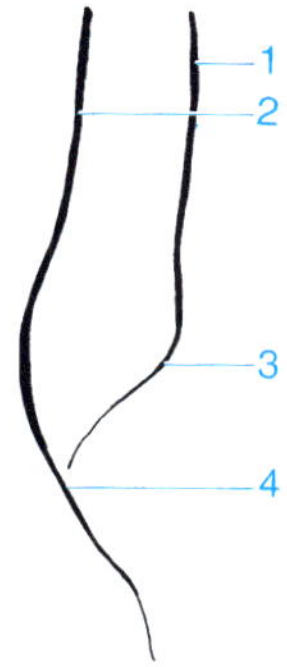

1 A. tibialis anterior
2 A. tibialis posterior
3 A. dorsalis pedis
4 A. plantaris

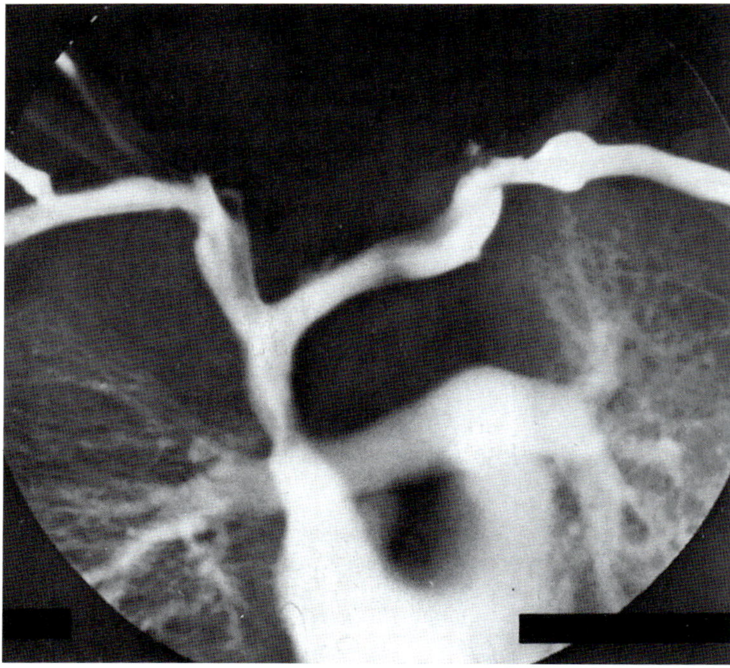

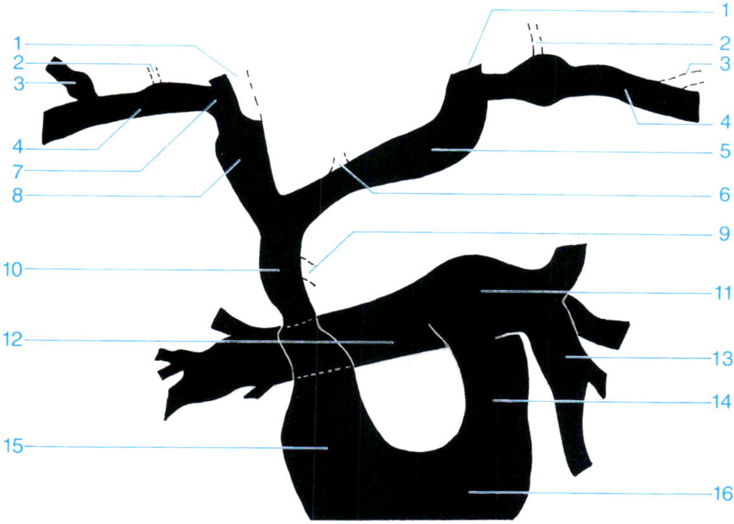

1	V. jugularis interna	**10**	V. cava superior
2	V. jugularis externa	**11**	Truncus pulmonalis
3	V. cephalica	**12**	A. pulmonalis dextra
4	V. subclavia	**13**	A. pulmonalis sinistra
5	V. brachiocephalica sinistra	**14**	Conus arteriosus
6	V. thyroidea ima	**15**	Atrium dextrum (rechter Vorhof)
7	Angulus venosus	**16**	Ventriculus dexter (rechter Ventrikel)
8	V. brachiocephalica dextra		
9	V. azygos		

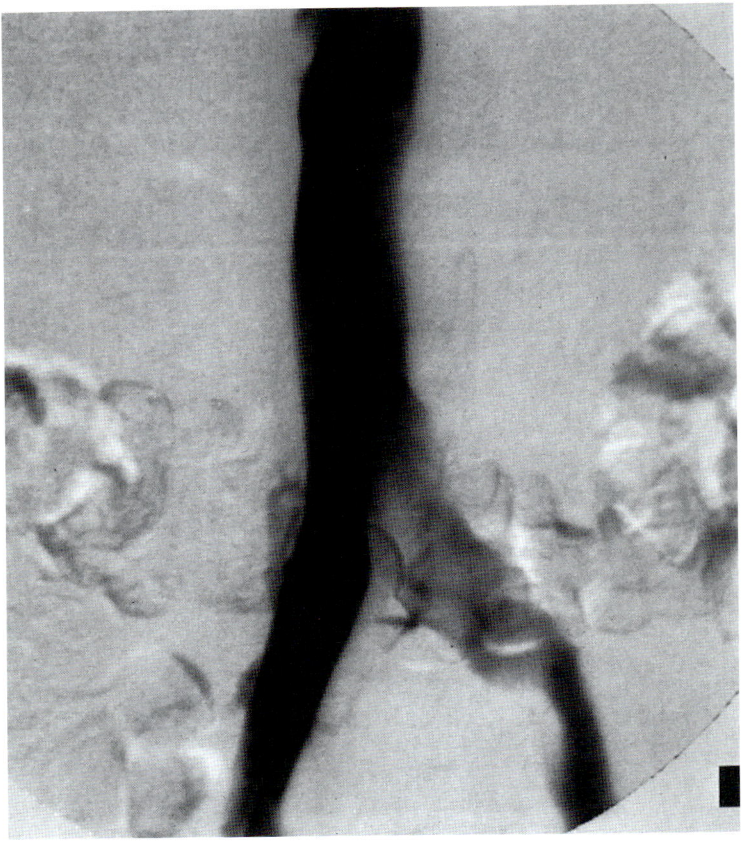

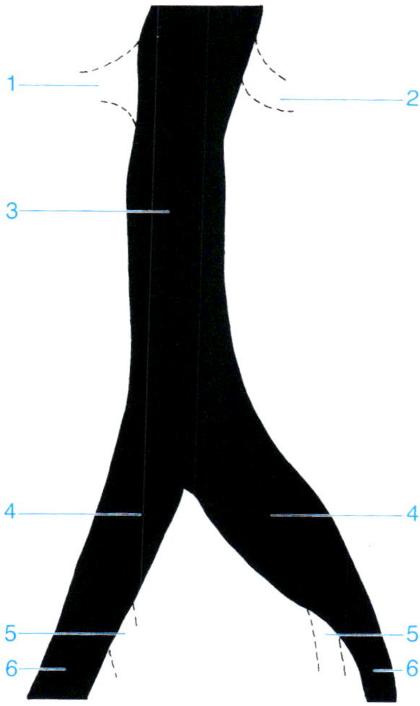

1 V. renalis dextra
2 V. renalis sinistra
3 V. cava inferior
4 V. iliaca communis
5 V. iliaca interna
6 V. iliaca externa

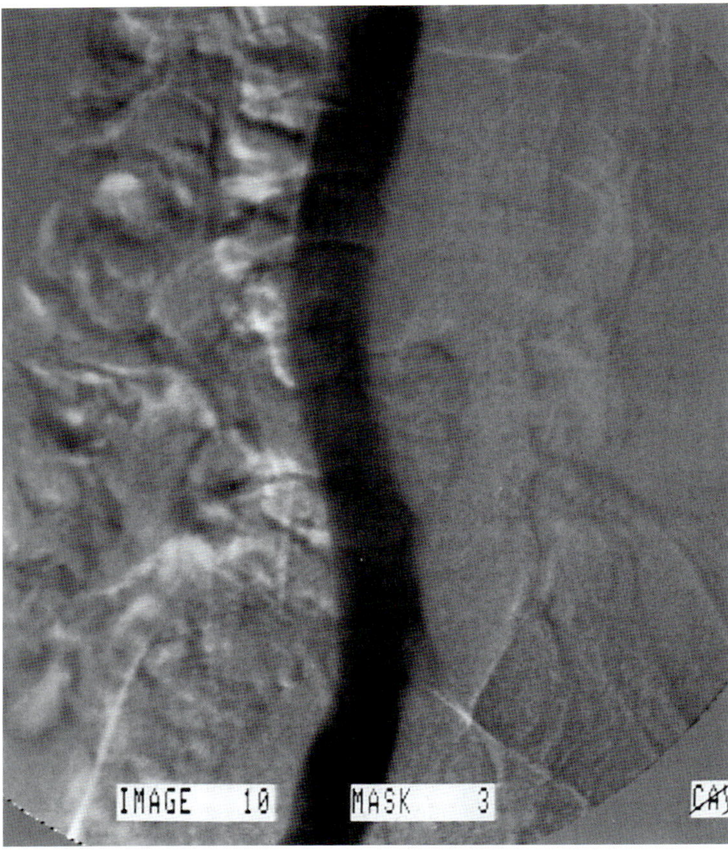
IMAGE 10
MASK 3

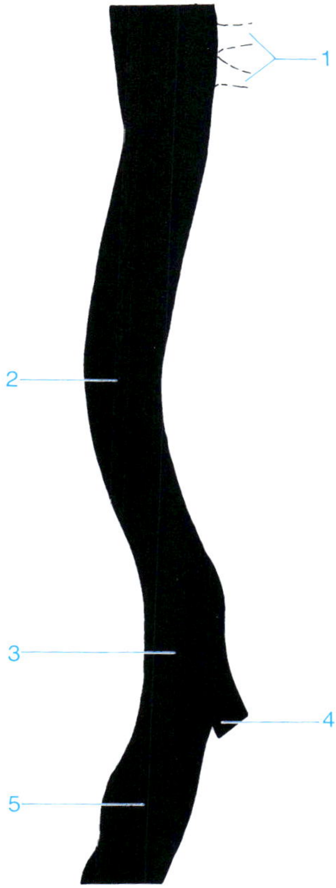

1 Vv. renales
2 V. cava inferior
3 V. iliaca communis
4 V. iliaca interna
5 V. iliaca externa

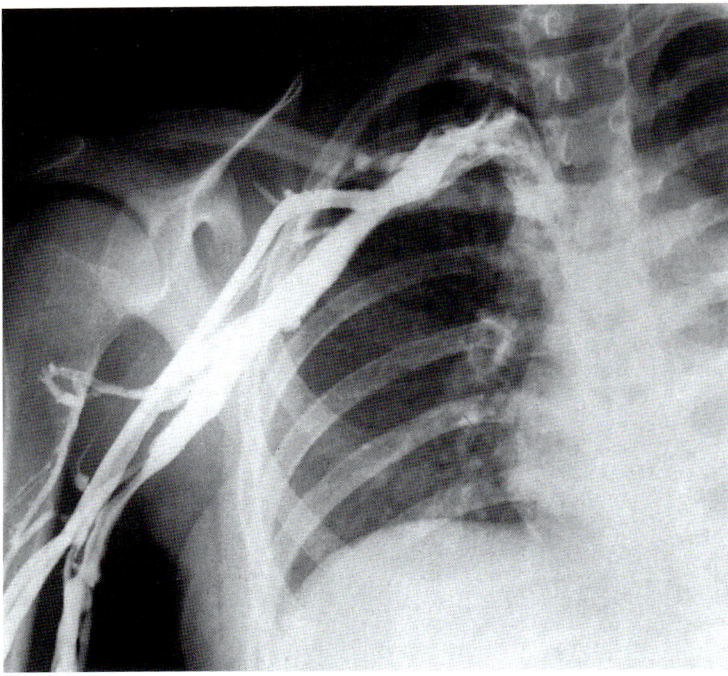

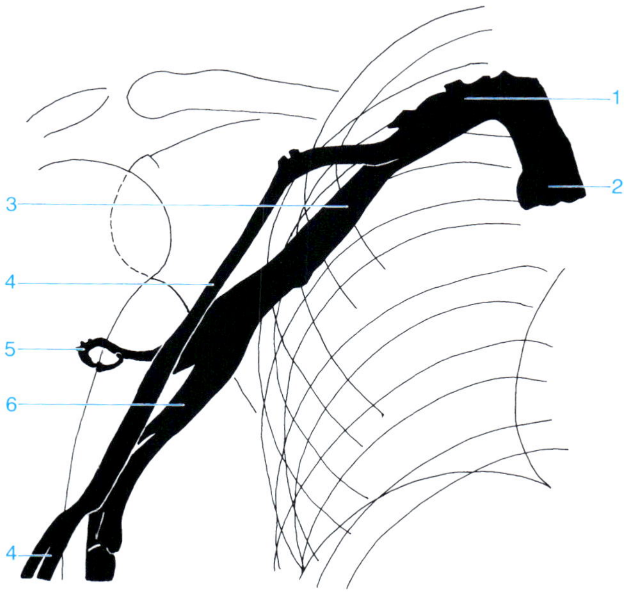

1 V. subclavia
2 V. cava superior
3 V. axillaris
4 V. cephalica
5 Vv. profundae brachii
6 Vv. brachiales

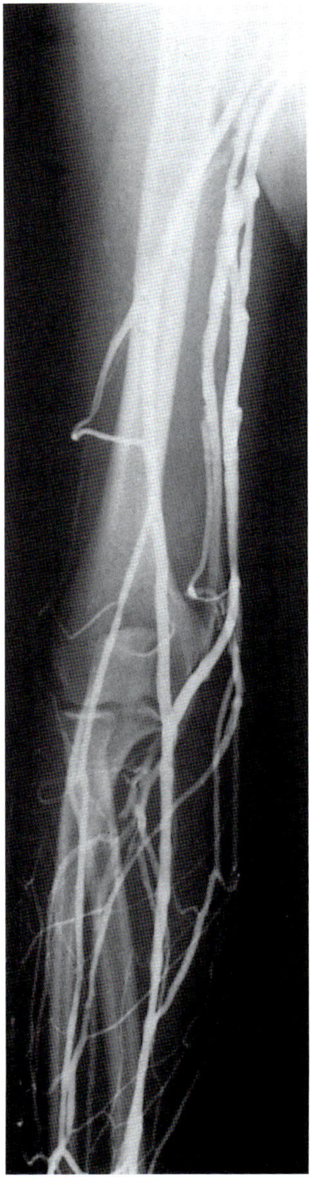

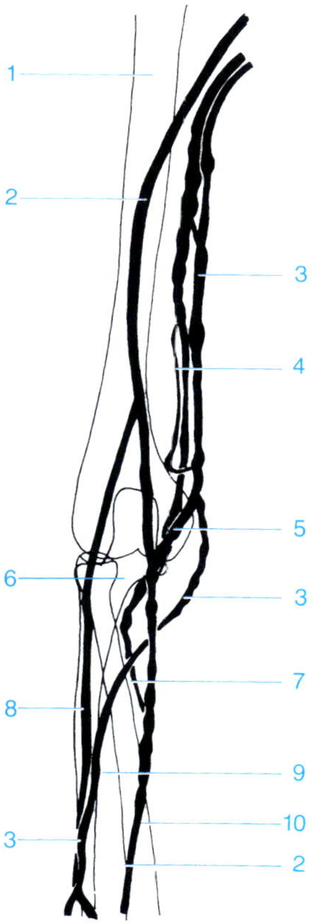

Pronation

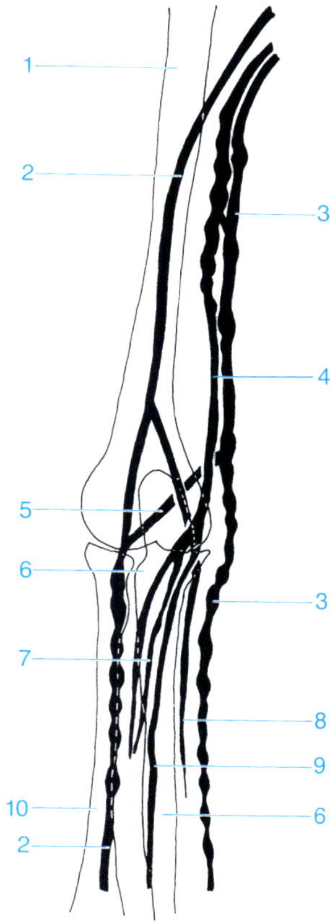

Supination

- **1** Humerus
- **2** V. cephalica
- **3** V. basilica
- **4** Vv. brachiales
- **5** V. mediana cubiti
- **6** Ulna
- **7** Vv. radiales
- **8** Vv. ulnares
- **9** V. mediana antebrachii
- **10** Radius

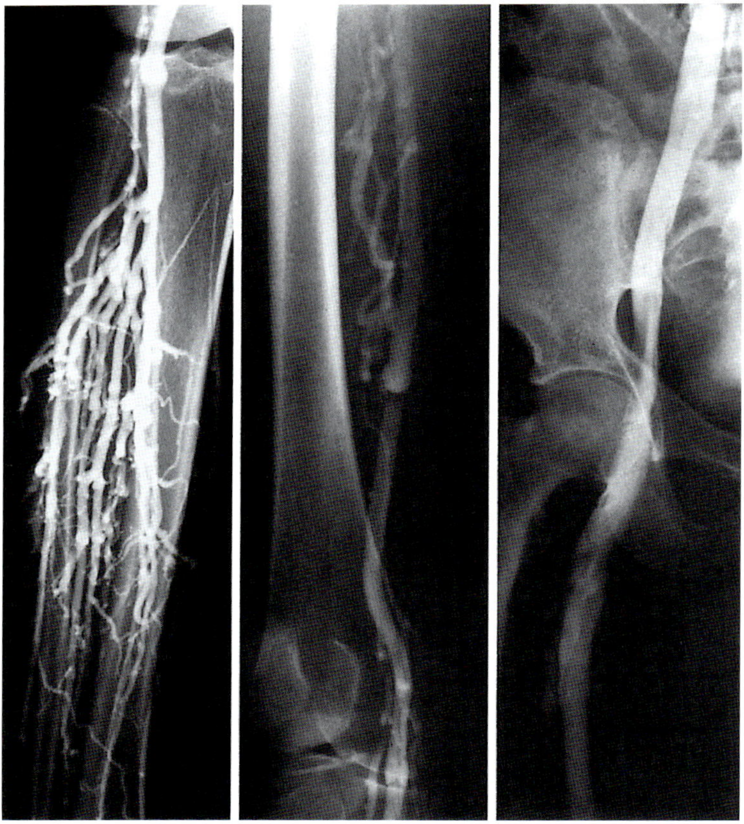

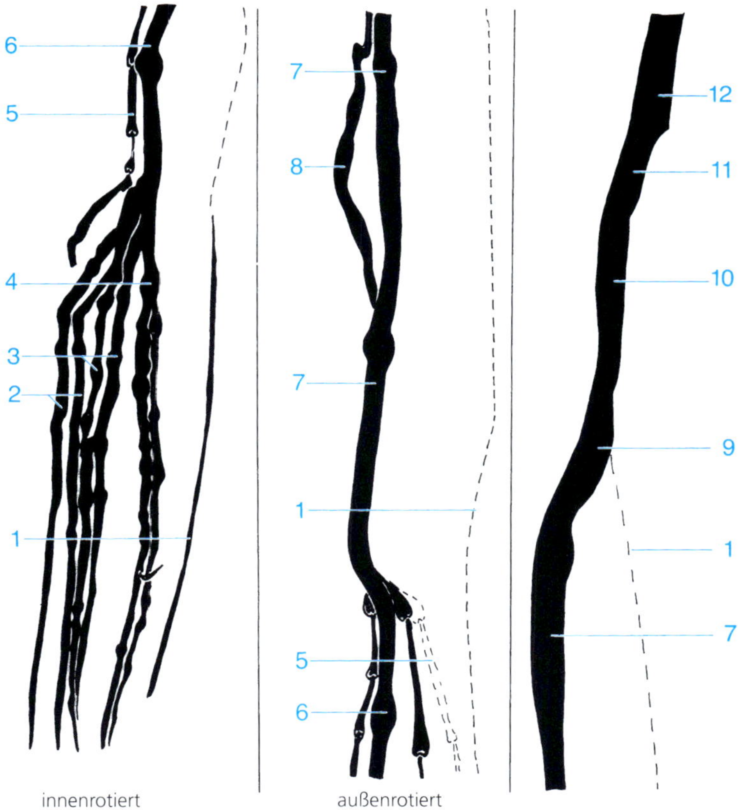

1 V. saphena magna
2 Vv. tibiales anteriores
3 Vv. fibulares
4 Vv. tibiales posteriores
5 V. saphena parva
6 V. poplitea
7 V. femoralis superficialis
8 V. profunda femoris
9 V. femoralis communis
10 V. iliaca externa
11 V. iliaca communis
12 V. cava inferior

Spezialuntersuchungen

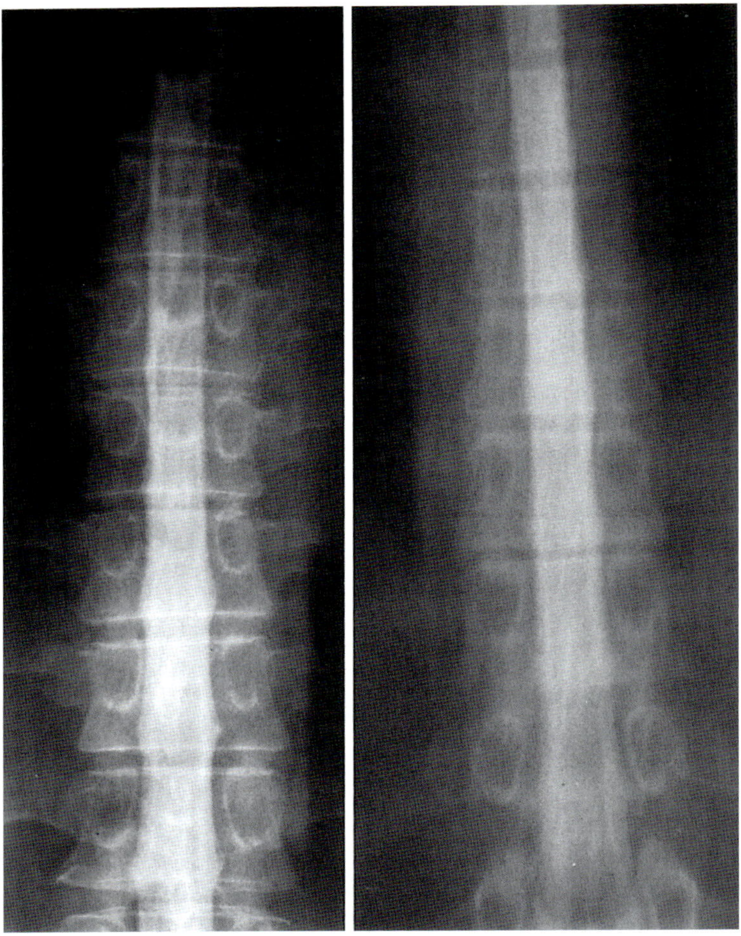

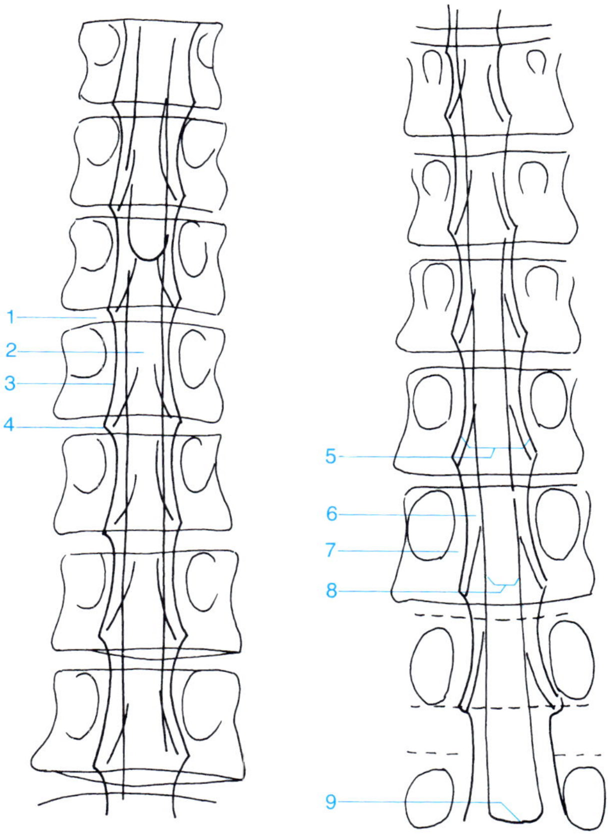

1 Discus intervertebralis (Bandscheibenfach)
2 Medulla spinalis (Myelon)
3 laterale Begrenzung des Duralsackes
4 Wurzeltasche
5 intradural
6 lateraler Subarachnoidalraum
7 extradural
8 intramedullär
9 Conus medullaris

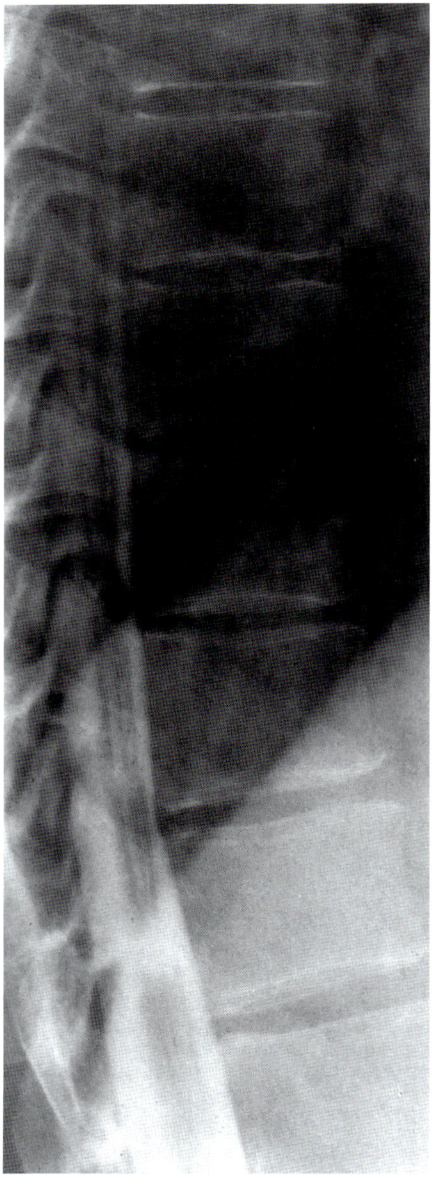

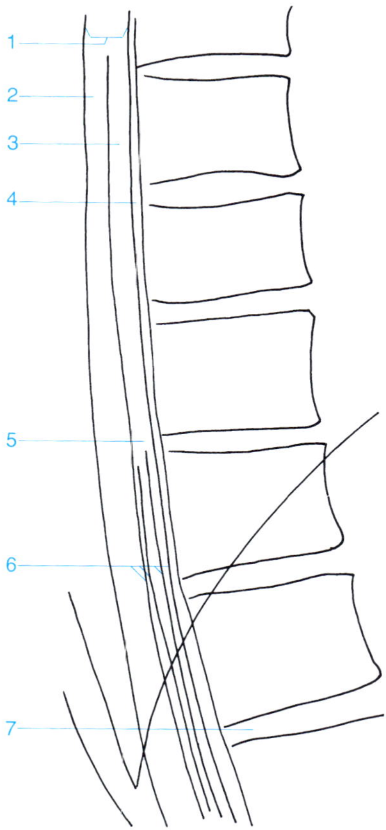

1 Duralsack
2 hinterer Subarachnoidalraum
3 Medulla spinalis (Myelon)
4 vorderer Subarachnoidalraum
5 Conus medullaris
6 Cauda equina
7 Discus intervertebralis (Bandscheibenfach)

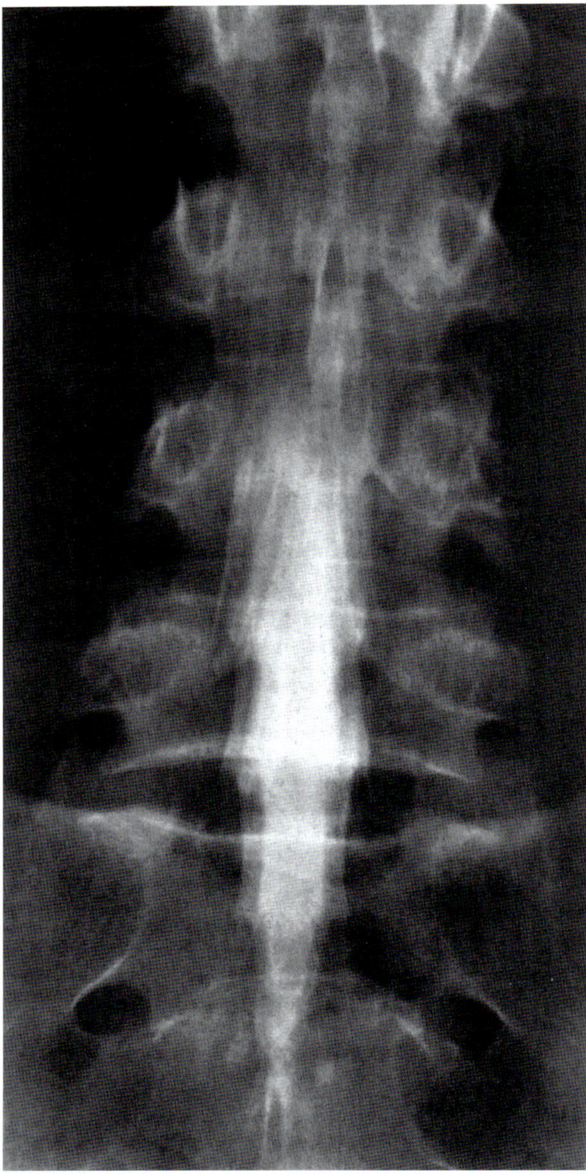

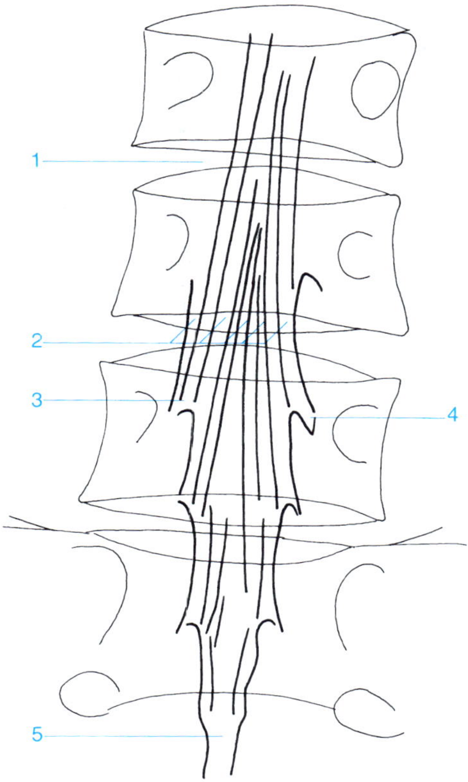

1 Discus intervertebralis (Bandscheibenfach)
2 Cauda equina
3 Wurzel des Spinalnervs im Subarachnoidalraum
4 Wurzeltasche
5 Duralsackende

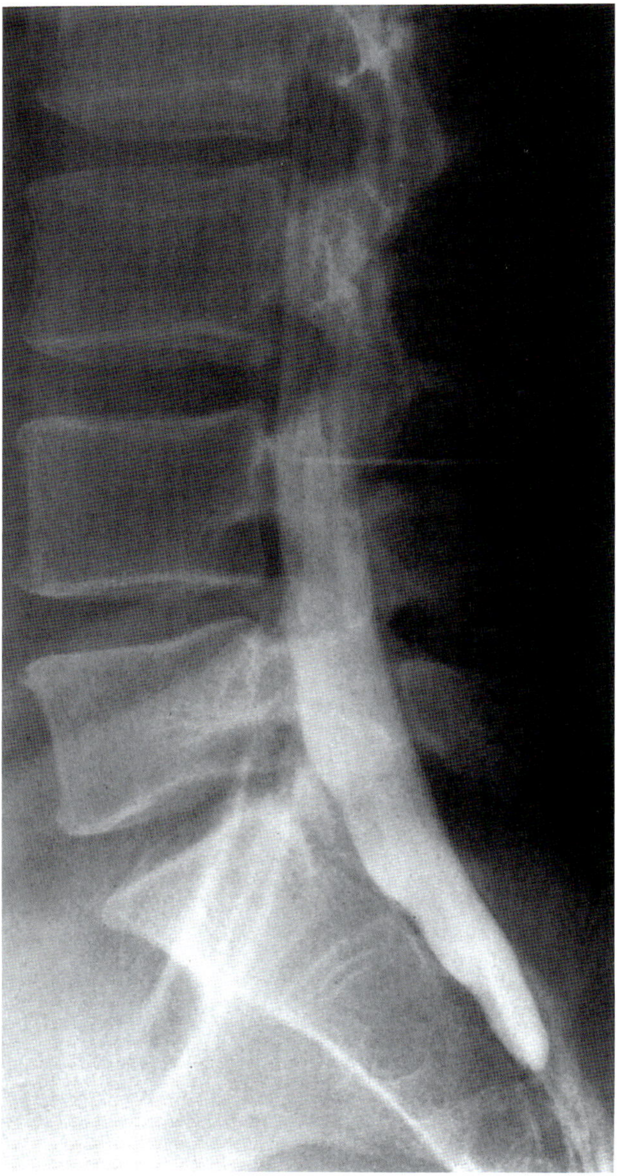

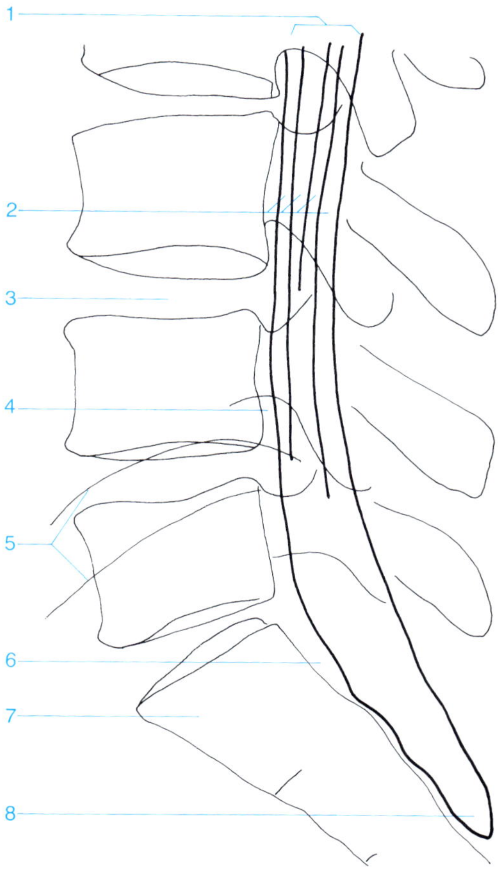

1 Duralsack
2 Cauda equina
3 Discus intervertebrale (Bandscheibenfach)
4 Foramen intervertebrale
5 Crista iliaca (Beckenkamm)
6 prädurales Fettgewebe
7 Os sacrum
8 Duralsackende

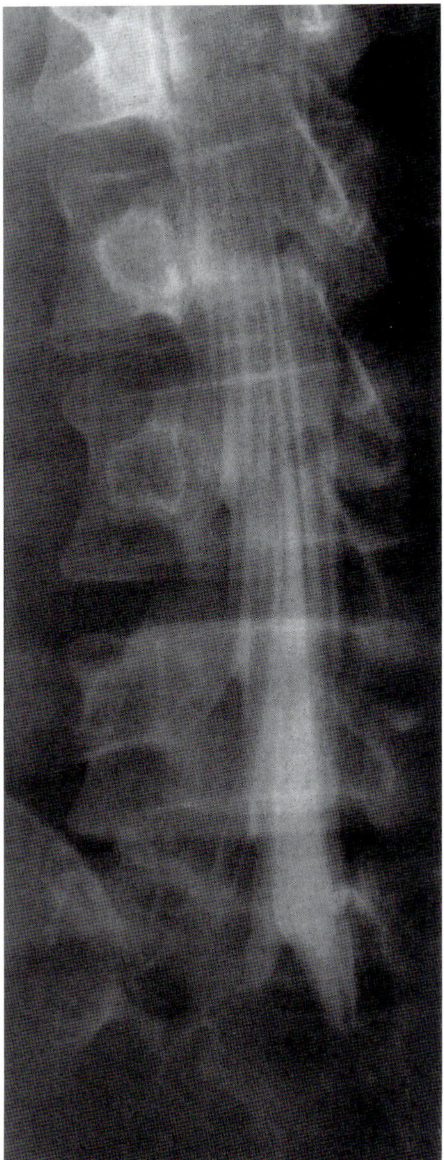

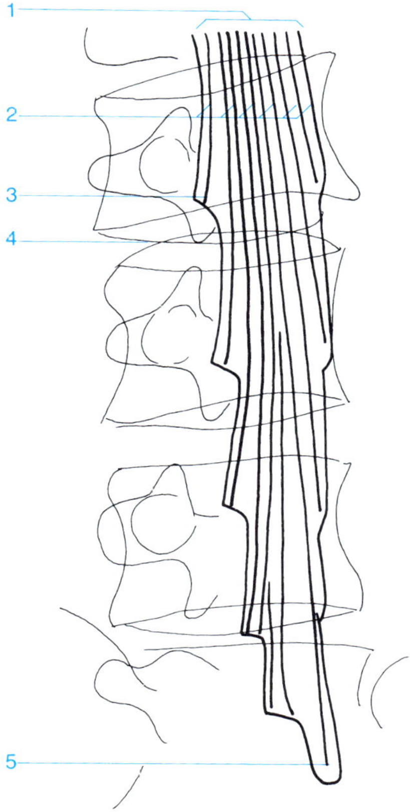

1 Duralsack
2 Cauda equina
3 Wurzeltasche L III
4 Discus intervertebralis (Bandscheibenfach) L III/L IV
5 Duralsackende (meist S I bzw. S II)

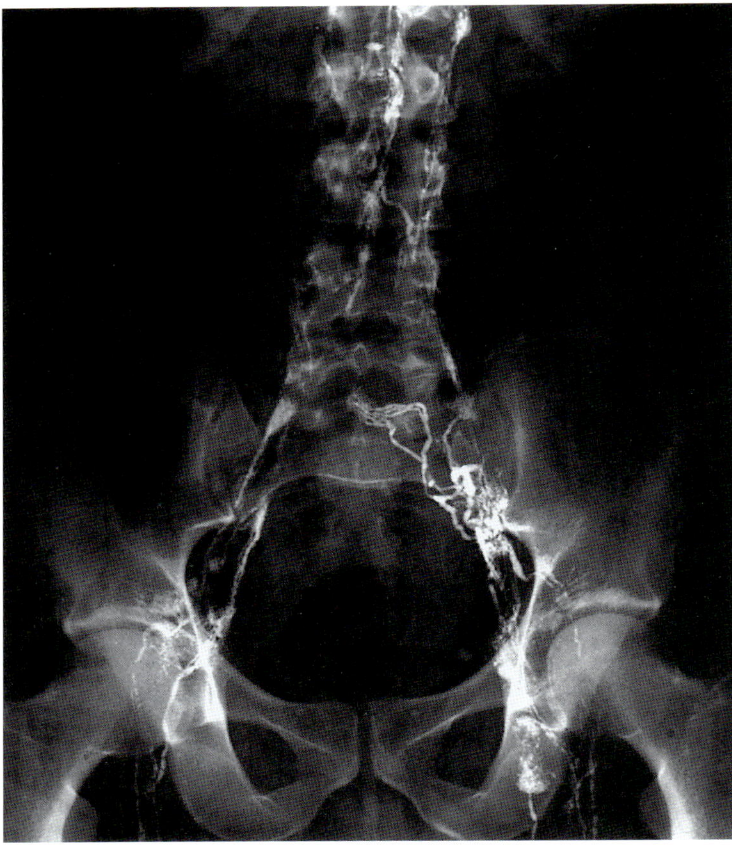

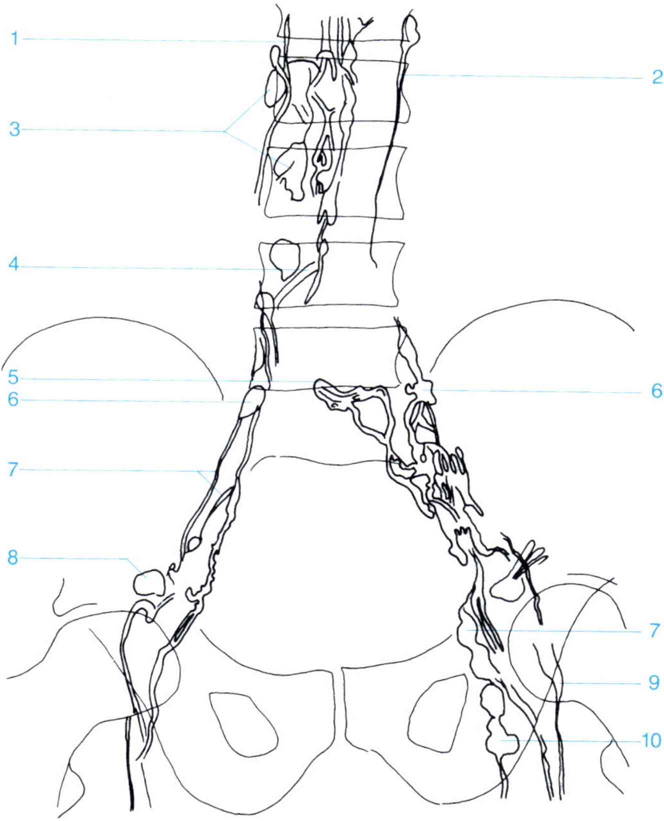

- **1** Truncus lumbaris dexter
- **2** Truncus lumbaris sinister
- **3** Nodi lymphatici lumbales
- **4** Crossing-over
- **5** Nodi lymphatici promontorii
- **6** Nodi lymphatici iliaci communes
- **7** Lymphbahnen der Nodi-lymphatici-iliaci-externi-Gruppe
- **8** Nodus lymphaticus lacunaris (lateralis)
- **9** Nodi lymphatici inguinales superficiales
- **10** Nodus lymphaticus inguinalis profundus

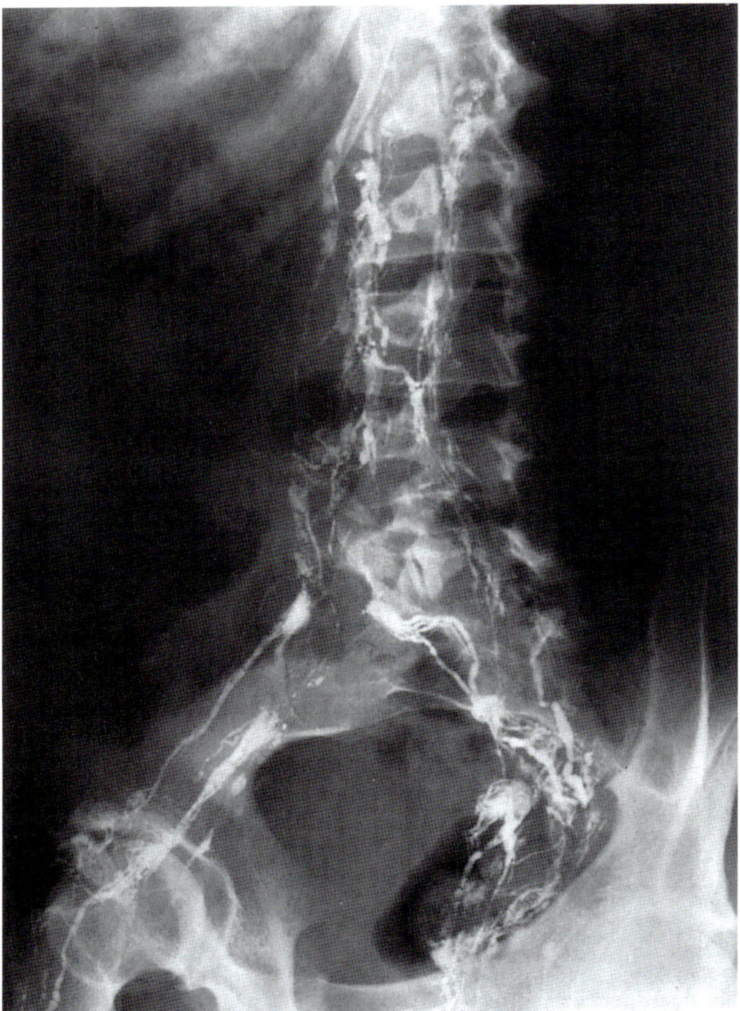

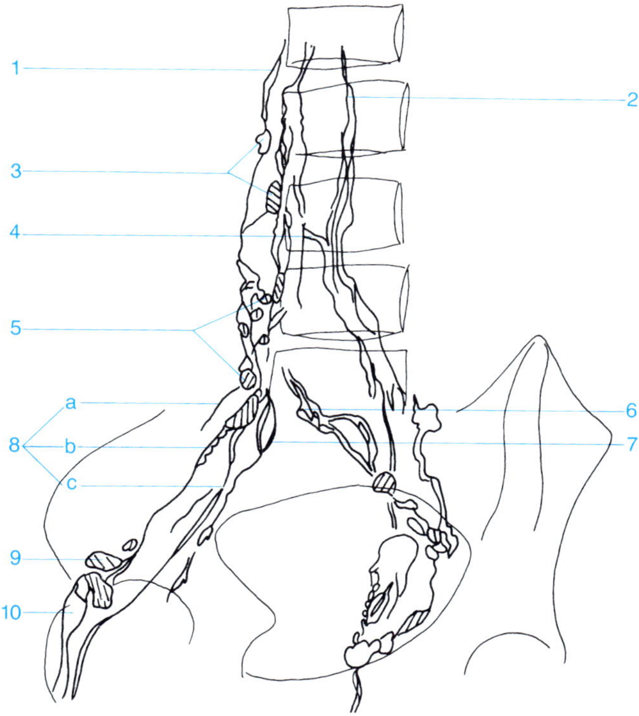

1 Truncus lumbaris dexter
2 Truncus lumbaris sinister
3 Nodi lymphatici lumbales
4 Crossing-over
5 Nodi lymphatici iliaci communes
6 Nodi lymphatici promontorii
7 Lymphbahnen, die die Nodi lymphatici iliaci interni mit den Nodi lymphatici iliaci externi und communes verbinden
8 Nodi lymphatici iliaci externi und communes
a äußere Kette
b mittlere Kette
c innere Kette
9 Nodus lymphaticus lacunaris
10 Nodi lymphatici inguinales superficiales

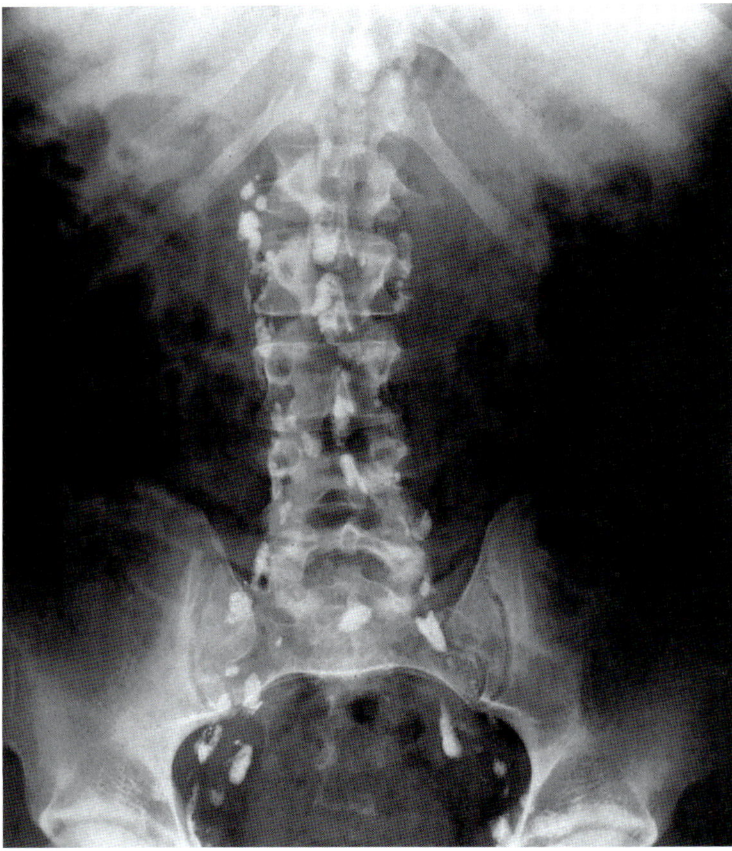

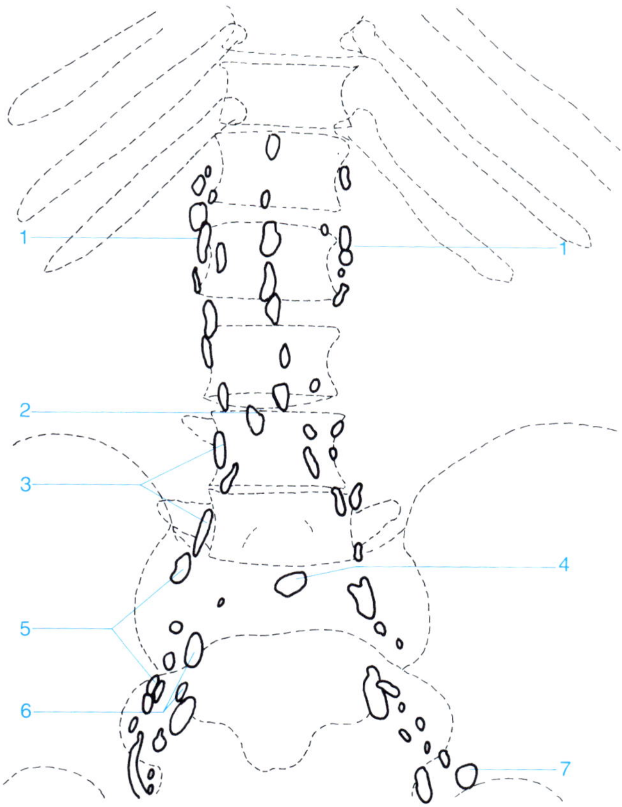

1 Nodi lymphatici paraaortales (aortici laterales, prae- und postaortici)
2 Crossing-over
3 Nodi lymphatici iliaci communes
4 Nodi lymphatici promontorii
5 Nodi lymphatici iliaci externi
6 Nodi lymphatici iliaci interni
7 Nodus lymphaticus lacunaris

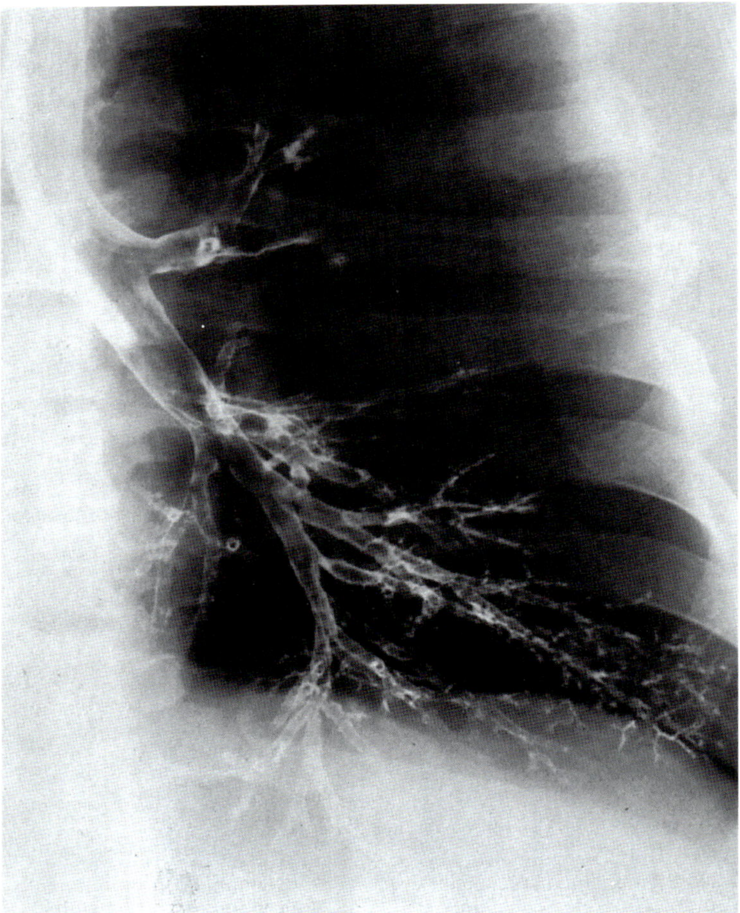

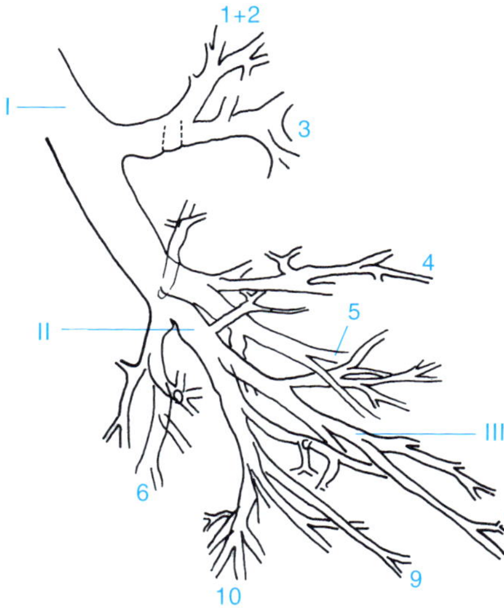

1 + 2	apikoposteriores Oberlappensegment	**8**	anterobasales Unterlappensegment
3	anteriores Oberlappensegment	**9**	laterobasales Unterlappensegment
4	superiores Oberlappensegment, Lingula	**10**	posterobasales Unterlappensegment
5	inferiores Oberlappensegment, Lingula	**I**	Hauptbronchus
6	apikales Unterlappensegment	**II**	Sekundärbronchus
7	links nicht vorhanden	**III**	Tertiärbronchus

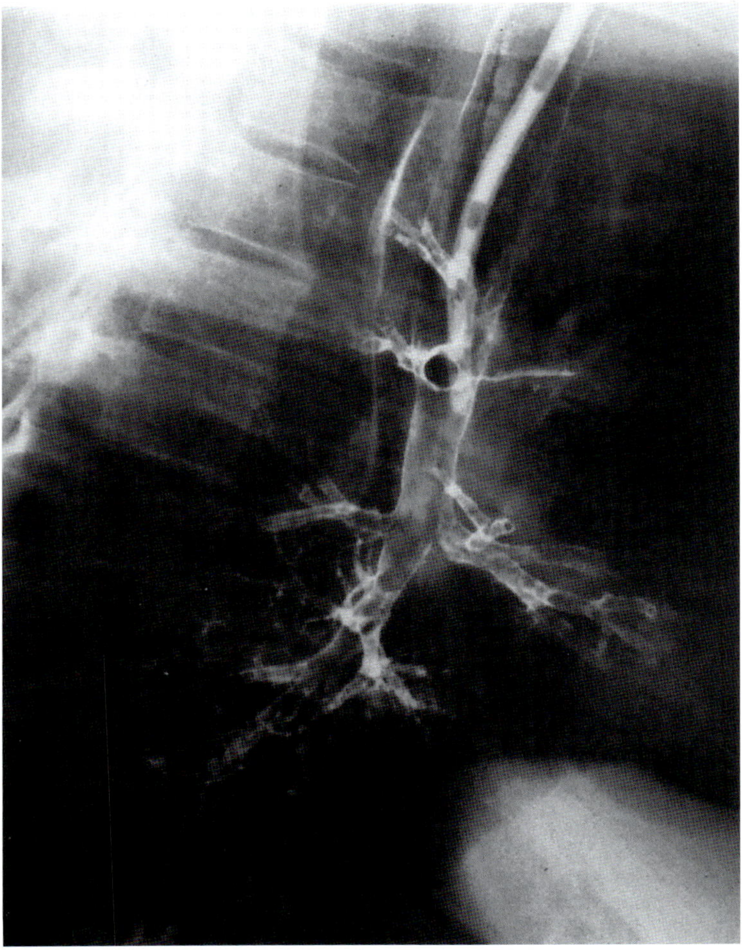

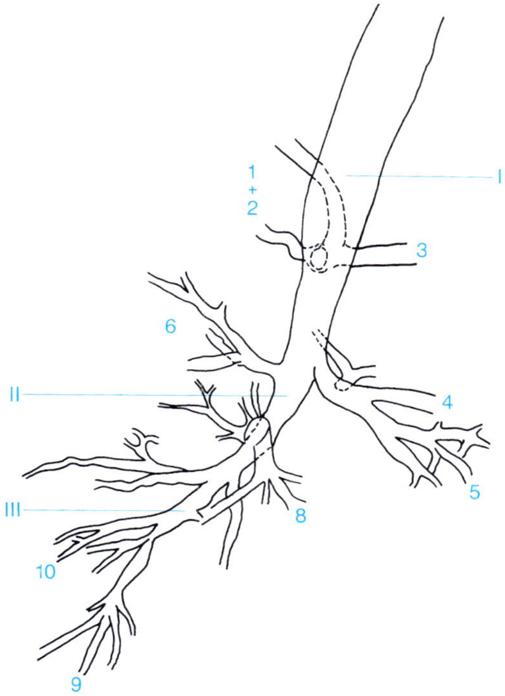

1 + 2 apikoposteriores Oberlappensegment
3 anteriores Oberlappensegment
4 superiores Oberlappensegment, Lingula
5 inferiores Oberlappensegment, Lingula
6 apikales Unterlappensegment
7 links nicht vorhanden
8 anterobasales Unterlappensegment
9 laterobasales Unterlappensegment
10 posterobasales Unterlappensegment

I Hauptbronchus
II Sekundärbronchus
III Tertiärbronchus

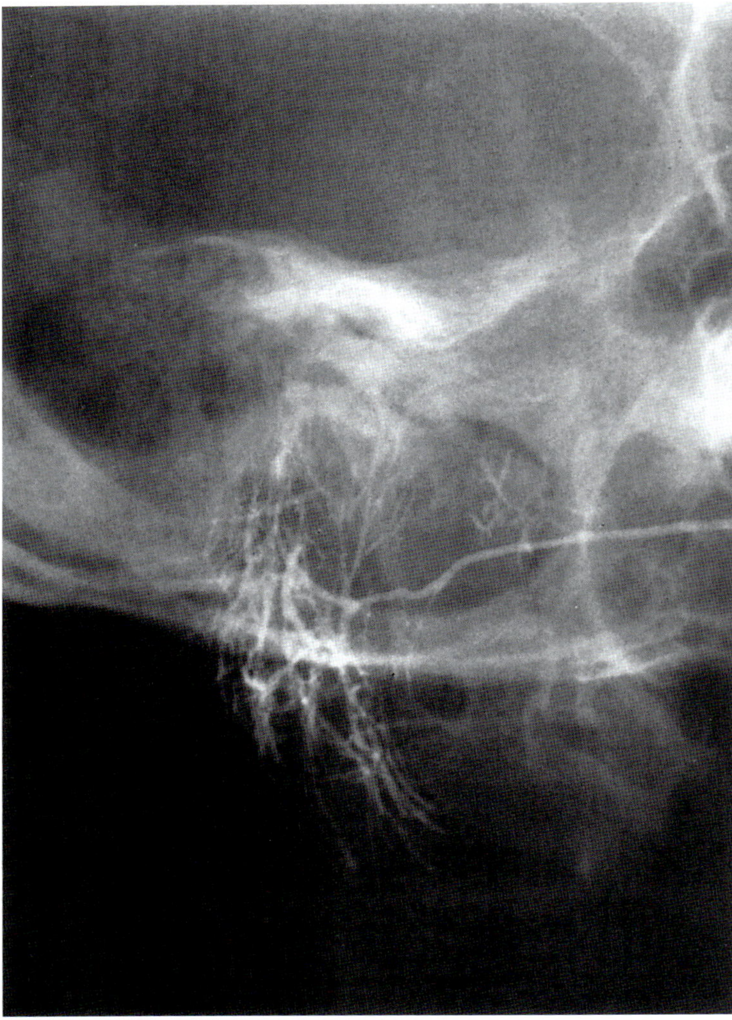

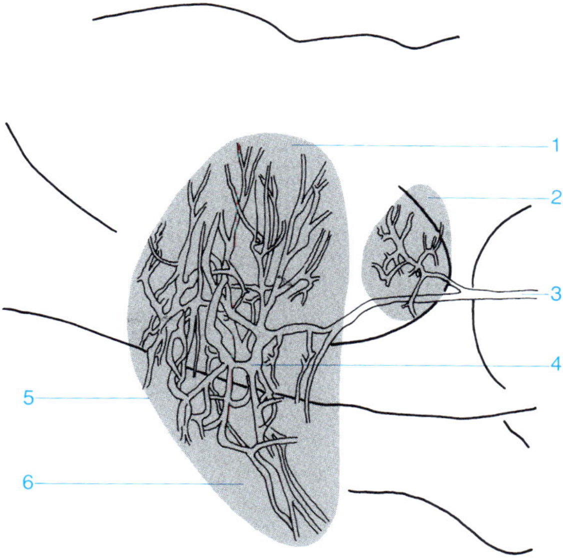

1 Glandula parotidea (Pars superficialis)
2 Glandula parotidea accessoria
3 Ductus parotideus (Stenon-Gang)
4 Parotisgangsystem (Bild des unbelaubten Ahornbaumes)
5 Glandula parotidea
6 Pars profunda (liegt unter dem N. facialis)

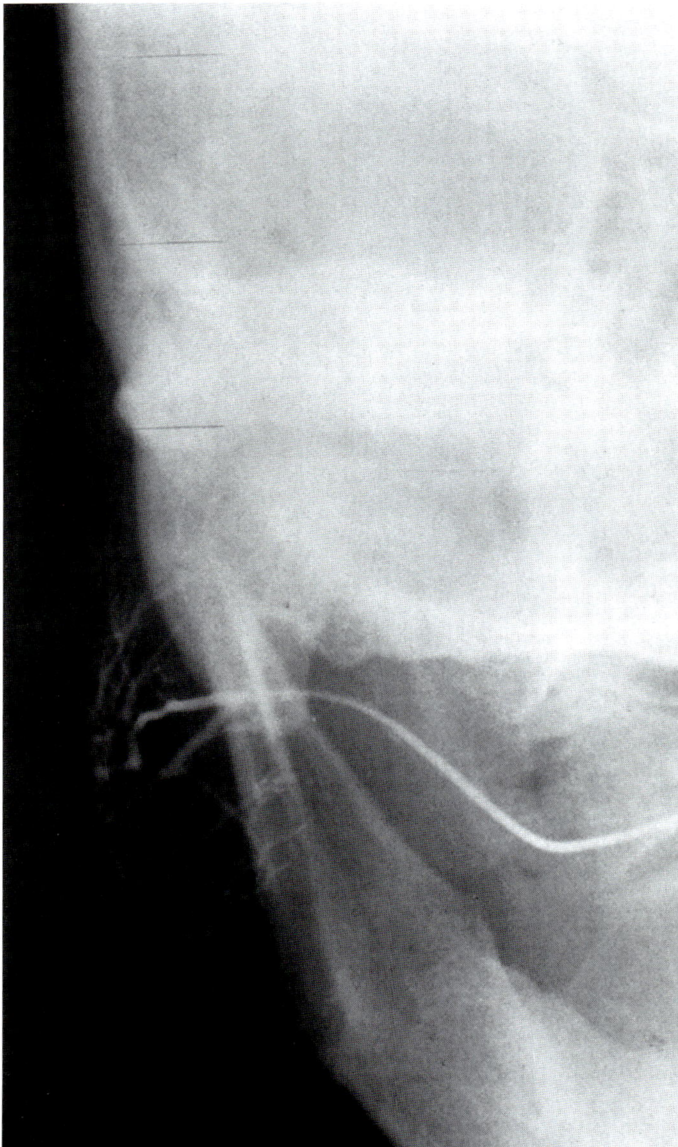

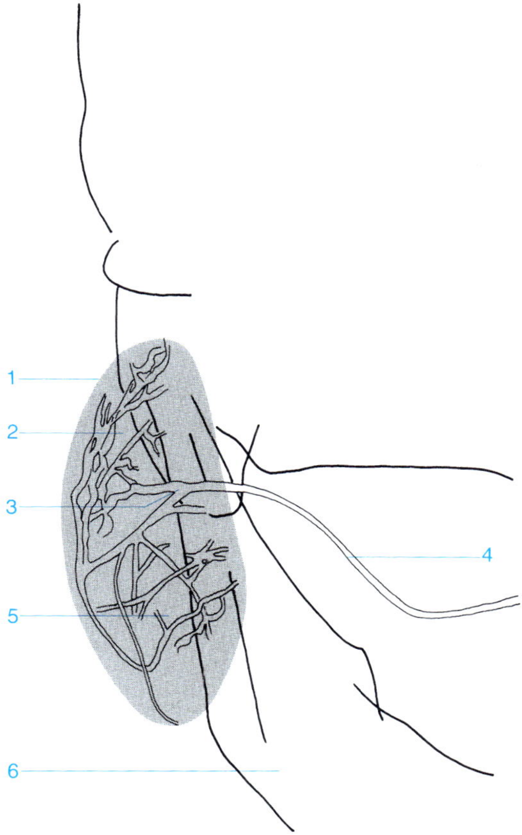

1 Glandula parotidea
2 Pars superficialis (liegt auf dem N. facialis)
3 Parotisgangsystem (Bild des unbelaubten Ahornbaumes)
4 Ductus parotideus (Stenon-Gang)
5 Pars profunda (liegt unter dem N. facialis)
6 Mandibula (Unterkiefer)

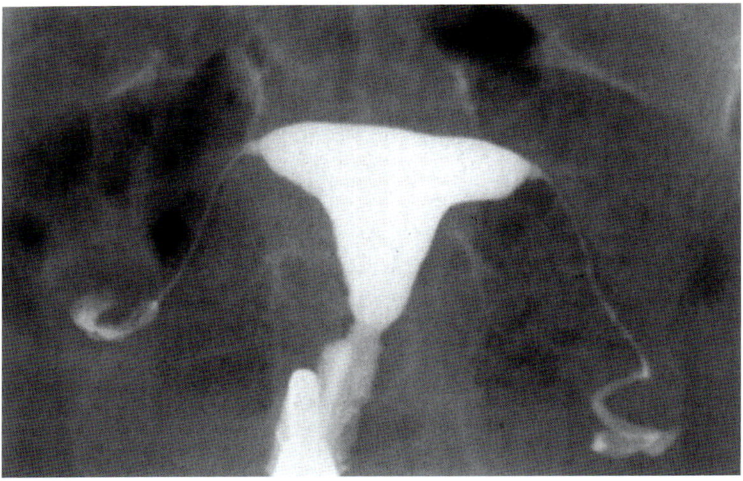

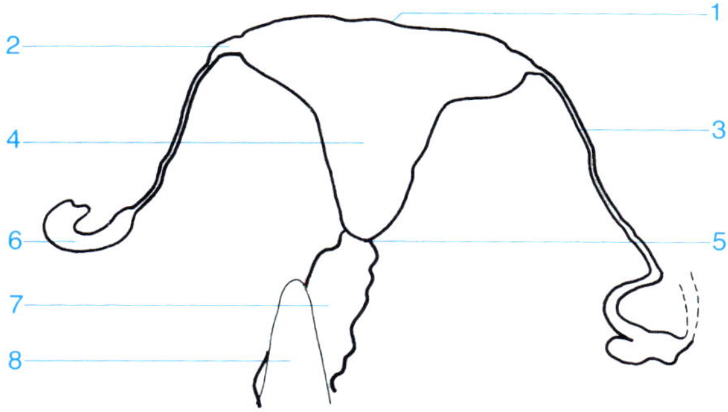

1 Fundus uteri
2 Ostium uterinum tubae
3 Tuba uterina
4 Cavitas uteri
5 Canalis isthmi
6 Fimbriae tubae
7 Vagina
8 Instrumentarium

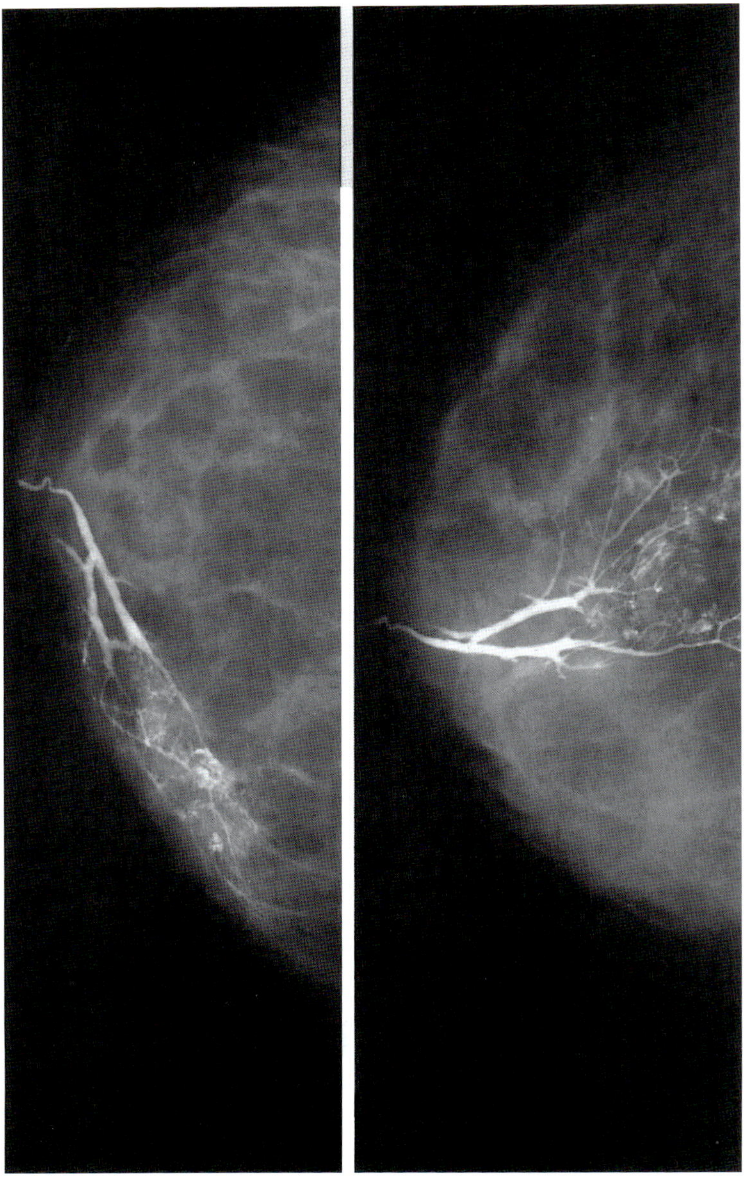

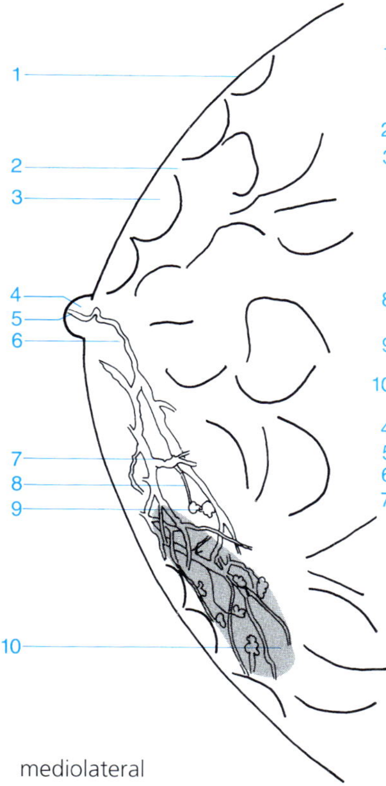

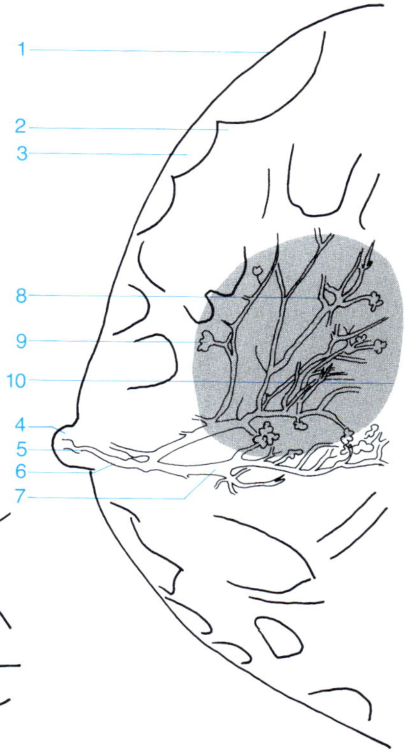

1 Kutis und Subkutis
2 Lig. pectineale (Cooper-Ligament)
3 subkutanes Fettgewebe
4 Papilla mammaria (Mamille)
5 retromamillärer Hauptmilchgang
6 Sinus lactiferus
7 Ductus lactiferi
8 Ductuli lactiferi
9 Lobuli glandulae mammariae
10 Lobus glandulae mammariae

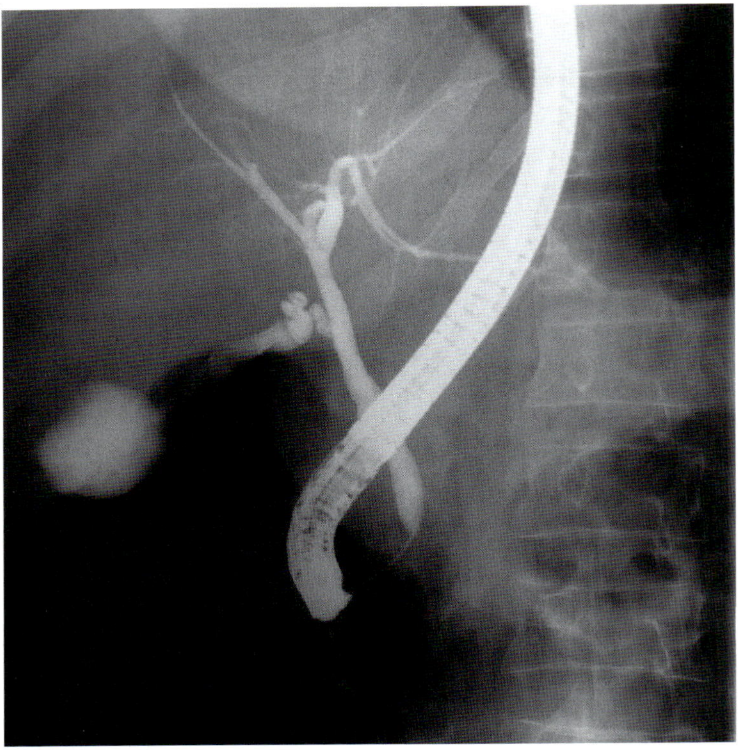

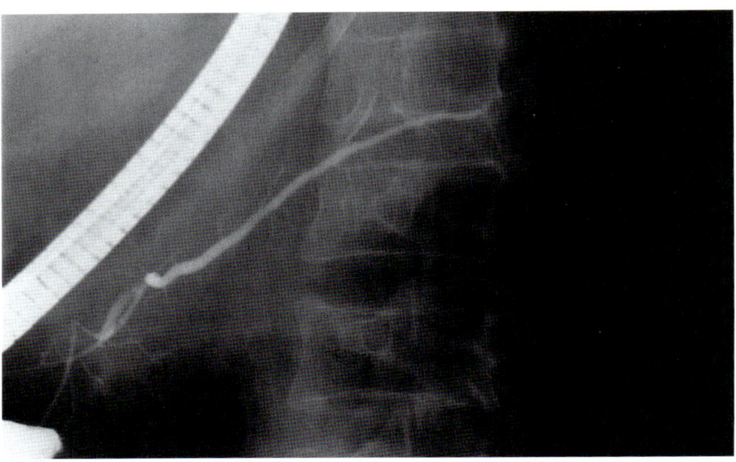

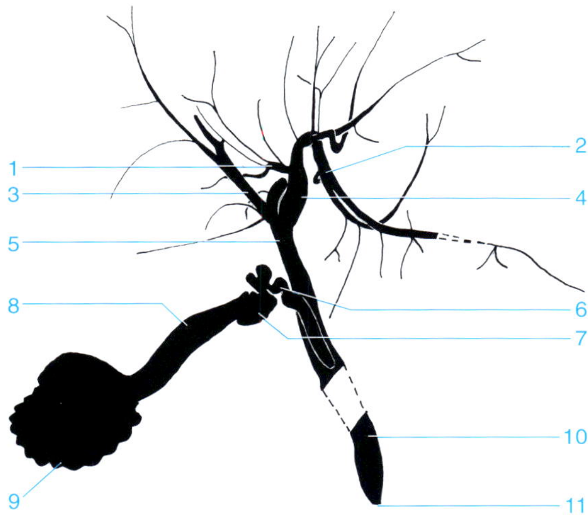

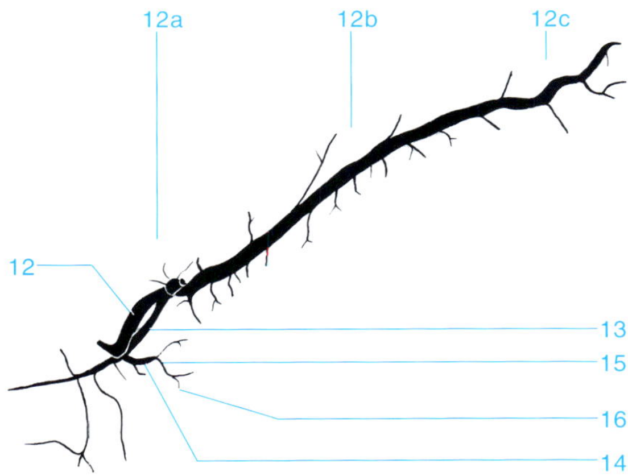

1 R. medialis (des Ductus hepaticus sinister)
2 R. lateralis
3 Ductus hepaticus dexter
4 Ductus hepaticus sinister
5 Ductus hepaticus communis
6 Ductus cysticus
7 Kollum (der Gallenblase)
8 Korpus (der Gallenblase)
9 Fundus (der Gallenblase)
10 Ductus choledochus
11 Papilla Vateri
12 Ductus pancreaticus (Wirsungianus)
a Caputbereich
b Korpusbereich
c Kaudabereich
13 Ductus Santorini
14 Seitengang 1. Ordnung
15 Seitengang 2. Ordnung
16 Seitengang 3. Ordnung

A

Abdomen
– im Liegen 207
– im Stand 205
Achillessehne s. Tendo calcaneus
Aditus ad antrum, Felsenbein nach Mayer 35
Akromioklavikulargelenk 92 f
– Schulter axial 103
– – tangential 105
– – transthorakal 107
Akromion
– Akromioklavikulargelenk 93
– Klavikula anterior-posterior 89
– – schräg 91
– knöcherner Hemithorax 81
– Oberarm anterior-posterior 109
– – seitlich 111
– Schulter axial 103
– – tangential 105
– – transthorakal 107
– Schultergelenk, anteriore-posteriore Arthrographie 257
– – anterior-posterior 99
– – in Elevation 101
– – schräg, Arthrographie 259
– Schultern, anterior-posterior, unter Belastung 87
– Skapula anterior-posterior 95
Ala
– major 5, 9, 27
– – Nasennebenhöhlen okzipitomental 9
– – Orbita posterior-anterior 13
– – Schädel seitlich 5
– – Schädelbasis 27
– – Sella seitlich 37
– minor dextra, Orbitaaufnahme nach Rhese 15
– – Orbita posterior-anterior 13
– – sinistra, Orbitaaufnahme nach Rhese 15
– ossis ilii, Becken Ala-Aufnahme 67
– – – – anterior-posterior 59
– – – Beckenaufnahme nach Martius 63
– – – Iliosakralgelenk anterior-posterior 71
– – – Kreuzbein anterior-posterior 73
– sacralis, Beckenaufnahme nach Martius 63
– – Iliosakralgelenke, Tomographie 221
– – Kreuzbein anterior-posterior 73
Alveolarrand, Unterkieferast 19
Ampulla
– (Bulbus duodeni), Magen 233
– – – – (Duodenum) 235
– – – Magen-Darm-Passage 237
– recti 245
– – Defäkographie 247
Angiographie
– arterielle 264 ff, 270 ff, 276 ff, 280 f, 298 ff
– venöse 310 ff, 316 ff, 320 ff
Angulus
– inferior scapulae, knöcherner Hemithorax 81
– – – Skapula seitlich 97
– – Skapula anterior-posterior 95
– mandibulae 3, 19
– – Oberkiefer 17
– – Orthopantomogramm 22
– – Schädel anterior-posterior 3
– – Unterkiefer nach Clementschitsch 21
– sterni, Sternum anterior-posterior 83
– – – seitlich 85
– – Thorax seitlich 196
– superior scapulae, Klavikula anterior-posterior 89
– – – Schultergelenk anterior-posterior 99
– – – – in Elevation 101
– – – Schultern anterior-posterior, unter Belastung 87
– – – Skapula seitlich 97
– – Skapula anterior-posterior 95
– venosus, Vena cava superior, anterior-posterior 311
Antrum
– Felsenbein nach Mayer 35
– – nach Stenvers 33
– mastoideum, Felsenbein nach Schüller 31
– – Pyramidenvergleichsaufnahme 29
– präpylorisches, Magen 233
– pyloricum, Magen 233
– – – (Duodenum) 235
– – Magen-Darm-Passage 237
Aortenbogen s. Arcus aortae
Aortenklappe s. Valva aortae

Apex
– capitis fibulae, Oberschenkel seitlich 155
– pulmonis, Thorax posterior-anterior 193
Apex-Arkus-Bogen, Thorax posterior-anterior 193
Aponeurosis plantaris, Kalkaneus seitlich 177
Appendix
– Dünndarm 239
– vermiformis, Kolon 243
Arcus
– anterior atlantis, Schädelbasis 27
– – schräge Halswirbelsäule 47
– – seitliche Halswirbelsäule 45
– aortae 201
– – Abdomen im Stand 203
– – anterior-posterior 282 f
– – Lungenhilus, Tomographie anterior-posterior 217
– – Ösophagus 229
– – Thorax posterior-anterior 195
– – – seitlich 196
– costalis, knöcherner Hemithorax 81
– posterior atlantis 7
– – – Hinterhauptsaufnahme nach Towne 7
– – seitliche Halswirbelsäule 45
– zygomaticus 3, 25
– – Orbita, posterior-anterior 13
– – Orthopantomogramm 22
– – Pyramidenvergleichsaufnahme 29
– – Schädel anterior-posterior 3
Arkus 43
– seitliche Halswirbelsäule 45
Armphlebographie
– Oberarm 316 f
– Unterarm 318 f
Arteria(-ae)
– arcuatae, Arteriae renales 297
– basilaris, anterior-posterior 273
– – seitlich 275
– calcarina, anterior-posterior 273
– – seitlich 275
– callosomarginalis, anterior-posterior 265
– – seitlich 267
– carotis communis, Aortenbogen, anterior-posterior 283
– – – Halsgefäße, anterior-posterior 281
– – externa, Halsgefäße, anterior-posterior 281
– – interna, anterior-posterior, arterielle Phase 264 f
– – – – venöse Phase 268 f
– – – Halsgefäße, anterior-posterior 281
– – – seitlich, arterielle Phase 266 f
– – – – venöse Phase 270 f
– cerebelli inferior anterior, anterior-posterior 273
– – – – seitlich 275
– – – posterior, anterior-posterior 273
– – – – seitlich 275
– – superior, anterior-posterior 273
– – – seitlich 275
– cerebri anterior, anterior-posterior 265
– – – Segment 2, seitlich 267
– – media, anterior-posterior 265
– – – Segment 2, seitlich 267
– – posterior, anterior-posterior 273
– – – seitlich 275
– cervicalis ascendens, Halsgefäße, anterior-posterior 281
– choroidea anterior, anterior-posterior 265
– – – seitlich 267
– – laterale, seitlich 275
– – mediale, seitlich 275
– – posteriore, seitlich 275
– circumflexa femoris lateralis, Ramus ascendens, Becken-Bein-Angiographie 303
– – – – – descendens, Becken-Bein-Angiographie 303
– – – medialis, Becken-Bein-Angiographie 303
– colica dextra, Arteria mesenterica superior 293
– – media, Arteria mesenterica superior 293
– communicans anterior, anterior-posterior 265
– – posterior, seitlich 267, 275
– cystica, Truncus coeliacus 289
– dorsalis pedis, Becken-Bein-Angiographie 309
– facialis, Halsgefäße, anterior-posterior 281
– femoralis communis, Becken-Bein-Angiographie 301
– – superficialis, Becken-Bein-Angiographie 301, 303, 305

Arteria(ae)
– fibularis, Becken-Bein-Angiographie, Knie 305, 307
– frontalis interna anterior, seitlich 267
– – – media, seitlich 267
– – – posterior, seitlich 267
– frontoorbitalis, seitlich 267
– frontopolaris, anterior-posterior 265
– – seitlich 267
– gastrica dextra, Truncus coeliacus 289
– – sinistra, Truncus coeliacus 289
– gastroduodenalis, Truncus coeliacus 289
– gastroepiploica dextra, Truncus coeliacus 289
– genus descendens, Becken-Bein-Angiographie 305
– – inferior medialis, Becken-Bein-Angiographie 305
– – media, Becken-Bein-Angiographie 305
– – superior lateralis, Becken-Bein-Angiographie 305
– – – medialis, Becken-Bein-Angiographie 305
– glutaealis inferior, Becken-Bein-Angiographie 301
– – superior, Becken-Bein-Angiographie 301
– gyri angularis, anterior-posterior 265
– – – seitlich 267
– hepatica communis, Truncus coeliacus 289
– – propria, Ramus dexter, Truncus coeliacus 289
– – – – sinister, Truncus coeliacus 289
– ilaca externa, Becken-Bein-Angiographie 301
– – interna, Becken-Bein-Angiographie 301
– ileales, Arteria mesenterica superior 293
– ileocolica, Arteria mesenterica superior 293
– iliaca communis, Becken-Bein-Angiographie 301
– interlobares, Arteriae renales 297
– jejunales, Arteria mesenterica superior 293
– lienalis, Arteriae renales 297
– – Truncus coeliacus 289
– lumbalis, Becken-Bein-Angiographie 301
– marginalis, anterior-posterior 273
– meningea media, Sulcus 5
– – – – Schädel seitlich 5
– mesenterica superior 292 f
– – – venöse Phase 294 f
– obturatoria, Becken-Bein-Angiographie 301
– ophthalmica, anterior-posterior 265
– – seitlich 267
– pancreaticoduodenalis inferior, Arteria mesenterica superior 293
– – – Truncus coeliacus 289
– – superior, Truncus coeliacus 289
– paracentralis, seitlich 267
– parietalis anterior, anterior-posterior 265
– – – seitlich 267
– – interna inferior, seitlich 267
– – – superior, seitlich 267
– – posterior, anterior-posterior 265
– – – seitlich 267
– parietooccipitalis, anterior-posterior 273
– – seitlich 275
– perforans, Becken-Bein-Angiographie, Oberschenkel 303
– pericallosa, anterior-posterior 265
– – Schnurrbart, anterior-posterior 265
– – seitlich 267
– plantaris, Becken-Bein-Angiographie, distaler Unterschenkel 309
– poplitea, Becken-Bein-Angiographie, Knie 305
– praefrontales, anterior-posterior 265
– – seitlich 267
– praerolandica, anterior-posterior 265
– profunda femoris, Becken-Bein-Angiographie 301
– – – – Oberschenkel 303
– pulmonalis, anterior-posterior, venöse Phase 286 f
– – arterielle Phase 284 f
– – dextra, Abdomen im Stand 205
– – – Arteria pulmonalis 285
– – – Lungenhilus, Tomographie anterior-posterior 217

– – – – – rechts-seitlich 219
– – – Thorax posterior-anterior 195
– – – Vena cava superior, anterior-posterior 311
– – sinistra, Abdomen im Stand 205
– – – Arteria pulmonalis 285
– – – Pars intermedia, Thorax posterior-anterior 195
– – – Thorax 201
– – – – posterior-anterior 195
– – – Vena cava superior, anterior-posterior 311
– renales 296 f
– – venöse Phase 299
– renalis dextra 297
– – sinistra 297
– sacralis lateralis, Becken-Bein-Angiographie 301
– – mediana, Becken-Bein-Angiographie 301
– segmentales (Ramus anterior), Arteriae renales 297
– – (Ramus posterior), Arteriae renales 297
– subclavia, Aortenbogen 283
– – Halsgefäße, anterior-posterior 281
– supraduodenalis superior, Truncus coeliacus 289
– suprarenalis, Arteriae renales 297
– suprascapularis, Halsgefäße, anterior-posterior 281
– temporalis posterior, anterior-posterior 265
– – – seitlich 267
– temporooccipitalis, anterior-posterior 273
– – seitlich 275
– temporopolaris, anterior-posterior 265
– thalamoperforantes, anterior-posterior 273
– thoracica interna, Halsgefäße, anterior-posterior 281
– thyroidea inferior, Halsgefäße, anterior-posterior 281
– – superior, Halsgefäße, anterior-posterior 281
– tibialis anterior, Becken-Bein-Angiographie, distaler Unterschenkel 309
– – – – Knie 305
– – – – Unterschenkel 307
– – posterior, Becken-Bein-Angiographie, distaler Unterschenkel 309
– – – – Knie 305
– – – – Unterschenkel 307
– vertebrales, seitlich 275
– vertebralis, anterior-posterior 272 f
– – – venöse Phase 276 f
– – Aortenbogen anterior-posterior 283
– – Halsgefäße anterior-posterior 281
– – seitlich 274 f
– – – venöse Phase 278 f
Arthrographie 252 ff
Articulatio
– acromioclavicularis 93
– – Klavikula anterior-posterior 89
– – – schräg 91
– – Oberarm seitlich 111
– – Schultergelenk anterior-posterior 99
– – – in Elevation 101
– – Schultern anterior-posterior, unter Belastung 87
– – Skapula anterior-posterior 95
– atlantoaxialis 11
– – lateralis 43
– – mediana 43
– – Nasennebenhöhlen okzipitofrontal 11
– calcaneocuboidea, Fuß seitlich 175
– – Vorfuß anterior-posterior 185
– carpometacarpalia, Handgelenk anterior-posterior 129
– costotransversaria, Klavikula anterior-posterior 89
– – knöcherner Hemithorax 81
– costovertebralis, knöcherner Hemithorax 81
– coxae 41
– – anterior-posterior 142 f
– – Kreuzbein anterior-posterior 73
– – – seitlich 75
– – Pfannendach 71
– cuneonavicularis, Fuß seitlich 175
– – Mittelfuß schräg 183
– distalis hallucis, Fuß anterior-posterior 172
– femoropatellaris, Patella 163
– humeri, Schulter axial 103
– humeroradialis, Ellenbogengelenk anterior-posterior 113
– – – seitlich 115
– – Radius schräg 119
– – Unterarm anterior-posterior 120

Articulatio, humerotibialis, Unterschenkel seitlich 167
– humeroulnaris, Ellenbogengelenk anterior-posterior 113
– – – seitlich 115
– – Radius schräg 119
– – Unterarm anterior-posterior 120
– interphalangealis distalis, Finger in 2 Ebenen 139
– – – Fuß anterior-posterior 172
– – – Großzehe seitlich 189
– – – Hand anterior-posterior 124
– – – – halbschräg 127
– – proximalis, Finger in 2 Ebenen 139
– – – Fuß anterior-posterior 172
– – – Großzehe seitlich 189
– – – Hand anterior-posterior 124
– – – – halbschräg 127
– intertarsea, Vorfuß anterior-posterior 185
– – – schräg 187
– intervertebralis, Brustwirbelsäule seitlich 51
– metacarpophalangealis, Finger in 2 Ebenen 139
– – Hand anterior-posterior 124
– – – halbschräg 127
– metatarsophalangealis, Fuß anterior-posterior 172
– – – seitlich 175
– – Großzehe seitlich 189
– – Vorfuß anterior-posterior 185
– – – schräg 187
– radiocarpalis, Handgelenk anterior-posterior 129
– radioulnaris distalis, Hand anterior-posterior 125
– – – Unterarm anterior-posterior 120
– – Handgelenk anterior-posterior 129
– – proximalis, Ellenbogengelenk anterior-posterior 113
– – – Radius schräg 119
– – – Unterarm anterior-posterior 120
– sacroiliaca 41
– – anterior-posterior 70 f
– – – ipsilateral angehoben 71
– – Becken Ala-Aufnahme 67
– – – anterior-posterior 59
– – – Obturatoraufnahme 69
– – Hüfte axial 151
– – – nach Lauenstein 145
– – Hüftgelenk anterior-posterior 143
– – Iliosakralgelenk anterior-posterior 71
– – Konturaufnahme Femurkopf 147
– – Kreuzbein anterior-posterior 73
– – Lendenwirbelsäule 53
– – Tomographie 220 f
– sternoclavicularis, Klavikula schräg 91
– – Sternum anterior-posterior 83
– subtalaris, Kalkaneus seitlich 177
– – Mittelfuß schräg 183
– – Unterschenkel anterior-posterior 169
– talocalcaneonavicularis, Mittelfuß schräg 183
– – Vorfuß anterior-posterior 185
– – – schräg 187
– talocruralis, Arthrographie 262 f
– – Fuß seitlich 175
– – Ganzbeinaufnahme 140
– – oberes Sprunggelenk seitlich 170 f
– – Unterschenkel anterior-posterior 169
– talonavicularis, oberes Sprunggelenk seitlich 171
– tarsi transversa (Chopart-Gelenklinie), Fuß anterior-posterior 172
– – – Vorfuß schräg 187
– tarsometatarsalis, Fuß anterior-posterior 172
– – – seitlich 175
– – Großzehe seitlich 189
– – Mittelfuß schräg 183
– – Vorfuß schräg 187
– temporomandibularis 7
– – Hinterhauptsaufnahme nach Towne 7
– – Unterkiefer nach Clementschitsch 21
– – Unterkieferast 19
– tibiofibularis, Oberschenkel seitlich 155
– – Sprunggelenk, oberes, Arthrographie 263
– zygapophysialis, schräge Halswirbelsäule 47
Atlantoaxialgelenk s. Articulatio atlantoaxialis
Atlantodentalgelenk s. Articulatio atlantoaxialis mediana

Atlas, schräge Halswirbelsäule 47
Atlasbogen
– hinterer s. Arcus posterior atlantis
– vorderer s. Arcus anterior atlantis
Atrium
– dextrum, Abdomen im Stand 205
– – Arteria pulmonalis, anterior-posterior, venöse Phase 287
– – – – arterielle Phase 285
– – Thorax posterior-anterior 195
– – Vena cava superior, anterior-posterior 311
– sinistrum, Arteria pulmonalis, anterior-posterior, venöse Phase 287
– – Thorax 197
– – Thorax 2. schräger Durchmesser 203
Ausflußbahn
– pulmonale, Thorax 201
– – – posterior-anterior 195
– – – seitlich 196
Außenknöchel s. Malleolus lateralis
Axis, schräge Halswirbelsäule 47

B

Backenzähne
– hintere s. Dens molares
– vordere s. Dens praemolares
Bandscheibenfach s. Discus intervertebralis
Basis
– cranii, seitliche Halswirbelsäule 45
– – Tracheazielaufnahme, seitlich 214
– metacarpalis, Hand anterior-posterior 125
– – – halbschräg 127
– metatarsalis, Fuß anterior-posterior 172
– – Kalkaneus seitlich 177
– metatarsalis V, oberes Sprunggelenk seitlich 171
– phalangis proximalis, Hand anterior-posterior 125
– – – – halbschräg 127
Bauhin-Klappe
– Ileozäkalregion, Zielaufnahme 241
– Kolon 243
Becken
– Ala-Aufnahme 66 f
– anterior-posterior 58 f
– – Blasenschatten 59
– – Kind 60 f
– Obturatoraufnahme 68 f
Beckenaufnahme
– nach Guthmann 64 ff
– nach Martius 62 f
Becken-Bein-Angiographie 300 f
– distaler Unterschenkel 308 f
– Knie 304 f
– Oberschenkel 302 f
– Unterschenkel 306 f
Beckenetage 300 f
Beckenschaufel s. Ala ossis ilii; s. Os ilii
Beinphlebographie 320 f
Bifurcatio tracheae, Lungenhilus, Tomographie anterior-posterior 217
Bogen s. Arcus; s. Arkus
Bogengang s. Ductus semicircularis
Bogenwurzel, Iliosakralgelenk anterior-posterior 71
Bogenwurzel L III, Felsenbein nach Schüller 41
Bronchographie
– anterior-posterior, links 340 f
– seitlich links 342 f
Bronchus
– intermedius, Lungenhilus, Tomographie anterior-posterior 217
– – – – rechts-seitlich 219
– – Thorax posterior-anterior 193
– lobaris, Thorax 197
– principalis dexter, Abdomen im Stand 203
– – – Lungenhilus, Tomographie anterior-posterior 217
– – – Thorax posterior-anterior 193
– – sinister, Abdomen im Stand 203
– – – Lungenhilus, Tomographie anterior-posterior 217
– – – Thorax posterior-anterior 193
Brustwirbelsäule
– anterior-posterior 48 f
– – Paravertebrallinie 49
– seitlich 50 f
– – Abschlußkante hintere obere 51
– – – – untere 51
– – – vordere obere 51
– – – – untere 51
– – Zwischenwirbelraum 51
Bulbus aortae
– Aortenbogen, anterior-posterior 283
– vena jugularis superior, anterior-posterior, venöse Phase 277

Bursa
– musculi poplitei, Kniegelenk, Arthrographie 261
– subscapularis, Schultergelenk, schräg, Arthrographie 259
– – (subcoracoidea), Schultergelenk, anterior-posterior 257

C

C VII 41
Canalis
– analis, Defäkographie 247
– isthmi, Hysterosalpingographie 349
– mandibulae 3
– – Orthopantomogramm 22
– – Schädel anterior-posterior 3
– – Unterkiefer nach Clementschitsch 21
– – Unterkieferast 19
– opticus, Orbitaaufnahme nach Rhese 15
– radicis dentis, Orthopantomogramm 22
– – – Unterkieferast 19
– sacralis, Kreuzbein seitlich 75
– – Steißbein seitlich 79
Capitulum humeri
– – Ellenbogen Axialaufnahme 117
– – Ellenbogengelenk anterior-posterior 113
– – Oberarm seitlich 111
– – Radius schräg 119
– – Unterarm anterior-posterior 120
Caput
– costae, Brustwirbelsäule anterior-posterior 49
– – – seitlich 51
– – knöcherner Hemithorax 81
– femoris, Becken Ala-Aufnahme 67
– – – Obturatoraufnahme 69
– – Beckenaufnahme nach Guthmann 65
– – – nach Martius 63
– – dorsale Gelenkfläche, Hüfte axial 149
– – Ganzbeinaufnahme 140
– – Hüfte nach Lauenstein 145
– – Hüftgelenk anterior-posterior 143
– – Konturaufnahme 149
– – – (Schneider I) 146 f
– – – (Schneider II) 148 f
– – Kreuzbein anterior-posterior 73
– – Rektum 245
– – Vorderfläche, Konturaufnahme Femurkopf 147
– fibulae, Kniegelenk anterior-posterior 157
– – – seitlich 159
– – – Tunnelaufnahme nach Frik 161
– – Oberschenkel anterior-posterior 153
– – – seitlich 155
– – Unterschenkel anterior-posterior 165
– – – seitlich 167
– humeri, Akromioklavikulargelenk 93
– – Klavikula anterior-posterior 89
– – – schräg 91
– – knöcherner Hemithorax 81
– – Oberarm anterior-posterior 109
– – – seitlich 111
– – Schulter axial 103
– – – tangential 105
– – – transthorakal 107
– – Schultergelenk anterior-posterior 99
– – – in Elevation 101
– – Schultern, anterior-posterior, unter Belastung 87
– – Skapula anterior-posterior 95
– – – seitlich 97
– longum bicipitis brachii, Schultergelenk, schräg, Arthrographie 259
– – – – Sehnenscheide, Schultergelenk, anteriore-poste 257
– mandibulae 3, 7, 9
– – Felsenbein nach Mayer 35
– – – nach Schüller 31
– – – nach Stenvers 33
– – Hinterhauptsaufnahme nach Towne 7
– – Nasennebenhöhlen okzipitomental 9
– – Orthopantomogramm 22
– – Pyramidenvergleichsaufnahme 29
– – Schädel anterior-posterior 3
– – Schädelbasis 27
– – Unterkiefer nach Clementschitsch 21
– – Unterkieferast 19
– ossis metacarpalis, Hand anterior-posterior 125
– – – – halbschräg 127

– phalangis proximalis, Finger in 2 Ebenen 139
– – – Fuß anterior-posterior 172
– – – Hand anterior-posterior 124
– – – – halbschräg 127
– radii, Ellenbogen Axialaufnahme 117
– – Ellenbogengelenk anterior-posterior 113
– – – seitlich 115
– – Oberarm anterior-posterior 109
– – – seitlich 111
– – Radius schräg 119
– – Unterarm anterior-posterior 120
– – – seitlich 122
– tali, Fuß anterior-posterior 172
– – oberes Sprunggelenk seitlich 171
– talis, Mittelfuß anterior-posterior 181
Carina tracheae, Thorax posterior-anterior 193
Cartilago
– arytaenoidea, Tracheazielaufnahme, anterior-posterior 213
– nasi, Nasenskelett, seitlich 24
– thyreoidea, Tracheazielaufnahme, anterior-posterior 213
– – – seitlich 215
Cauda equina
– – lumbale Myelographie, anterior-posterior 329
– – – – schräg 333
– – – – seitlich 331
– – thorakale Myelographie, seitlich 327
Cavitas dentis (pulparis)
– – – Orthopantomogramm 22
– – – Unterkieferast 19
– glenoidalis, Akromioklavikulargelenk 93
– – Klavikula anterior-posterior 89
– – Oberarm seitlich 111
– – Schulter axial 103
– – – transthorakal 107
– – Schultergelenk anterior-posterior 99
– – Schultern, anterior-posterior, unter Belastung 87
– nasi 11
– – Nasennebenhöhlen okzipitofrontal 11
– – Orthopantomogramm 22
– – Pyramidenvergleichsaufnahme 29
– – Unterkiefer nach Clementschitsch 21
– oris, Tracheazielaufnahme, seitlich 214
– tympanica, Felsenbein nach Mayer 35
– uteri, Hysterosalpingographie 349
Cavum tympani
– – Felsenbein nach Stenvers 33
– – Pyramidenvergleichsaufnahme 29
Cellulae ethmoidales 3, 5
– – Orbita, posterior-anterior 13
– – Orbitaaufnahme nach Rhese 15
– – Schädel seitlich 5
– – Sella anterior-posterior 39
– mastoideae 7
– – Hinterhauptsaufnahme nach Towne 7
– – Pyramidenvergleichsaufnahme 29
– – Schädelbasis 27
Cholezystocholangiogramm, intravenöses 250 f
Citelli-Winkel, Felsenbein nach Schüller 31
Collum anatomicum
– – Oberarm anterior-posterior 109
– – Schultergelenk anterior-posterior 99
– chirurgicum, Oberarm anterior-posterior 109
– – Schulter axial 103
– – – transthorakal 107
– – Schultergelenk anterior-posterior 99
– – – in Elevation 101
– costae, Brustwirbelsäule anterior-posterior 49
– – knöcherner Hemithorax 81
– femoris, Becken anterior-posterior 59
– – – Obturatoraufnahme 69
– – Hüfte axial 151
– – – nach Lauenstein 145
– – Hüftgelenk anterior-posterior 143
– – Konturaufnahme Femurkopf 147, 149
– fibulae, Kniegelenk seitlich 159
– – – Tunnelaufnahme nach Frik 161
– – Unterschenkel anterior-posterior 165
– radii, Ellenbogengelenk anterior-posterior 113
– – Radius schräg 119
– – Unterarm anterior-posterior 120
– – – seitlich 122

Collum
– scapulae, Schulter axial 103
– tali, oberes Sprunggelenk seitlich 171
– vesicae biliaris, intravenöses Cholezystocholangiogramm 251
Colon ascendens 243
– – Ileozäkalregion, Zielaufnahme 241
– descendens 243
– sigmoideum 243
– transversum 243
Concha(-ae)
– auricularis, Felsenbein nach Schüller 31
– nasales, Sella anterior-posterior 39
– nasalis inferior, Orbita, posterior-anterior 13
Condylus
– humeri medialis, Ellenbogengelenk anterior-posterior 113
– lateralis femoris, Ganzbeinaufnahme 140
– – – Kniegelenk anterior-posterior 157
– – – – seitlich 159
– – – – Tunnelaufnahme nach Frik 161
– – – Oberschenkel anterior-posterior 153
– – – – seitlich 155
– – – Patella 163
– – – Unterschenkel anterior-posterior 165
– – – – seitlich 167
– – tibiae, Kniegelenk anterior-posterior 157
– – – Oberschenkel anterior-posterior 153
– – – Unterschenkel anterior-posterior 165
– – – – seitlich 167
– medialis femoris, Ganzbeinaufnahme 140
– – – Kniegelenk anterior-posterior 157
– – – – Tunnelaufnahme nach Frik 161
– – – Oberschenkel anterior-posterior 153
– – – – seitlich 155
– – – Patella 163
– – – Unterschenkel anterior-posterior 165
– – – – seitlich 167
– – tibiae, Ganzbeinaufnahme 140
– – – Kniegelenk anterior-posterior 157
– – – Oberschenkel anterior-posterior 153
– – – Unterschenkel anterior-posterior 165
– – – – seitlich 167
Confluens
– sinuum, anterior-posterior, venöse Phase 277
– – seitlich, venöse Phase 271, 279
Conus
– arteriosus (Infundibulum) 201
– – Vena cava superior, anterior-posterior 311
– medullaris, thorakale Myelographie, anterior-posterior 325
– – – – seitlich 327
Cornu
– coccygeum, Kreuzbein anterior-posterior 73
– – Steißbein anterior-posterior 77
– sacrale, Kreuzbein anterior-posterior 73
– – – seitlich 75
– – Steißbein anterior-posterior 77
– – – seitlich 79
Corpus
– axis, seitliche Halswirbelsäule 45
– femoris, Oberschenkel anterior-posterior 153
– gastricum, Magen 233
– humeri, Oberarm seitlich 111
– – Skapula seitlich 97
– ossis ilii, Iliosakralgelenk anterior-posterior 71
– – ischii, Becken Ala-Aufnahme 67
– – – – Obturatoraufnahme 69
– – – Beckenaufnahme nach Guthmann 65
– – – Hüfte nach Lauenstein 145
– – – Hüftgelenk anterior-posterior 143
– – pubis, Becken Ala-Aufnahme 67
– – – – Obturatoraufnahme 69
– – – Hüfte nach Lauenstein 145
– – – Hüftgelenk anterior-posterior 143
– – – Konturaufnahme Femurkopf 147
– sterni, Sternum anterior-posterior 83
– – – seitlich 85

– – Thorax seitlich 196
– ventriculi (Magenkorpus), Magen-Darm-Passage 237
– vertebrae, Brustwirbelsäule anterior-posterior 49
– – – seitlich 51
– – Iliosakralgelenk anterior-posterior 71
– – Lendenwirbelsäule 53
– – – schräg 57
– vesicae biliaris, intravenöses Cholezystocholangiogramm 251
Costa
– Brustwirbelsäule anterior-posterior 49
– Lendenwirbelsäule schräg 57
– schräge Halswirbelsäule 47
– Skapula seitlich 97
Costa I 43
Costa XII, intravenöses Urogramm 249
Crista
– galli 11
– – Nasennebenhöhlen okzipitofrontal 11
– iliaca, Abdomen im Stand 205
– – Becken Ala-Aufnahme 67
– – – anterior-posterior 59
– – Beckenaufnahme nach Guthmann 65
– – – nach Martius 63
– – Kreuzbein seitlich 75
– – Lendenwirbelsäule seitlich 55
– – lumbale Myelographie, seitlich 331
– – Mammographie kraniokaudal 209
– – Steißbein seitlich 79
– intertrochanterica, Becken anterior-posterior 59
– – Hüftgelenk anterior-posterior 143
– occipitalis 7
– – Hinterhauptsaufnahme nach Towne 7
– – interna, Felsenbein nach Stenvers 33
– pyramidalis, Sella seitlich 37
– sacralis lateralis, Kreuzbein anterior-posterior 73
– – – Steißbein anterior-posterior 77
– – – – seitlich 79
– – mediana, Kreuzbein anterior-posterior 73
– – – – seitlich 75
– – – Steißbein anterior-posterior 77
– – – – seitlich 79
– tuberculi majoris, Schulter tangential 105
Crossing over, bipedale Lymphographie, anterior-posterior 335, 339
Curvatura gastrica
– – major, Magen 233
– – minor, Magen 233

D

Defäkographie 246 f
Dens(-tes)
– axis 3, 7, 11, 41
– – Halswirbelsäule 43
– – Schädelbasis 27
– – seitliche Halswirbelsäule 45
– – Tracheazielaufnahme, seitlich 214
– caninus, Orthopantomogramm 22
– – Unterkiefer nach Clementschitsch 21
– Hinterhauptsaufnahme nach Towne 7
– incisivi, Orthopantomogramm 22
– – Unterkiefer nach Clementschitsch 21
– molares, Orthopantomogramm 22
– – Unterkiefer nach Clementschitsch 21
– Nasennebenhöhlen okzipitofrontal 11
– praemolares, Orthopantomogramm 22
– – Unterkiefer nach Clementschitsch 21
– Schädel anterior-posterior 3
– schräge Halswirbelsäule 47
Diaphragma
– Brustwirbelsäule anterior-posterior 49
– Thorax 2. schräger Durchmesser 203
Diploe 5
– Schädel seitlich 5
Discus
– articularis, Aussparung, Handgelenk, posteriore-anteriore Arthrographie 253
– intervertebralis, lumbale Myelographie, anterior-posterior 329
– – – – schräg 333
– – – seitlich 331
– – thorakale Myelographie, anterior-posterior 325
– – – – seitlich 327

Dornfortsatz s. Processus spinosus
Dorsum sellae
– – Pyramidenvergleichsaufnahme 29
– – Sella seitlich 37
Drüsenkörper, Mammographie mediolateral 211
Ductus
– choledochus, intravenöses Cholezystocholangiogramm 251
– cysticus, intravenöses Cholezystocholangiogramm 251
– hepaticus communis, intravenöses Cholezystocholangiogramm 251
– parotideus, Glandula parotidea, Sialographie, anterior-posterior 347
– semicirculares, Schädelbasis 27
– semicircularis anterior superior, Felsenbein nach Stenvers 33
– – – – Pyramidenvergleichsaufnahme 29
– – lateralis, Felsenbein nach Stenvers 33
– – – Pyramidenvergleichsaufnahme 29
Dünndarm, Kontrastuntersuchungen 238 f
Duodenum, Magen 233
Duralsack
– laterale Begrenzung, thorakale Myelographie, anterior-posterior 325
– lumbale Myelographie, schräg 333
– – – seitlich 331
– thorakale Myelographie, seitlich 327
Duralsackende
– lumbale Myelographie, anterior-posterior 329
– – – schräg 333
– – – seitlich 331

E

Eckzahn s. Dens caninus
Ellenbogen, Axialaufnahme 116 f
Ellenbogengelenk
– anterior-posterior 112 f
– seitlich 114 f
Eminentia arcuata 7
– – Felsenbein nach Stenvers 33
– – Hinterhauptsaufnahme nach Towne 7
– – Pyramidenvergleichsaufnahme 29
– iliopubica, Beckenaufnahme nach Martius 63
– intercondylaris, Ganzbeinaufnahme 140
– – Kniegelenk seitlich 159
– – lateralis, Oberschenkel anterior-posterior 153
– – – Unterschenkel anterior-posterior 165
– – medialis, Oberschenkel anterior-posterior 153
– – – Unterschenkel anterior-posterior 165
– – Oberschenkel seitlich 155
– – Unterschenkel seitlich 167
Enamelum, Orthopantomogramm 22
Endglied s. Phalanx distalis
Epicondylus
– lateralis, Ellenbogen, Axialaufnahme 117
– – Oberarm anterior-posterior 109
– – femoris, Kniegelenk anterior-posterior 157
– – – – Tunnelaufnahme nach Frik 161
– – – Oberschenkel anterior-posterior 153
– – humeri, Ellenbogengelenk anterior-posterior 113
– – – Unterarm anterior-posterior 120
– – Radius schräg 119
– medialis, Ellenbogen, Axialaufnahme 117
– – femoris, Kniegelenk anterior-posterior 157
– – – – Tunnelaufnahme nach Frik 161
– – – Oberschenkel anterior-posterior 153
– – humeri, Ellenbogengelenk anterior-posterior 113
– – – Unterarm anterior-posterior 120
– – Oberarm anterior-posterior 109
– – Radius schräg 119
Epiglottis
– Hypopharynx anterior-posterior 225
– Ösophagus 229
– Tracheazielaufnahme, seitlich 214
Epiphysenfuge
– Kniegelenk anterior-posterior 157
– – Tunnelaufnahme nach Frik 161

– oberes Sprunggelenk seitlich 171
– Unterschenkel anterior-posterior 165, 169
Epiphysenlinie s. Linea epiphysialis
Epycondylus
– lateralis, Ellenbogengelenk seitlich 115
– medialis, Ellenbogengelenk seitlich 115
ERCP (endoskopische retrograde Choledochopankreatikographie) 352 f
Ethmoidalzellen
– hintere 9
– vordere 9
Extremitas
– acromialis, Skapula seitlich 97
– sternalis, Klavikula anterior-posterior 89
– – Schultern, anterior-posterior, unter Belastung 87
Extremitäten, obere 80 ff
– – Akromioklavikulargelenk 92 f
– – beide Schultern anterior-posterior, unter Belastung 86 f
– – Ellenbogen, Axialaufnahme 116 f
– – Ellenbogengelenk anterior-posterior 112 f
– – – seitlich 114 f
– – Finger in 2 Ebenen 138 f
– – Hand, anterior-posterior 124 f
– – – halbschräg 126 f
– – Handgelenk anterior-posterior 128 f
– – – seitlich 130 f
– – Karpaltunnel 132 f
– – Klavikula anterior-posterior 88 f
– – – schräg 90 f
– – knöcherner Hemithorax 80 ff
– – Oberarm anterior-posterior 108 f
– – – seitlich 110 f
– – Os pisiforme, Spezialaufnahme 136 f
– – Radius schräg 118 f
– – Schulter axial 102 f
– – – tangential 104 f
– – – transthorakal 106 f
– – Schultergelenk anterior-posterior 98 f
– – – in Elevation 100 f
– – Skaphoidaufnahmen 134 f
– – Skapula anterior-posterior 94 f
– – – seitlich 96 f
– – Sternum anterior-posterior 82 f
– – – seitlich 84 f
– – Unterarm anterior-posterior 120 f
– – – seitlich 122 f
– untere, Femurkopf, Konturaufnahme (Schneider I) 146 f
– – – – (Schneider II) 148 f
– – Fuß anterior-posterior 172 f
– – – seitlich 174 f
– – Ganzbeinaufnahme im Stand 140 f
– – Großzehe, seitlich 188 f
– – Hüfte axial 148 f
– – – nach Lauenstein 144 f
– – Hüftgelenk anterior-posterior 142 f
– – Kalkaneus, seitlich 176 f
– – – tangential 178 f
– – Kniegelenk anterior-posterior 156 f
– – – seitlich 158 f
– – Mittelfuß anterior-posterior 180 f
– – – schräg 182 f
– – oberes Sprunggelenk seitlich 170 f
– – Oberschenkel anterior-posterior 152 f
– – – seitlich 154 f
– – Patella 162 f
– – Tunnelaufnahme des Kniegelenks nach Frik 160 f
– – Unterschenkel anterior-posterior 164 f, 168 f
– – – seitlich 166 f
– – Vorfuß anterior-posterior 184 f
– – – schräg 186 f

F

Facies
– articularis, Patella 163
– – superior tibiae, Kniegelenk seitlich 159
– – – – laterales, Kniegelenk, Tunnelaufnahme nach Frik 161
– – – – mediales, Kniegelenk, Tunnelaufnahme nach Frik 161
– infratemporalis maxillae, Schädelbasis 27
– poplitea, Oberschenkel seitlich 155
Felsenbein (s. auch Pars petrosa ossis temporalis)
– nach Mayer 35
– nach Schüller 31
– nach Stenvers 33

Felsenbeinkante 7
– Hinterhauptsaufnahme nach Towne 7
Felsenbeinoberkante s. Margo superior partis petrosae
Femur
– Becken anterior-posterior 59
– – – Kind 61
– Beckenaufnahme nach Guthmann 65
– Ganzbeinaufnahme 140
– Hüftgelenk anterior-posterior 143
– Kniegelenk anterior-posterior 157
– – seitlich 159
– – Tunnelaufnahme nach Frik 161
– Oberschenkel seitlich 155
Femurdrittel
– distales, Ganzbeinaufnahme 140
– – Oberschenkel seitlich 155
– mittleres, Ganzbeinaufnahme 140
– – Oberschenkel seitlich 155
– proximales, Ganzbeinaufnahme 140
– – Oberschenkel seitlich 155
Femurhals s. Collum femoris
Femurkopf s. Caput femoris
Femurkopfepiphyse, Becken anterior-posterior, Kind 61
Fenster, aortopulmonales, Thorax seitlich 196
Fersenbein s. Kalkaneus
Fettdreieck, dorsales, Kniegelenk seitlich 159
Fettgewebe, prädurales, lumbale Myelographie, seitlich 331
Fettkörper, infrapatellarer, Kniegelenk seitlich 159
Fibula
– Fuß seitlich 175
– Ganzbeinaufnahme 140
– Kniegelenk anterior-posterior 157
– oberes Sprunggelenk, Arthrographie 263
– – – seitlich 171
– Oberschenkel seitlich 155
– Unterschenkel anterior-posterior 165, 169
– – seitlich 167
Fibulaköpfchen s. Caput fibulae
Fimbria tubae, Hysterosalpingographie 349
Finger in 2 Ebenen 138 f
Fingerendgelenk s. Articulatio interphalangealis distalis
Fingergrundgelenk s. Articulatio metacarpophalangealis
Fingergrundglied s. Phalanx proximalis
Fingergrundgliedbasis s. Basis phalangis proximalis
Fingermittelgelenk s. Articulatio interphalangealis proximalis
Fingermittelglied s. Phalanx media
Fissura orbitalis superior
– – – Orbita, posterior-anterior 13
– – – Orbitaaufnahme nach Rhese 15
– sphenopetrosa, Felsenbein nach Stenvers 33
Flexura
– coli sinistra, Kolon 243
– duodenojujenalis, Magen-Darm-Passage 237
Foramen(-ina)
– apicis radicis dentalis, Orthopantomogramm 22
– – – – Unterkieferast 19
– infraorbitale 9
– – Nasennebenhöhlen okzipitomental 9
– intervertebrale, Brustwirbelsäule seitlich 51
– – Lendenwirbelsäule schräg 57
– – – seitlich 55
– – lumbale Myelographie, seitlich 331
– – schräge Halswirbelsäule 47
– jugulare 7
– – Hinterhauptsaufnahme nach Towne 7
– – Schädelbasis 27
– lacerum, Schädelbasis 27
– magnum 5, 7
– – Halswirbelsäule 43
– – Hinterhauptsaufnahme nach Towne 7
– – Pyramidenvergleichsaufnahme 29
– – Schädel seitlich 5
– – Schädelbasis 27
– mandibulae, Unterkieferast 19
– mentale, Orthopantomogramm 22
– – Unterkiefer nach Clementschitsch 21
– – Unterkieferast 19
– obturatum, Becken Ala-Aufnahme 67
– – – anterior-posterior 59
– – – Obturatoraufnahme 69

– – Beckenaufnahme nach Guthmann 65
– – Ganzbeinaufnahme 140
– – Hüfte nach Lauenstein 145
– – Hüftgelenk anterior-posterior 143
– – Konturaufnahme Femurkopf 147, 149
– ovale, Nasennebenhöhlen okzipitomental 9
– – Schädelbasis 27
– rotundum 9
– – Nasennebenhöhlen okzipitomental 9
– – Orbita, posterior-anterior 13
– sacrale, Iliosakralgelenk anterior-posterior 71
– sacralia, Iliosakralgelenke, Tomographie 221
– – Kreuzbein anterior-posterior 73
– – Lendenwirbelsäule 53
– – Steißbein anterior-posterior 77
– spinosum, Schädelbasis 27
Fossa
– coronoidea, Ellenbogengelenk seitlich 115
– – Oberarm seitlich 111
– – Unterarm seitlich 122
– cranialis media, Schädelbasis 27
– hypophysialis 5
– – Schädel seitlich 5
– – Sella anterior-posterior 39
– – – seitlich 37
– intercondylaris, Kniegelenk, Tunnelaufnahme nach Frik 161
– – Oberschenkel seitlich 155
– – Patella 163
– olecrani, Ellenbogengelenk anterior-posterior 113
– – – seitlich 115
– – Oberarm anterior-posterior 109
– – – seitlich 111
– – Radius schräg 119
– – Unterarm anterior-posterior 120
– – – seitlich 122
– pterygoidea, Schädelbasis 27
– pterygopalatina, Orthopantomogramm 22
– – Schädelbasis 27
– subarcuata, Felsenbein nach Stenvers 33
– temporalis, Jochbogen 25
Fovea capitis femoris, Hüftgelenk anterior-posterior 143
Foveola granulares 3
– – Schädel anterior-posterior 3
Frontzähne s. Dens incisivi
Fundus
– gastricus, Magen 233
– teri, Hysterosalpingographie 349
– vesicae biliaris, intravenöses Cholezystocholangiogramm 251
Fuß
– anterior-posterior 172 f
– seitlich 174 f

G

Galaktographie 350 f
Ganzbeinaufnahme im Stand 140 f
Gaumen
– harter s. Palatum durum
– weicher s. Palatum molle
Gehörgang, innerer s. Meatus acusticus internus
Gelenkpfeiler
– hinterer s. Corpus ossis ischii
– vorderer s. Corpus ossis pubis
Gelenkraum, tibiofibularer s. Articulatio tibiofibularis
Glandula parotidea
– – accessoria, Sialographie, Aufsicht 345
– – (Pars superficialis), Sialographie, Aufsicht 345
– – Sialographie, anterior-posterior 346 f
– – – Aufsicht 344 f
Großzehe, seitlich 188 f
Grundgliedköpfchen s. Caput phalangis proximalis

H

Halsgefäße, anterior-posterior 280 f
Halswirbelsäule 42 f
– Hypopharynx seitlich 227
– Schädelbasis 27
– schräge 46 f
– – Pediculus der Gegenseite 47
– Schultern, anterior-posterior, unter Belastung 87
– seitliche, Gelenkpfeiler 45
– – Zwischenwirbelraum 45
– Zwischenwirbelraum 43

Hamulus ossis hamati
– – – Handgelenk anterior-posterior 129
– – – – seitlich 131
– – – Karpaltunnel 133
Hand
– anterior-posterior 124 f
– halbschräg 126 f
Handgelenk
– anterior-posterior 128 f
– posteriore-anteriore Arthrographie 252 f
– proximales, Unterarm seitlich 122
– seitlich 130 f
– seitliche Arthrographie 254 f
Handwurzelknochen s. Ossa carpalia
– proximale s. Os carpalia proximales
Harnblase s. Vesica urinaria
Harnleiter s. Ureter
Hauptbronchus
– Bronchographie, anterior-posterior, links 341
– – seitlich links 343
– linker s. Bronchus principalis sinister
– rechter s. Bronchus principalis dexter
Haustra coli, Ileozäkalregion, Zielaufnahme 241
Haustren, Kolon 243
Hemisphärenvenen s. Vena hemisphaerii cerebelli
Hemithorax, knöcherner 80 f
Hiatus
– (canalis) sacralis, Kreuzbein seitlich 75
– – – – anterior-posterior 73
– – – Steißbein anterior-posterior 77
– – – – seitlich 79
– oesophageus, Magen 233
– – Ösophagus 231
Hilgenreiner-Linie, Becken anterior-posterior, Kind 61
Hinterhauptsaufnahme nach Towne 7
Hüfte
– axial 148 f
– nach Lauenstein 144 f
Hüftgelenk s. Articulatio coxae
Hüftgelenkspalt, Beckenaufnahme nach Guthmann 65
Hüftkopf s. Caput femoris
Humerus
– Armphlebographie, Unterarm 319
– Ellenbogen, Axialaufnahme 117
– Ellenbogengelenk anterior-posterior 113
– – seitlich 115
– Oberarm anterior-posterior 109
– Radius schräg 119
– Schultern, anterior-posterior, unter Belastung 87
– – axial 103
– – transthorakal 107
– Unterarm anterior-posterior 120
– – seitlich 122
Humerusdrittel
– distales, Oberarm seitlich 111
– mittleres, Oberarm seitlich 111
– proximales, Oberarm seitlich 111
Humeruskopf s. Caput humeri
Humerusschaft s. Corpus humeri
Hypopharynx
– anterior-posterior 224 f
– seitlich 226 f
Hypophysengrube s. Fossa hypophysialis
Hysterosalpingographie 348 f

I

Ileozäkalregion, Zielaufnahme 240 f
Ileum
– Dünndarm 239
– Ileozäkalregion, Zielaufnahme 241
– Magen-Darm-Passage 237
– terminales, Ileozäkalregion, Zielaufnahme 241
Iliosakralfuge s. Articulatio sacroiliaca
Iliosakralgelenk s. Articulatio sacroiliaca
Iliosakralgelenkanteil
– hinterer unterer, Tomographie 221
– mittlerer, Tomographie 221
– vorderer, Tomographie 221
Incisura
– angularis, Magen 233
– costalis, Sternum anterior-posterior 83
– fibularis, Tibia, Unterschenkel anterior-posterior 169
– interarytaenoidea, Tracheazielaufnahme, anterior-posterior 213
– ischiadica major, Beckenaufnahme nach Guthmann 65
– – – Kreuzbein anterior-posterior 73

– – – – seitlich 75
– – – Steißbein seitlich 79
– – minor, Kreuzbein seitlich 75
– scapulae, Schultergelenk in Elevation 101
Innenknöchel s. Malleolus medialis
Instrumentarium, Hysterosalpingographie 349
Interartikularportion, Lendenwirbelsäule schräg 57
Interkondylenhöcker s. Eminentia intercondylaris
– lateraler s. Eminentia intercondylaris lateralis
– medialer s. Eminentia intercondylaris medialis
Interlobärvene s. Vena interlobaris
Interphalangealgelenk
– distales, Vorfuß anterior-posterior 185
– – – schräg 187
– proximales, Vorfuß anterior-posterior 185
– – – schräg 187
Intertarsalgelenk 185, 187
Intervertebralgelenk
– Lendenwirbelsäule 53
– – schräg 57
– schräge Halswirbelsäule 47
– seitliche Halswirbelsäule 45
– überlappende Gelenkfortsätze 43
Intervertebralraum, Lendenwirbelsäule seitlich 55

J

Jejunum
– Dünndarm 239
– Magen-Darm-Passage 237
Jochbein s. Os zygomaticum
Jochbogen s. Arcus zygomaticus
Jugulum, Sternum anterior-posterior 83

K

Kahnbein s. Os scaphoideum
Kalkaneokuboidgelenk s. Articulatio calcaneocuboidea
Kalkaneus
– Fuß anterior-posterior 172
– – seitlich 175
– Mittelfuß anterior-posterior 181
– – schräg 183
– oberes Sprunggelenk, Arthrographie 263
– – – seitlich 171
– seitlich 176 f
– tangential 178 f
– Unterschenkel anterior-posterior 169
Kapselraum
– oberer, Kniegelenk, Arthrographie 261
– unterer, Kniegelenk, Arthrographie 261
Kardia
– Magen 233
– Ösophagus 231
Karina, Abdomen im Stand 205
Karpaltunnel 132 f
Karpometakarpalgelenk s. Articulatio carpometacarpalia
Kehldeckel, Tracheazielaufnahme, seitlich 214
Keilbeinflügel
– großer s. Ala major
– kleiner s. Ala minor
Keilbeinhöhle s. Sinus sphenoidalis
Kelchgruppe
– mittlere, intravenöses Urogramm 249
– obere, intravenöses Urogramm 249
– untere, intravenöses Urogramm 249
Kiefergelenk s. Articulatio temporomandibularis
Kiefergelenkpfanne, Felsenbein nach Schüller 31
Kieferköpfchen s. Caput mandibulae
Kieferwinkel s. Angulus mandibulae
Klavikula
– anterior-posterior 88 f
– Brustwirbelsäule anterior-posterior 49
– distales Ende 97
– knöcherner Hemithorax 81
– Oberarm anterior-posterior 109
– – seitlich 111
– schräg 91
– Schulter axial 103
– – tangential 105
– – transthorakal 107

Klavikula
– Schultergelenk, anteriore-posteriore Arthrographie 257
– – anterior-posterior 99
– – in Elevation 101
– – schräg, Arthrographie 259
– Schultern, anterior-posterior, unter Belastung 87
– Skapula anterior-posterior 95
– Sternum anterior-posterior 83
– – seitlich 85
– Thorax posterior-anterior 193
Klavikulaende, sternales s. Extremitas sternalis
Klinoidfortsatz
– hinterer s. Processus clinoideus posterior
– vorderer s. Processus clinoideus anterior
Klivus 5
– Schädel seitlich 5
– Schädelbasis 27
– Sella seitlich 37
Knie, Becken-Bein-Angiographie 304 f
Kniegelenk
– anterior-posterior 156 f
– Arthrographie 260 f
– seitlich 158 f
– Tunnelaufnahme nach Frik 160 f
– Unterschenkel seitlich 167
Kniescheibe s. Patella
Kochlea
– Felsenbein nach Stenvers 33
– Pyramidenvergleichsaufnahme 29
– Schädelbasis 27
Köhler-Tränenfigur
– Becken anterior-posterior 59
– Hüftgelenk anterior-posterior 143
Kolon 242 f
– Magen-Darm-Passage 237
Kolonflexur
– Abdomen im Stand 205
– linke s. Flexura coli sinistra
– rechte s. Flexura coli dextra
Kompakta
– Kniegelenk anterior-posterior 157
– Oberarm seitlich 111
– Oberschenkel seitlich 155
Kontrastaufnahmen
– Ösophagus 228 f
– Verdauungssystem 228 f
Kontrastuntersuchungen 223 ff
– Dünndarm 238 f
– Hypopharynx anterior-posterior 224 f
– – seitlich 226 f
– Magen 232 f
– – (Duodenum) 234 f
– Magen-Darm-Passage 236 f
Korakoid s. Processus coracoideus
Kortikalis
– Oberschenkel anterior-posterior 153
– Schultergelenk in Elevation 101
– Unterschenkel anterior-posterior 165
– – seitlich 167
Kostotransversalgelenk s. Articulatio costotransversaria
Kreuzbein seitlich 74 f
Kronendentin, Orthopantomogramm 22
Kubitaltunnel, Ellenbogen Axialaufnahme 117
Kurvatur
– große s. Curvatura gastrica major
– kleine s. Curvatura gastrica minor
Kutis, Mammographie mediolateral 211

L

L I 41
L V
– Iliosakralgelenke, Tomographie 221
– Kreuzbein seitlich 75
Labbé-Vene, seitlich, venöse Phase 271
Labrum glenoidale, Schultergelenk
– – – anteriore-posteriore Arthrographie 257
– – – anterior-posterior 99
– – – schräg, Arthrographie 259
Labyrinthblock, Felsenbein nach Mayer 35
Labyrinthkern 7
– Hinterhauptsaufnahme nach Towne 7
Lamina
– arcus vertebrae, Iliosakralgelenke, Tomographie 221
– – – Lendenwirbelsäule schräg 57
– cribrosa 5
– – Schädel seitlich 5
– externa 5
– – Schädel seitlich 5
– interna 5

– – Schädel seitlich 5
– orbitalis (papyracea), Orbita, posterior-anterior 13
– – – Sella anterior-posterior 39
Larynx, Hypopharynx seitlich 227
Leberrand, unterer, Abdomen im Stand 205
Leberschatten, Mammographie kraniokaudal 209
Lendenwirbelsäule 52 f
– schräg 56 f
– – Zwischenwirbelraum 57
– seitlich 54 f
– Zwischenwirbelraum 53
Ligamentum
– patellae, Kniegelenk seitlich 159
– suspensoria mammaria, Mammographie mediolateral 211
– vocale, Tracheazielaufnahme, anterior-posterior 213
Limbus acetabuli
– – Becken anterior-posterior 59
– – – – Kind 61
– – Hüfte nach Lauenstein 145
– – Hüftgelenk anterior-posterior 143
– – Konturaufnahme, Femurkopf 147
Linea
– arcuata, Iliosakralgelenk anterior-posterior 71
– epiphysialis, Oberschenkel anterior-posterior 153
– ilioischiadica, Hüftgelenk anterior-posterior 143
– innominata 3, 11
– – Nasennebenhöhlen okzipitofrontal 11
– – Orbita posterior-anterior 13
– – Schädel anterior-posterior 3
– intertrochanterica, Hüfte axial 151
– – Konturaufnahme Femurkopf 147
– terminalis, Becken, Obturatoraufnahme 69
– – Hüftgelenk anterior-posterior 143
Lingua 9
– Hypopharynx seitlich 227
– Nasennebenhöhlen okzipitomental 9
Lobärbronchus s. Bronchus lobaris
Lobus
– inferior 198
– medius 198
– superior 198
Lunge
– linke s. Pulmo sinister
– rechte s. Pulmo dexter
Lungenhilus, Tomographie 217 ff
– – anterior-posterior 217
– – rechts-seitlich 218
Lungensegmente 199 f
Lungenspitze s. Apex pulmonis
Lungenvene
– links s. Vena pulmonalis sinistra
– rechts s. Vena pulmonalis dextra
Lymphographie, bipedale
– anterior-posterior, Einlaufphase 335
– – – Speicherphase 338 ff
– – schräg, Einlaufphase 336 f

M

Magen
– (Duodenum), Kontrastuntersuchungen 234 f
– Kontrastuntersuchungen 232 f
Magenblase
– Abdomen im Stand 205
– Thorax 197
– – posterior-anterior 193
– – 2. schräger Durchmesser 203
Magen-Darm-Passage, Kontrastuntersuchungen 236 ff
Magenfaltenrelief 233
Malleolus
– lateralis, Fuß anterior-posterior 172
– – Ganzbeinaufnahme 140
– – Kalkaneus seitlich 177
– – – tangential 179
– – Mittelfuß anterior-posterior 181
– – oberes Sprunggelenk, Arthrographie 263
– – – – seitlich 171
– – Unterschenkel anterior-posterior 165, 169
– – – seitlich 167
– medialis, Fuß anterior-posterior 172
– – Ganzbeinaufnahme 140
– – Mittelfuß anterior-posterior 181
– – oberes Sprunggelenk, Arthrographie 263
– – – – seitlich 171
– – Unterschenkel anterior-posterior 165, 169
– – – seitlich 167

Malleolusschatten, Mittelfuß schräg 183
Mamille s. Papilla mammaria
Mammographie
– kraniokaudal, Zielaufnahmen 207 ff
– mediolateral 209 f
Mandibula 3, 5, 9
– nach Clementschitsch 21
– Glandula parotidea, Sialographie anterior-posterior 347
– Hypopharynx seitlich 227
– Nasennebenhöhlen okzipitomental 9
– Schädel anterior-posterior 3
– – seitlich 5
– schräge Halswirbelsäule 47
– seitliche Halswirbelsäule 45
– Tracheazielaufnahme anterior-posterior 213
– – seitlich 214
Manubrium sterni, Sternum
– – – anterior-posterior 83
– – – seitlich 85
Marginalzelle, Felsenbein nach Schüller 31
Margo
– lateralis scapulae, Schultergelenk anterior-posterior 99
– – – Schultern anterior-posterior, unter Belastung 87
– – – Skapula seitlich 97
– – Skapula anterior-posterior 95
– medialis scapulae, Schultergelenk anterior-posterior 99
– – – Schultern anterior-posterior, unter Belastung 87
– – Skapula anterior-posterior 95
– superior partis petrosae 9, 11
– – – – Nasennebenhöhlen okzipitofrontal 11
– – – – – okzipitomental 9
Markraum
– Oberschenkel anterior-posterior 153
– Unterschenkel anterior-posterior 165
– – seitlich 167
Massa lateralis 43
Mastoidspitze 3
– Felsenbein nach Mayer 35
Mastoidzellen s. Cellula mastoideae
Maxilla 3
– Nasenskelett, seitlich 24
– Oberkiefer 17
– Schädel anterior-posterior 3
– Unterkiefer nach Clementschitsch 21
Maxillakontur, laterale, Oberkiefer 17
Meatus acusticus
– – externus, Felsenbein nach Mayer 35
– – – – nach Schüller 31
– – internus 3, 7, 11
– – – Felsenbein nach Schüller 31
– – – – nach Stenvers 33
– – – Hinterhauptsaufnahme nach Towne 7
– – – Nasennebenhöhlen okzipitofrontal 11
– – – Pyramidenvergleichsaufnahme 29
– – – Schädel anterior-posterior 3
– – – Schädelbasis 27
Mediastinum
– hinteres, Thorax 198
– mittleres, Thorax 198
– oberes vorderes, Thorax 198
– unteres vorderes, Thorax 198
Medulla spinalis (Myelon), thorakale Myelographie
– – – – – anterior-posterior 325
– – – – – seitlich 327
Membrana interossea
– – cruris, Kniegelenk, Tunnelaufnahme nach Frik 161
– – – Unterschenkel anterior-posterior 165
– – Unterarm anterior-posterior 120
– – – seitlich 122
Meniskus, Kniegelenk, Arthrographie 261
Metaphysis, Schultergelenk in Elevation 101
Milzrand, unterer, Abdomen im Stand 205
Milzschatten, Mammographie kraniokaudal 209
Mitralklappe s. Valva atrioventricularis sinistra
Mittelfeld, Thorax 198
Mittelfuß
– anterior-posterior 180 f
– schräg 182 f
Mittelfußknochen s. Os metatarsale
Mittelhandknochen s. Os metacarpale
– Basis s. Basis metacarpalis
– Köpfchen s. Caput ossis metacarpalis

Mittellappenbronchus, Lungenhilus, Tomographie anterior-posterior 217
Mittellappensegment
– laterales 199
– mediales 199
– oberes 199
– unteres 199
Mittelsegmentarterie, Arteriae renales, arterielle Phase 297
Mondbein s. Os lunatum
Musculus
– biceps brachii, Schultergelenk, schräg, Arthrographie 259
– glutaeus minimus, Fettstreifen medial, Becken anterior-posterior 59
– iliopsoas, Fettstreifen medial, Becken anterior-posterior 59
– obturator internus, Mammographie kraniokaudal 209
– – – Weichteillinie, Becken anterior-posterior 59
– psoas, Abdomen im Stand 205
– – Mammographie kraniokaudal 209
– – Rand, intravenöses Urogramm 249
– puborectalis, Defäkographie 247
Myelographie
– lumbale, anterior-posterior 328 f
– – schräg 332 f
– – seitlich 330 f
– thorakale, anterior-posterior 324 f
– – seitlich 326 f

N

Nagelkranz s. Tuberositas phalangis distalis
Nasenhaupthöhle s. Cavitas nasi
Nasenknochen, untere 3
Nasenknorpel s. Cartilago nasi
Nasenmuschel s. Concha nasalis
Nasennebenhöhlen
– okzipitofrontal 10 f
– okzipitomental 8 f
Nasenseptum s. Septum nasi
Nasopharyngealraum, hinterer, Tracheazielaufnahme, seitlich 214
Nasopharynx 5
– Schädel seitlich 5
Nativdiagnostik, übrige 191 ff
Niere
– linke s. Ren sinister
– rechte s. Ren dexter
Nierenbecken s. Pelvis renalis
Nierenpol, intravenöses Urogramm 249
Nierenvene s. Vena renalis
Nodi-lymphatici-iliaci-externi-Gruppe, bipedale Lymphographie, anterior-poster 335
Nodus(-i) lymphatici
– – iliaci communes, bipedale Lymphographie, anterior-posterior 335, 339
– – – – – – schräg 337
– – – externi, bipedale Lymphographie, anterior-posterior 339
– – – – – – schräg 337
– – inguinales superficiales, bipedale Lymphographie, anterior-posterior 335
– – – – – – schräg 337
– – interni, bipedale Lymphographie, anterior-posterior 339
– – lumbales, bipedale Lymphographie, anterior-posterior 335
– – – – – schräg 337
– – paraaortales, bipedale Lymphographie, anterior-posterior 339
– – promontorii, bipedale Lymphographie, anterior-posterior 335, 339
– – – – – schräg 337
– lymphaticus inguinalis profundus, bipedale Lymphographie, anterior-poste 335
– – lacunaris, bipedale Lymphographie, anterior-posterior 339
– – – – – schräg 337
– – – (lateralis), bipedale Lymphographie, anterior-posterior 335

O

Oberarm
– anterior-posterior 108 f
– seitlich 110 f
Oberfeld, Thorax 198
Oberkiefer s. Maxilla
Oberkieferhöhle s. Sinus maxillaris
Oberkieferhöhlenboden s. Recessus alveolaris
Oberkieferhöhlenwand, mediale, Sella anterior-posterior 39
Oberlappenarterie, Thorax 201

Oberlappenbronchus
– linker, Lungenhilus, Tomographie anterior-posterior 217
– – Thorax seitlich 196
– Lungenhilus, Tomographie rechtsseitlich 219
– rechter, Lungenhilus, Tomographie anterior-posterior 217
– – Thorax seitlich 196
– Thorax 201
Oberlappensegment
– anteriores 199
– – Bronchographie, anterior-posterior, links 341
– – – seitlich links 343
– apikales 199
– apikoposteriores, Bronchographie, anterior-posterior, links 341
– – – seitlich links 343
– dorsales 199
– inferiores, Bronchographie, anterior-posterior, links 341
– – – seitlich links 343
– posteriores 199
– superiores, Bronchographie, anterior-posterior, links 341
– – – seitlich links 343
Oberlappenvene, Thorax 201
Oberschenkel
– anterior-posterior 152 f
– Becken-Bein-Angiographie 302 f
– seitlich 154 f
Ohrmuschel s. Concha auricularis
Okzipitalschuppe 3
– Schädel anterior-posterior 3
Okziput 43
Olekranon
– Ellenbogen Axialaufnahme 117
– Ellenbogengelenk anterior-posterior 113
– – seitlich 115
– Oberarm anterior-posterior 109
– – seitlich 111
– Radius schräg 119
– Unterarm anterior-posterior 120
– – seitlich 122
Ombrédanne-Linie, Becken anterior-posterior, Kind 61
Orbita
– Nasennebenhöhlen okzipitomental 9
– posterior-anterior 13
– posterior-anterior 13
Orbitaaufnahme nach Rhese 15
Orbitaboden
– Oberkiefer 17
– Orthopantomogramm 22
– posterior-anterior 13
Orbitadach 3, 11, 13
– Aufnahme nach Rhese 15
– Nasennebenhöhlen okzipitofrontal 11
– Pyramidenvergleichsaufnahme 29
– Schädel anterior-posterior 3
Orbitawand
– laterale s. Os zygomaticum
– mediale s. Paries medialis
Organuntersuchung, intravenöse 248 ff
Oropharynx, Hypopharynx seitlich 227
Os(-sa)
– capitatum, Hand anterior-posterior 125
– – – halbschräg 127
– – Handgelenk anterior-posterior 129
– – – seitlich 131
– – Karpaltunnel 133
– carpalia proximales, Unterarm anterior-posterior 120
– – – – seitlich 122
– – Unterarm seitlich 122
– coccygis, Becken anterior-posterior 59
– – Beckenaufnahme nach Guthmann 65
– – – nach Martius 63
– – Kreuzbein anterior-posterior 73
– – – seitlich 75
– – Rektum 245
– – Steißbein anterior-posterior 77
– – – seitlich 79
– cuboideum, Fuß anterior-posterior 172
– – – seitlich 175
– – Kalkaneus seitlich 177
– – Mittelfuß anterior-posterior 181
– – – schräg 183
– – oberes Sprunggelenk seitlich 171
– – secundarium, Fuß anterior-posterior 173
– – Vorfuß anterior-posterior 185
– – – schräg 187
– cuneiforme, Fuß anterior-posterior 172
– – intermedium, Fuß seitlich 175
– – – Mittelfuß anterior-posterior 181

– – – – schräg 183
– – – Vorfuß anterior-posterior 185
– – – – schräg 187
– – laterale, Fuß seitlich 175
– – – Mittelfuß anterior-posterior 181
– – – – schräg 183
– – – Vorfuß anterior-posterior 185
– – – – schräg 187
– – mediale, Fuß seitlich 175
– – – Mittelfuß anterior-posterior 181
– – – – schräg 183
– – – oberes Sprunggelenk seitlich 171
– – – Vorfuß anterior-posterior 185
– – – – schräg 187
– hamatum, Hand anterior-posterior 125
– – – halbschräg 127
– – Handgelenk anterior-posterior 129
– – Karpaltunnel 133
– – Os pisiforme, Spezialaufnahme 137
– – Skaphoidaufnahmen 135
– hyoideum, Hypopharynx seitlich 227
– – Orthopantomogramm 22
– – Tracheazielaufnahme, seitlich 215
– ilii, Abdomen im Stand 203
– – Becken anterior-posterior, Kind 61
– – Felsenbein nach Schüller 41
– – Hüfte axial 151
– – Iliosakralgelenke, anterior-posterior 71
– – – Tomographie 221
– – Konturaufnahme Femurkopf 147
– – Mammographie kraniokaudal 209
– intermetatarseum, Fuß anterior-posterior 173
– ischiadicum, Hüfte axial 151
– ischii, Becken anterior-posterior, Kind 61
– – Ganzbeinaufnahme 140
– – Konturaufnahme Femurkopf 147
– – Steißbein seitlich 79
– lunatum, Hand anterior-posterior 125
– – – halbschräg 127
– – Handgelenk anterior-posterior 129
– – – seitlich 131
– – Karpaltunnel 133
– – Os pisiforme, Spezialaufnahme 137
– – Skaphoidaufnahmen 135
– – Unterarm anterior-posterior 120
– – – seitlich 122
– metacarpale, Finger in 2 Ebenen 139
– – Hand anterior-posterior 125
– – – halbschräg 127
– – Skaphoidaufnahmen 135
– metacarpale V, Handgelenk anterior-posterior 129
– metacarpalia, Handgelenk seitlich 131
– – Os pisiforme, Spezialaufnahme 137
– metatarsale, Fuß anterior-posterior 172
– – Mittelfuß anterior-posterior 181
– metatarsale I, Großzehe seitlich 189
– metatarsalia, Fuß seitlich 175
– – Mittelfuß schräg 183
– – Vorfuß anterior-posterior 185
– – – schräg 187
– multangulum majus, Hand halbschräg 127
– – – Handgelenk anterior-posterior 129
– – – – seitlich 131
– – – Karpaltunnel 133
– – – Os pisiforme, Spezialaufnahme 137
– – – Skaphoidaufnahmen 135
– – minus, Hand halbschräg 127
– – – Handgelenk anterior-posterior 129
– – – Karpaltunnel 133
– – – Os pisiforme, Spezialaufnahme 137
– – – Skaphoidaufnahmen 135
– nasale 5, 9
– – Nasennebenhöhlen okzipitomental 9
– – Nasenskelett, seitlich 24
– – Schädel seitlich 5
– naviculare, Fuß anterior-posterior 172
– – – seitlich 175
– – Kalkaneus seitlich 177
– – Mittelfuß anterior-posterior 181
– – – schräg 183
– – oberes Sprunggelenk seitlich 171

Os(-sa)
– naviculare, Unterschenkel anterior-posterior 169
– – Vorfuß anterior-posterior 185
– – – schräg 187
– occipitale 7
– – Hinterhauptsaufnahme nach Towne 7
– peronaeum, Fuß anterior-posterior 173
– pisiforme, Hand anterior-posterior 125
– – Handgelenk anterior-posterior 129
– – – seitlich 131
– – Karpaltunnel 133
– – Skaphoidaufnahmen 135
– – Spezialaufnahme 136 f
– – Unterarm anterior-posterior 120
– – – seitlich 122
– pubis, Becken anterior-posterior, Kind 61
– – Ganzbeinaufnahme 140
– – Hüfte axial 151
– – Konturaufnahme Femurkopf 149
– sacrum 41
– – Abdomen im Stand 205
– – Becken Ala-Aufnahme 67
– – – anterior-posterior 59
– – Beckenaufnahme nach Martius 63
– – Hüftgelenk anterior-posterior 143
– – Iliosakralgelenke, Tomographie 221
– – Kreuzbein seitlich 75
– – Lendenwirbelsäule 53
– – – seitlich 55
– – lumbale Myelographie, seitlich 331
– – Mammographie kraniokaudal 209
– – Pars lateralis, Iliosakralgelenk anterior-posterior 71
– – Rektum 245
– – Steißbein seitlich 79
– scaphoideum, Hand anterior-posterior 125
– – – halbschräg 127
– – Handgelenk anterior-posterior 129
– – – seitlich 131
– – Karpaltunnel 133
– – Os pisiforme, Spezialaufnahme 137
– – Skaphoidaufnahmen 135
– – Unterarm anterior-posterior 120
– – – seitlich 122
– sesamoideum, Fuß anterior-posterior 172
– – – seitlich 175
– – Großzehe seitlich 189
– – Hand anterior-posterior 125
– – – halbschräg 127
– – Vorfuß anterior-posterior 185
– – – schräg 187
– supratalare, Fuß anterior-posterior 173
– tibiale externum, Fuß anterior-posterior 173
– trapezium, Hand anterior-posterior 125
– – – halbschräg 127
– – Handgelenk anterior-posterior 129
– – – seitlich 131
– – Karpaltunnel 133
– – Os pisiforme, Spezialaufnahme 137
– trapezoideum, Hand anterior-posterior 125
– – – halbschräg 127
– – Handgelenk anterior-posterior 129
– – Karpaltunnel 133
– – Os pisiforme, Spezialaufnahme 137
– – Skaphoidaufnahmen 135
– trigonum, Kalkaneus seitlich 177
– triquetrum, Hand anterior-posterior 125
– – – halbschräg 127
– – Handgelenk anterior-posterior 129
– – – seitlich 131
– – Karpaltunnel 133
– – Os pisiforme, Spezialaufnahme 137
– – Skaphoidaufnahmen 135
– – Unterarm anterior-posterior 120
– – – seitlich 122
– zygomaticum 5, 9, 11
– – Felsenbein nach Mayer 35
– – Nasennebenhöhlen okzipitofrontal 11
– – – okzipitomental 9
– – – posterior-anterior 13
– – Orbitaaufnahme nach Rhese 15

– – Schädel seitlich 5
– – Schädelbasis 27
Ösophagus
– distaler 231
– Hypopharynx anterior-posterior 225
– – seitlich 227
– Kontrastaufnahmen 228 f
– ösophagogastrischer Winkel 231
– Tracheazielaufnahme, seitlich 215
Ösophagusampulle, Ösophagus 229
Ösophagusmund, Ösophagus 229
Ostium uterinum tubae, Hysterosalpingographie 349

P

Palatum durum 5
– – Orbita, posterior-anterior 13
– – Orthopantomogramm 22
– – Schädel seitlich 5
– molle 5
– – Orthopantomogramm 22
– – Schädel seitlich 5
Papilla
– duodeni major (Vateri), Magen (Duodenum) 235
– mammaria, Mammographie mediolateral 211
Paries medialis, Sella anterior-posterior 39
Parotisgangsystem, Glandula parotidea, Sialographie
– – – – anterior-posterior 347
– – – – Aufsicht 345
Pars(-tes)
– abdominalis aortae, Arteriae renales, arterielle Phase 297
– – – Becken-Bein-Angiographie 301
– ascendens aortae, Abdomen im Stand 205
– – – Aortenbogen, anterior-posterior 283
– – – Thorax 201
– – – – seitlich 196
– – duodeni, Magen-Darm-Passage 237
– basalis, Arteria pulmonalis, arterielle Phase 285
– – (arteria pulmonalis), Lungenhilus, Tomographie rechts-seitlich 219
– descendens aortae, Abdomen im Stand 205
– – – Aortenbogen, anterior-posterior 283
– – – Lungenhilus, Tomographie anterior-posterior 217
– – – Thorax 201
– – – – posterior-anterior 193
– – – – seitlich 196
– – duodeni, Magen (Duodenum) 235
– – – Magen-Darm-Passage 237
– horizontalis duodeni, Magen-Darm-Passage 237
– orbitalis ossis frontalis, Sella seitlich 37
– petrosa ossis temporalis 5
– – – – Orbitaaufnahme nach Rhese 15
– – – – Schädel seitlich 5
– profunda, Glandula parotidea, Sialographie, anterior-posterior 347
– – – – – Aufsicht 345
– superficialis, Glandula parotidea, Sialographie, anterior-posterior 347
Patella 162 f
– Ganzbeinaufnahme 140
– Kniegelenk anterior-posterior 157
– – seitlich 159
– – Tunnelaufnahme nach Frik 161
– Oberschenkel anterior-posterior 153
– – seitlich 155
Paukenhöhle s. Cavitas tympanica
Pediculus arcus vertebrae 43
– – – Brustwirbelsäule anterior-posterior 49
– – – Iliosakralgelenke, Tomographie 221
– – – Lendenwirbelsäule 53
– – – – schräg 57
– – – schräge Halswirbelsäule 47
Pelvis renalis, intravenöses Urogramm 249
Pfannendach
– Becken Ala-Aufnahme 67
– – Obturatoraufnahme 69
– Hüfte axial 151
– Hüftgelenk anterior-posterior 143
– des Kiefergelenks 21
– Konturaufnahme Femurkopf 147
Pfannendachneigungswinkel, Becken anterior-posterior, Kind 61
Pfannenerker s. Limbus acetabuli

Pfannengrund
– hinterer, Becken Ala-Aufnahme 67
– Hüfte axial 151
– – nach Lauenstein 145
– medialer, Hüftgelenk anterior-posterior 143
– vorderer, Becken Ala-Aufnahme 67
– – – Obturatoraufnahme 69
Pfannenrand
– hinterer, Becken Ala-Aufnahme 67
– – – anterior-posterior 59
– – – Obturatoraufnahme 69
– – Hüfte nach Lauenstein 145
– – Konturaufnahme Femurkopf 147, 149
– ventraler, Hüftgelenk anterior-posterior 143
– vorderer, Becken, Obturatoraufnahme 69
– – Hüfte axial 151
– – – nach Lauenstein 145
– – Konturaufnahme Femurkopf 147, 149
Phalanx
– distalis, Finger in 2 Ebenen 139
– – Fuß anterior-posterior 172
– – – seitlich 175
– – Großzehe seitlich 189
– – hallucis, Fuß anterior-posterior 172
– – Hand anterior-posterior 124
– – Vorfuß anterior-posterior 185
– – – schräg 187
– media, Finger in 2 Ebenen 139
– – Fuß anterior-posterior 172
– – – seitlich 175
– – Großzehe seitlich 189
– – Hand anterior-posterior 124
– – Vorfuß anterior-posterior 185
– – – schräg 187
– proximalis, Finger in 2 Ebenen 139
– – Fuß anterior-posterior 172
– – – seitlich 175
– – Großzehe seitlich 189
– – Hand anterior-posterior 124
– – – halbschräg 127
– – Handgelenk anterior-posterior 129
– – – seitlich 131
– – Vorfuß anterior-posterior 185
– – – schräg 187
Pharynx, Hypopharynx anterior-posterior 225
Planum(-a)
– nuchale, Oberkiefer 17
– sphenoidale 3, 11
– – Nasennebenhöhlen okzipitofrontal 11
– – Orbita, posterior-anterior 13
– – Orbitaaufnahme nach Rhese 15
– – Schädel anterior-posterior 3
– – Sella anterior-posterior 39
– – – seitlich 37
Plexus pterygoideus, seitlich, venöse Phase 271
Plica
– glossoepiglottica lateralis, Hypopharynx anterior-posterior 225
– – – Ösophagus 229
– transversa recti 245
– vestibularis, Tracheazielaufnahme, anterior-posterior 213
Porus acusticus externus 5
– – – Schädel seitlich 5
Processus
– acromialis, Skapula seitlich 97
– alveolaris maxillae 9
– – – Nasennebenhöhlen okzipitomental 9
– articularis inferior, Brustwirbelsäule anterior-posterior 49
– – – – seitlich 51
– – – Iliosakralgelenke, Tomographie 221
– – – Kreuzbein anterior-posterior 73
– – – Lendenwirbelsäule 53
– – – – schräg 57
– – – – seitlich 55
– – – schräge Halswirbelsäule 47
– – – seitliche Halswirbelsäule 45
– – superior, Brustwirbelsäule anterior-posterior 49
– – – – seitlich 51
– – – Lendenwirbelsäule 53
– – – – schräg 57
– – – – seitlich 55
– – – schräge Halswirbelsäule 47
– – – seitliche Halswirbelsäule 45
– clinoidei anteriores, Sella seitlich 37
– – posteriores 37
– – – Sella seitlich 37
– clinoideus anterior 5
– – – Schädel seitlich 5
– – posterior 5
– – – Schädel seitlich 5

– condylaris, Orthopantomogramm 22
– coracoideus, Akromioklavikulargelenk 93
– – Klavikula anterior-posterior 89
– – – schräg 91
– – knöcherner Hemithorax 81
– – Oberarm seitlich 111
– – Schulter anterior-posterior, unter Belastung 87
– – – axial 103
– – – tangential 105
– – – transthorakal 107
– – Schultergelenk, anteriore-posteriore Arthrographie 257
– – – anterior-posterior 99
– – – in Elevation 101
– – – schräg, Arthrographie 259
– – Skapula anterior-posterior 95
– – – seitlich 97
– coronoideus, Ellenbogengelenk anterior-posterior 113
– – – seitlich 115
– – Jochbogen 25
– – mandibulae 5
– – – Schädel seitlich 5

Processus
– coronoideus, Oberarm seitlich 111
– – Oberkiefer 17
– – Orthopantomogramm 22
– – Radius schräg 119
– – Schädelbasis 27
– – Unterarm anterior-posterior 120
– – – seitlich 122
– – Unterkiefer nach Clementschitsch 21
– – Unterkieferast 19
– costalis, Lendenwirbelsäule schräg 57
– frontalis ossis zygomatici, Orbita, posterior-anterior 13
– lateralis scapulae, Oberarm anterior-posterior 109
– – – Schultern, anterior-posterior, unter Belastung 87
– – – Skapula anterior-posterior 95
– – tali, Kalkaneus seitlich 177
– – – oberes Sprunggelenk seitlich 171
– – tuberis calcanei, Kalkaneus tangential 179
– mastoideus 3
– – Felsenbein nach Mayer 35
– – Schädel anterior-posterior 3
– medialis tuberis calcanei, Kalkaneus tangential 179
– posterior tali, Fuß seitlich 175
– – – Kalkaneus seitlich 177
– – – oberes Sprunggelenk seitlich 171
– pterygoideus, Orthopantomogramm 22
– spinosus 43
– – Brustwirbelsäule anterior-posterior 49
– – – seitlich 51
– – Felsenbein nach Schüller 41
– – Iliosakralgelenke, Tomographie 221
– – Kreuzbein anterior-posterior 73
– – Lendenwirbelsäule 53
– – – schräg 57
– – – seitlich 55
– – schräge Halswirbelsäule 47
– – seitliche Halswirbelsäule 45
– – (vertebrae prominentis), seitliche Halswirbelsäule 45
– styloideus, Felsenbein nach Schüller 31
– – Orthopantomogramm 22
– – radii, Hand anterior-posterior 125
– – – – halbschräg 127
– – – Handgelenk anterior-posterior 129
– – – – seitlich 131
– – – Skaphoidaufnahmen 135
– – – Unterarm anterior-posterior 120
– – ulnae, Hand anterior-posterior 125
– – – – halbschräg 127
– – – Handgelenk anterior-posterior 129
– – – – seitlich 131
– – – – seitliche Arthrographie 255
– – – Os pisiforme, Spezialaufnahme 137
– – – Skaphoidaufnahmen 135
– – – Unterarm anterior-posterior 120
– – – – seitlich 122
– transversus, Brustwirbelsäule anterior-posterior 49
– – – seitlich 51

Processus, transversus, Halswirbelsäule 43, 45
– – Iliosakralgelenk anterior-posterior 71
– – – Tomographie 221
– – knöcherner Hemithorax 81
– – Kreuzbein anterior-posterior 73
– – Lendenwirbelsäule 53
– – – seitlich 55
– – Steißbein anterior-posterior 77
– – vertebrae thoracicae 43
– transversus, schräge Halswirbelsäule 47
– uncinatus 43
– xiphoideus, Sternum anterior-posterior 83
– – – seitlich 85
– zygomaticus 5
– – ossis temporalis 25
– – – – Felsenbein anch Schüller 31
– – Schädel seitlich 5
Promontorium
– Beckenaufnahme nach Guthmann 65
– Iliosakralgelenke, Tomographie 221
– Kreuzbein seitlich 75
– Lendenwirbelsäule seitlich 55
Protuberantia
– mentalis 3
– – Schädel anterior-posterior 3
– – Unterkieferast 19
– occipitalis (externa und interna) 7
– – Hinterhauptsaufnahme nach Towne 7
– – interna, Felsenbein nach Stenvers 33
Psoasschatten, Lendenwirbelsäule 53
Pulmo
– dexter 201
– – Abdomen im Stand 205
– sinister 201
– – Abdomen im Stand 205
Pulmonalisarterie
– linke s. Arteria pulmonalis sinistra
– rechte s. Arteria pulmonalis dextra
Pulmonalklappe s. Valva trunci pulmonalis
Pulpahöhle s. Cavitas dentis (pulparis)
Pylorus, Magen 233
– – (Duodenum) 235
Pyramidenoberkante 3
– Orbita, posterior-anterior 13
– Pyramidenvergleichsaufnahme 29
– Schädel anterior-posterior 3
Pyramidenspitze
– Felsenbein anch Stenvers 33
– – nach Mayer 35
– – nach Schüller 31
Pyramidenvergleichsaufnahme nach Altschul 29
Pyramidenvorderkante, Felsenbein nach Schüller 31

Q

Querfortsatz s. Processus transversus
Querkolon, Abdomen im Stand 205

R

Radius
– Armphlebographie, Unterarm 319
– distaler, Hand anterior-posterior 125
– – – halbschräg 127
– Ellenbogen Axialaufnahme 117
– Ellenbogengelenk anterior-posterior 113
– – seitlich 115
– Handgelenk anterior-posterior 129
– – seitliche Arthrographie 255
– Oberarm anterior-posterior 109
– – seitlich 111
– Os pisiforme, Spezialaufnahme 137
– schräg 118 f
– Skaphoidaufnahmen 135
– Unterarm anterior-posterior 120
– – seitlich 122
Radiuskopf s. Caput radii
Radix dentis, Orthopantomogramm 22
Ramus(-i)
– apicalis, Arteria pulmonalis, anterior-posterior, venöse Phase 287
– – – – arterielle Phase 285
– apicoposterior, Arteria pulmonalis, anterior-posterior, venöse Phase 287
– circumflexus fibularis, Becken-Bein-Angiographie, Unterschenkel 307
– corporis callosi dorsalis, seitlich, arterielle Phase 275
– cranialis vermis, anterior-posterior, arterielle Phase 273
– dexter Vena portae hepatis, Arteria

mesenterica superior, venöse Phase 295
– inferior ossis pubis, Becken anterior-posterior 59
– – – – – Obturatoraufnahme 69
– – – – Beckenaufnahme nach Guthmann 65
– – – – – nach Martius 63
– – – – Hüfte nach Lauenstein 145
– lingularis, Arteria pulmonalis, arterielle Phase 285
– lobi medii, Arteria pulmonalis, arterielle Phase 285
– – – – – Lungenhilus, Tomographie rechts-seitlich 219
– – superioris, Arteria pulmonalis, Lungenhilus, Tomographie rechts-seitlich 219
– mandibulae, Oberkiefer 17
– – Unterkiefer nach Clementschitsch 21
– muscularis, Becken-Bein-Angiographie, Unterschenkel 307
– sinister Vena portae hepatis, Arteria mesenterica superior, venöse Phase 295
– superior ossis pubis, Becken anterior-posterior 59
– – – – Beckenaufnahme nach Guthmann 65
– – – – – nach Martius 63
– – – – Hüfte nach Lauenstein 145
– – – – Hüftgelenk anterior-posterior 143
– – – – Kreuzbein anterior-posterior 73
– – – – Steißbein anterior-posterior 77
– thalamici, seitlich, arterielle Phase 275
Raum
– retrotrachealer, Tracheazielaufnahme, seitlich 215
– subglottischer, Tracheazielaufnahme, anterior-posterior 213
– – – seitlich 215
– subphrenischer, Abdomen im Stand 205
Recessus(-i)
– alveolaris maxillae 9
– – – Nasennebenhöhlen okzipitomental 9
– – Orthopantomogramm 22
– axillaris, Schultergelenk, anteriore-posteriore Arthrographie 257
– – – schräg, Arthrographie 259
– costodiaphragmaticus, Abdomen im Stand 205
– – Thorax posterior-anterior 193
– dorsalis, Handgelenk, posteriore-anteriore Arthrographie 253
– – – seitliche Arthrographie 255
– palmaris, Handgelenk, posteriore-anteriore Arthrographie 253
– piriformis, Hypopharynx anterior-posterior 225
– – – seitlich 227
– – Ösophagus 229
– praestyloideus, Handgelenk, posteriore-anteriore Arthrographie 253
– – – seitliche Arthrographie 255
– sacciformis, Handgelenk, posteriore-anteriore Arthrographie 253
– (Sinus) piriformis, Tracheazielaufnahme, anterior-posterior 213
– – – – seitlich 215
– volares, Handgelenk, seitliche Arthrographie 255
– zygomaticus (des Sinus maxillaris), Jochbogen 25
Region
– perihiläre, Thorax 198
– perikardiale, Thorax 198
– supradiaphragmale, Thorax, 1. schräger Durchmesser 201
Rektum 244 f
– Kolon 243
Rektumampulle s. Ampulla recti
Ren
– dexter, intravenöses Urogramm 249
– – Mammographie kraniokaudal 209
– sinister, intravenöses Urogramm 249
– – Mammographie kraniokaudal 209
Retrokardialraum, Thorax 197
Retromamillärraum mit Ductus lactiferi, Mammographie mediolateral 211
Retropatellargelenk, Oberschenkel seitlich 155
Retrorektalraum 245
Retrosternalraum
– Sternum seitlich 85
– Thorax seitlich 196

Rezessus
– dorsaler, Sprunggelenk, oberes, Arthrographie 263
– suprakalkanearer, Sprunggelenk, oberes, Arthrographie 263
– ventraler, Sprunggelenk, oberes, Arthrographie 263
Rima glottidis, Tracheazielaufnahme, anterior-posterior 213
Rippe s. Costa
Rippenbogen s. Arcus costalis
Rippengitter 41
Rolandi-Vene
– anterior-posterior, venöse Phase 269
– seitlich, venöse Phase 271
Rosenthal-Vene, anterior-posterior, venöse Phase 269

S

Schädel 6, 8, 10, 12
– anterior-posterior 2 f
– Felsenbein nach Mayer 34
– – nach Schüller 30
– – nach Stenvers 32 f
– Hinterhauptsaufnahme nach Towne 6 f
– Nasennebenhöhlen okzipitofrontal 10 f
– – okzipitomental 8 f
– Nasenskelett seitlich 24
– Oberkiefer 16
– Orbitaaufnahme nach Rhese 14
– Orthopantomogramm 22
– Pyramidenvergleichsaufnahme nach Altschul 28
– Schädelbasis 26
– seitlich 4 f
– Sella a.-p. 38 f
– – seitlich 36 f
– Unterkiefer nach Clememtschitsch 20
– Unterkieferast 18
Schädelbasis s. Basis cranii
Schädelgrube, mittlere s. Ala major ossis sphenoidalis
Schambein s. Os pubis
Schambeinast
– oberer s. Ramus superior ossis pubis
– unterer s. Ramus inferior ossis pubis
Schenkelhals s. Collum femoris
Schienbein s. Tibia
Schildknorpel s. Cartilago thyroidea
Schlüsselbein s. Klavikula
Schulter
– anterior-posterior, unter Belastung 86 f
– axial 102 f
– tangential 104 f
– transthorakal 106 f
Schultergelenk
– anteriore-posteriore Arthrographie 256 f
– anterior-posterior 98 f
– in Elevation 100 f
– schräg, Arthrographie 258 f
Schulterweichteile, Thorax seitlich 196
Schuppenzellen, Felsenbein nach Schüller 31
Schwellenzellen, Felsenbein nach Schüller 31
Segment
– aortales, Ösophagus 229
– bronchiales, Ösophagus 229
– epiphrenisches, Ösophagus 229
– interaortikobronchiales, Ösophagus 229
– paratracheales, Ösophagus 229
– retrokardiales, Ösophagus 229
Segmentarterie
– obere, Arteriae renales, arterielle Phase 297
– untere, Arteriae renales, arterielle Phase 297
Sekundärbronchus, Bronchographie
– – anterior-posterior, links 341
– – seitlich links 343
Septum nasi 3, 9, 11
– – Nasennebenhöhlen okzipitofrontal 11
– – – okzipitomental 9
– – Oberkiefer 17
– – Orbita, posterior-anterior 13
– – Pyramidenvergleichsaufnahme 29
– – Schädel anterior-posterior 3
– – Schädelbasis 27
– – Sella anterior-posterior 39
Sesambein s. Os sesamoideum
Shenton-Ménard-Linie, Becken anterior-posterior, Kind 61
Sialographie, Glandula parotidea, Aufsicht 344 f
Siebbeinzellen 3
– anteriore 11

– – Nasennebenhöhlen okzipitofrontal 11
– Schädel anterior-posterior 3
Sinus
– cavernosus, seitlich, venöse Phase 271
– frontalis 3, 5, 9, 11
– – Nasennebenhöhlen okzipitofrontal 11
– – – okzipitomental 9
– – Orbita, posterior-anterior 13
– – Orbitaaufnahme nach Rhese 15
– – Pyramidenvergleichsaufnahme 29
– – Schädel anterior-posterior 3
– – Sella anterior-posterior 39
– intercavernosi, anterior-posterior, venöse Phase 269
– maxillaris 3, 5, 9, 11
– – Jochbogen 25
– – Nasennebenhöhlen okzipitofrontal 11
– – – okzipitomental 9
– – Oberkiefer 17
– – Orbita, posterior-anterior 13
– – Orbitaaufnahme nach Rhese 15
– – Orthopantomogramm 22
– – Pyramidenvergleichsaufnahme 29
– – Schädel anterior-posterior 3
– – – seitlich 5
– – Schädelbasis 27
– – Unterkiefer nach Clementschitsch 21
– occipitalis, seitlich, venöse Phase 271
– petrosus inferior, anterior-posterior, venöse Phase 269, 277
– – – seitlich, venöse Phase 271, 279
– – superior, seitlich, venöse Phase 271, 279
– rectus, anterior-posterior, venöse Phase 277
– – seitlich, venöse Phase 271, 279
– sagittalis inferior, seitlich, venöse Phase 271
– – superior, anterior-posterior, venöse Phase 269
– – – seitlich, venöse Phase 271
– sigmoideus, anterior-posterior, venöse Phase 269, 277
– – Felsenbein nach Mayer 35
– – seitlich, venöse Phase 271, 279
– sphenoidalis 5, 9
– – Nasennebenhöhlen okzipitomental 9
– – Orbitaaufnahme nach Rhese 15
– – Schädel seitlich 5
– – Schädelbasis 27
– – Sella seitlich 37
– sphenoparietalis, anterior-posterior, venöse Phase 269
– tarsi, Kalkaneus seitlich 177
– – Mittelfuß schräg 183
– – oberes Sprunggelenk seitlich 171
– transversus, anterior-posterior, venöse Phase 269, 277
– – seitlich, venöse Phase 271, 279
Sinus-Dura-Winkel, Felsenbein nach Schüller 31
Sinusschale, knöcherne, hintere Pyramidenkante, Felsenbein nach Mayer 35
Skaphoidaufnahmen 134 f
Skapula
– anterior-posterior 94 f
– Brustwirbelsäule seitlich 51
– Schulter axial 103
– – transthorakal 107
– Schultergelenk anterior-posterior 99
– seitlich 96 f
– Thorax seitlich 196
Spatium retropharyngeum, Trachea-zielaufnahme, seitlich 215
Spezialuntersuchungen 323 ff
Spina(-ae)
– iliaca anterior inferior, Becken Ala-Aufnahme 67
– – – – Beckenaufnahme nach Guthmann 65
– – – – Hüfte nach Lauenstein 145
– – – – Hüftgelenk anterior-posterior 143
– – – – Konturaufnahme Femurkopf 147, 149, 151
– – – superior, Becken Ala-Aufnahme 67
– – – – – anterior-posterior 59
– – – – Beckenaufnahme nach Guthmann 65
– – – – – nach Martius 63
– – – – Hüfte axial 151
– – – – – nach Lauenstein 145
– – – – Hüftgelenk anterior-posterior 143
– – – – Konturaufnahme Femurkopf 147

Spina(ae)
– iliaca posterior inferior, Becken anterior-posterior 59
– – – – Beckenaufnahme nach Martius 63
– – – – Iliosakralgelenke, Tomographie 221
– – – – Kreuzbein anterior-posterior 73
– – – superior, Becken anterior-posterior 59
– – – – Beckenaufnahme nach Martius 63
– – – – Iliosakralgelenke, Tomographie 221
– – – – Kreuzbein anterior-posterior 73
– ischiadica, Becken Ala-Aufnahme 67
– – – anterior-posterior 59
– – Beckenaufnahme nach Guthmann 65
– – – nach Martius 63
– – Hüfte axial 149
– – – nach Lauenstein 145
– – Hüftgelenk anterior-posterior 143
– – Konturaufnahme Femurkopf 147
– – Kreuzbein anterior-posterior 73
– – – seitlich 75
– – Steißbein seitlich 79
– nasalis anterior, Nasenskelett, seitlich 24
– – – Oberkiefer 17
– scapulae, Klavikula anterior-posterior 89
– – Schultergelenk anterior-posterior 99
– – – in Elevation 101
– – Schultern, anterior-posterior, unter Belastung 87
– – Skapula anterior-posterior 95
– – – seitlich 97
Sprunggelenk s. Articulatio talocruralis
Steißbein
– anterior-posterior 76 f
– seitlich 78 f
Sternum
– Abdomen im Stand 205
– anterior-posterior 82 f
– (Manubrium sterni), Klavikula schräg 91
– seitlich 84 f
Stimmband
– echtes s. Ligamentum vocale
– falsches s. Plica vestibularis
Stirnhöhlen s. Sinus frontalis
Streifen
– azygoösophaealer, Thorax posterior-anterior 193
– paraortaler, Thorax posterior-anterior 193
– paraspinaler, Thorax posterior-anterior 193
Subarachnoidalraum
– extraduraler, thorakale Myelographie, anterior-posterior 325
– hinterer, thorakale Myelographie, seitlich 327
– intraduraler, thorakale Myelographie, anterior-posterior 325
– intramedullärer, thorakale Myelographie, anterior-posterior 325
– lateraler, thorakale Myelographie, anterior-posterior 325
– vorderer, thorakale Myelographie, seitlich 327
– Wurzel des Spinalnervs, lumbale Myelographie, anterior-posterior 329
Subklavia-Herz-Bogen, Thorax posterior-anterior 195
Sulcus(-i)
– ethmoidales, Nasenskelett, seitlich 24
– intertubercularis, Akromioklavikulargelenk 93
– – Klavikula schräg 91
– – Oberarm anterior-posterior 109
– – Schulter axial 103
– – – tangential 105
– – – transthorakal 107
– – Schultergelenk anterior-posterior 99
– sinus sigmoidei, Felsenbein nach Schüller 31
– – transversi 7
– – – Hinterhauptsaufnahme nach Towne 7
– tendinis musculus peronaei longi, Kalkaneus tangential 179
Sustentaculum tali, Kalkaneus
– – – seitlich 177
– – – tangential 179
Sutura
– coronalis 5
– – Schädel seitlich 5

– frontonasalis, Nasenskelett, seitlich 24
– frontozygomatica 3
– – Schädel anterior-posterior 3
– lambdoidea 3, 5, 7
– – Hinterhauptsaufnahme nach Towne 7
– – Schädel anterior-posterior 3
– – – seitlich 5
– nasomaxillaris, Nasenskelett, seitlich 24
– sagittalis 3
– – Schädel anterior-posterior 3
– sphenosquamosa, Felsenbein nach Stenvers 33
– temporozygomatica, Jochbogen 25
Symphysis
– Becken anterior-posterior 59
– Beckenaufnahme nach Guthmann 65
– – nach Martius 63
– Steißbein anterior-posterior 77

T

Talonavikulargelenk s. Articulatio talocalcaneonavicularis
Talus
– Fuß seitlich 175
– Kalkaneus seitlich 177
– – tangential 179
– Mittelfuß schräg 183
– oberes Sprunggelenk seitlich 171
– Sprunggelenk, oberes, Arthrographie 263
– Unterschenkel anterior-posterior 165
– – seitlich 167
Talusfortsatz, lateraler s. Processus lateralis tali
Talusrolle s. Trochlea tali
Tegmen antri, Felsenbein nach Stenvers 33
Tendo calcaneus, Kalkaneus seitlich 177
Terminalzellen im Processus mastoideus, Felsenbein nach Schüller 31
Tertiärbronchus, Bronchographie
– – anterior-posterior, links 341
– – seitlich links 343
Th II 41
Th XII 41
Thorax
– 1. schräger Durchmesser, Übersichtsaufnahmen 200 f
– posterior-anterior, Übersichtsaufnahme 192 ff
– seitlich Übersichtsaufnahme 196 f
Thoraxmantel, Thorax 198
Thoraxräume, Übersichtsaufnahmen 198 f
Tibia
– Fuß seitlich 175
– Ganzbeinaufnahme 140
– Kniegelenk anterior-posterior 157
– – seitlich 159
– – Tunnelaufnahme nach Frik 161
– oberes Sprunggelenk seitlich 171
– Oberschenkel seitlich 155
– Sprunggelenk, oberes, Arthrographie 263
– Unterschenkel anterior-posterior 165, 169
– – seitlich 167
Tibiakopfkonsole
– laterale s. Condylus lateralis tibiae
– mediale s. Condylus medialis tibiae
Tibiaplateau s. Facies articularis superior tibiae
Tomographie 216 ff
Trachea 201
– Abdomen im Stand 205
– Brustwirbelsäule anterior-posterior 49
– Hypopharynx seitlich 227
– Lungenhilus, Tomographie anterior-posterior 217
– – – rechts-seitlich 219
– seitliche Halswirbelsäule 45
– Thorax posterior-anterior 193
– – seitlich 196
Tracheaaufhellungsband 43
Tracheaeingang, Tracheazielaufnahme
– – anterior-posterior 213
– – seitlich 215
Trachealbifurkation s. Carina tracheae
Tracheazielaufnahme
– anterior-posterior 212 f
– seitlich 214 f
Trikuspidalklappe s. Valva atrioventricularis dextra
Trochanter
– major, Becken Ala-Aufnahme 67
– – – anterior-posterior 59
– – Ganzbeinaufnahme 140
– – Hüfte axial 151
– – – nach Lauenstein 145

Trochanter
– major, Hüftgelenk anterior-posterior 143
– – Konturaufnahme Femurkopf 147, 149
– minor, Becken, Obturatoraufnahme 69
– – Hüfte axial 151
– – – nach Lauenstein 145
– – Hüftgelenk anterior-posterior 143
– – Konturaufnahme Femurkopf 147, 149
Trochlea(-ae)
– Ellenbogen, Axialaufnahme 117
– Ellenbogengelenk anterior-posterior 113
– humeri, Oberarm anterior-posterior 109
– – – seitlich 111
– – Radius schräg 119
– – Unterarm seitlich 122
– lateraler Rand, Ellenbogengelenk anterior-posterior 113
– medialer Rand, Ellenbogengelenk anterior-posterior 113
– peronaealis, Kalkaneus tangential 179
– tali, Ganzbeinaufnahme 140
– – oberes Sprunggelenk seitlich 171
– – Unterschenkel anterior-posterior 169
– Unterarm anterior-posterior 120
Trolard-Vene
– anterior-posterior, venöse Phase 269
– seitlich, venöse Phase 271
Truncus
– brachiocephalicus, Aortenbogen, anterior-posterior 283
– – Halsgefäße, anterior-posterior 281
– coeliacus, arterielle Phase 288 f
– – venöse Phase 290 f
– lumbaris dexter, bipedale Lymphographie, anterior-posterior 335
– – – – – schräg 337
– – sinister, bipedale Lymphographie, anterior-posterior 335
– – – – – schräg 337
– pulmonalis, Arteria pulmonalis, arterielle Phase 285
– – Vena cava superior, anterior-posterior 311
– thyrocervicalis, Aortenbogen, anterior-posterior 283
– – Halsgefäße, anterior-posterior 281
Tuba uterina, Hysterosalpingographie 349
Tuber
– calcanei, Fuß seitlich 175
– – Kalkaneus seitlich 177
– – – tangential 179
– – oberes Sprunggelenk seitlich 171
– ischiadicum, Becken, Obturatoraufnahme 69
– – Beckenaufnahme nach Guthmann 65
– – – nach Martius 63
– – Ganzbeinaufnahme 140
– – Hüfte nach Lauenstein 145
– – Hüftgelenk anterior-posterior 143
– – Konturaufnahme Femurkopf 147, 149
Tuberculum(-a)
– articulare, Felsenbein nach Schüller 31
– conoideum claviculae, Akromioklavikulargelenk 93
– – – Klavikula anterior-posterior 89
– costae, Brustwirbelsäule anterior-posterior 49
– intercondylare laterale, Kniegelenk anterior-posterior 157
– – mediale, Kniegelenk anterior-posterior 157
– – – – Tunnelaufnahme nach Frik 161
– majus, Akromioklavikulargelenk 93
– – Klavikula schräg 91
– – Oberarm anterior-posterior 109
– – Schulter axial 103
– – – tangential 105
– – – transthorakal 107
– – Schultergelenk anterior-posterior 99
– – Schultern, anterior-posterior, unter Belastung 87
– mentale, Unterkiefer nach Clementschitsch 21
– minus, Akromioklavikulargelenk 93
– – Klavikula schräg 91
– – Oberarm anterior-posterior 109
– – Oberarm seitlich 111
– – Schulter axial 103
– – – tangential 105

– – – transthorakal 107
– – Schultergelenk anterior-posterior 99
– – Schultern, anterior-posterior, unter Belastung 87
– sellae, Sella seitlich 37
Tuberositas(-es)
– deltoidea, Oberarm anterior-posterior 109
– ossis metatarsalis, Fuß anterior-posterior 172
– – – Mittelfuß anterior-posterior 181
– – metatarsalis V, Fuß seitlich 175
– – – Mittelfuß schräg 183
– – – Vorfuß anterior-posterior 185
– – – – schräg 187
– phalangis distalis, Finger in 2 Ebenen 139
– – – Fuß anterior-posterior 172 f
– – – Großzehe seitlich 189
– – – Hand anterior-posterior 124
– radii, Ellenbogengelenk seitlich 115
– – Radius schräg 119
– – Unterarm anterior-posterior 120
– tibiae, Kniegelenk seitlich 159
– – – Tunnelaufnahme nach Frik 161
– – Unterschenkel anterior-posterior 165
– – – seitlich 167

U

Übergang
– anorektaler 245
– ileojunaler, Dünndarm 239
– rektosigmoidaler 245
Ulna
– Armphlebographie, Unterarm 319
– distale, Hand anterior-posterior 125
– – – halbschräg 127
– Ellenbogen Axialaufnahme 117
– Ellenbogengelenk anterior-posterior 113
– – seitlich 115
– Handgelenk anterior-posterior 129
– – seitliche Arthrographie 255
– Oberarm anterior-posterior 109
– – seitlich 111
– Radius schräg 119
– Skaphoidaufnahmen 135
– Unterarm anterior-posterior 120
– – seitlich 122
Unkovertebralgelenk 43
Unterarm
– anterior-posterior 120 f
– seitlich 122 f
Unterarmdrittel
– distales, anterior-posterior 120
– – seitlich 122
– mittleres, anterior-posterior 120
– – seitlich 122
– proximales, anterior-posterior 120
– – seitlich 122
Unterfeld, Thorax 198
Unterkiefer s. Mandibula
Unterkieferast 19
Unterlappenarterie
– Lungenhilus, Tomographie anterior-posterior 217
– rechte 201
– Thorax posterior-anterior 195
Unterlappenbronchus
– linker, Lungenhilus, Tomographie anterior-posterior 217
– Lungenhilus, Tomographie rechts-seitlich 219
– rechter, Lungenhilus, Tomographie anterior-posterior 217
Unterlappensegment
– anterobasales 199
– – Bronchographie, anterior-posterior, links 341
– – – seitlich links 343
– apikales 199
– – Bronchographie, anterior-posterior, links 341
– – – seitlich links 343
– kardiales 199
– laterobasales 199
– – Bronchographie, anterior-posterior, links 341
– – – seitlich links 343
– posterobasales 199
– – Bronchographie, anterior-posterior, links 341
– – – seitlich links 343
Unterlappensegmentbronchus, apikaler, Lungenhilus, Tomographie rechts-seitlich 219
Unterlappenvene
– links s. Vena pulmonalis sinistra inferior
– rechts s. Vena pulmonalis dextra inferior

Unterschenkel
– anterior-posterior 164 f, 168 f
– Becken-Bein-Angiographie 306 f
– distaler, Becken-Bein-Angiographie 308 f
– seitlich 166 f
Unterschenkeldrittel
– distales 167
– – Ganzbeinaufnahme 140
– mittleres 167
– – Ganzbeinaufnahme 140
– proximales 167
– – Ganzbeinaufnahme 140
Ureter
– distaler, intravenöses Urogramm 249
– intravenöses Urogramm 249
Urogramm, intravenöses 249
Uvula palatina
– – Hypopharynx seitlich 227
– – Ösophagus 229

V

Vagina
– Hysterosalpingographie 349
– mucosa intertubercularis, Schultergelenk, anteriore-posteriore Arthroggraphie 257
– – – – schräg, Arthrographie 259
Vallecula epiglottica
– – Boden, Tracheazielaufnahme, anterior-posterior 213
– – – – seitlich 215
– – Hypopharynx anterior-posterior 225
– – – seitlich 227
Valva(-ae)
– aortae, Thorax 197
– – – posterior-anterior 195
– atrioventricularis dextra, Thorax 197
– – – – posterior-anterior 195
– – sinistra, Thorax 197
– – – – posterior-anterior 195
– ileocaecalis, Zielaufnahme 241
– – Kolon 243
– trunci pulmonalis, Thorax posterior-anterior 195
– – – – seitlich 196
Vena(-ae)
– anastomatica inferior, seitlich, venöse Phase 271
– anastomotica superior, anterior-posterior, venöse Phase 269
– arcuata, Arteriae renales, venöse Phase 299
– axillaris, Armphlebographie, Oberarm 317
– azygos, Lungenhilus, Tomographie anterior-posterior 217
– – Thorax posterior-anterior 195
– – Vena cava superior, anterior-posterior 311
– basalis, anterior-posterior, venöse Phase 269
– – communis, Arteria pulmonalis, anterior-posterior, venöse Phase 287
– – inferior, Arteria pulmonalis, anterior-posterior, venöse Phase 287
– – seitlich, venöse Phase 271, 279
– basilica, Armphlebographie, Unterarm 319
– brachiales, Armphlebographie, Oberarm 317
– – – Unterarm 319
– brachiocephalica dextra, Vena cava superior, anterior-posterior 311
– – Kontur, Thorax posterior-anterior 195
– – sinistra, Vena cava superior, anterior-posterior 311
– cava inferior, Abdomen im Stand 205
– – – anterior-posterior 312 f
– – – Arteria pulmonalis, arterielle Phase 285
– – – Beinphlebographie 321
– – – seitlich 314 f
– – – Thorax 197
– – – – posterior-anterior 195
– – – Vena cava inferior, anterior-posterior 313
– – superior, anterior-posterior 310 f
– – – Armphlebographie, Oberarm 317
– – – Arteria pulmonalis, arterielle Phase 285
– – – Lungenhilus, Tomographie anterior-posterior 217
– – – Thorax posterior-anterior 195
– cephalica, Armphlebographie, Oberarm 317
– – – Unterarm 319
– – Vena cava superior, anterior-posterior 311

– cerebelli inferiores, seitlich, venöse Phase 279
– – superiores, seitlich, venöse Phase 279
– cerebri interna, anterior-posterior, venöse Phase 269
– – – seitlich, venöse Phase 271, 279
– – magna, anterior-posterior, venöse Phase 269
– – – (Galeni), seitlich, venöse Phase 271, 279
– – superiores, anterior-posterior, venöse Phase 277
– colica dextra, Arteria mesenterica superior, venöse Phase 295
– femoralis communis, Beinphlebographie 321
– – superficialis, Beinphlebographie 321
– fibulares, Beinphlebographie 321
– frontales ascendentes, seitlich, venöse Phase 271
– frontalis, anterior-posterior, venöse Phase 269
– hemisphaerii cerebelli, anterior-posterior, venöse Phase 277
– ileales, Arteria mesenterica superior, venöse Phase 295
– ileocolica, Arteria mesenterica superior, venöse Phase 295
– iliaca communis, Beinphlebographie 321
– – – Vena cava inferior, anterior-posterior 313
– – – – – – seitlich 315
– – – – – – Thorax 2. schräger Durchmesser 203
– – externa, Beinphlebographie 321
– – – Vena cava inferior, anterior-posterior 313
– – – – – – seitlich 315
– – interna, Vena cava inferior, anterior-posterior 313
– – – – – – seitlich 315
– inferiores hemisphaerii cerebelli, anterior-posterior, venöse Phase 277
– – – – seitlich, venöse Phase 279
– interlobaris, Arteriae renales, venöse Phase 299
– jejunales, Arteria mesenterica superior, venöse Phase 295
– jugularis externa, Vena cava superior, anterior-posterior 311
– – interna, seitlich, venöse Phase 271
– – – Vena cava superior, anterior-posterior 311
– lienalis, Arteria mesenterica superior, venöse Phase 295
– – Truncus coeliacus, venöse Phase 291
– mediana antebrachii, Armphlebographie, Unterarm 319
– – cubiti, Armphlebographie, Unterarm 319
– mesenterica superior, Arteria mesenterica superior, venöse Phase 295
– occipitales, seitlich, venöse Phase 271
– parietalis, anterior-posterior, venöse Phase 269
– – seitlich, venöse Phase 271
– petrosa, anterior-posterior, venöse Phase 277
– poplitea, Beinphlebographie 321
– portae hepatis, Arteria mesenterica superior, venöse Phase 295
– – – Truncus coeliacus, venöse Phase 291
– praecentralis cerebelli, seitlich, venöse Phase 279
– profunda femoris, Beinphlebographie 321
– profundae brachii, Armphlebographie, Oberarm 317
– pulmonales, Lungenhilus, Tomographie anterior-posterior 217
– pulmonalis dextra, Abdomen im Stand 205
– – – inferior, Thorax 2. schräger Durchmesser 203
– – inferior, Arteria pulmonalis, anterior-posterior, venöse Phase 287
– – sinistra, Abdomen im Stand 205
– – – inferior, Thorax 2. schräger Durchmesser 203
– – superior, Arteria pulmonalis, anterior-posterior, venöse Phase 287
– radiales, Armphlebographie, Unterarm 319
– renales, Vena cava inferior, seitlich 315
– renalis dextra, Arteriae renales, venöse Phase 299
– – – Vena cava inferior, anterior-posterior 313
– – oberer Ast, Arteriae renales, venöse Phase 299

Vena (-ae), renalis, sinistra, Arteriae renales, venöse Phase 299
– – – Vena cava inferior, anterior-posterior 313
– saphena magna, Beinphlebographie 321
– – parva, Beinphlebographie 321
– septi pelludici, seitlich, venöse Phase 271
– subclavia, Armphlebographie, Oberarm 317
– – Kontur, Thorax posterior-anterior 195
– – Vena cava superior, anterior-posterior 311
– sulci lateralis cerebri, anterior-posterior, venöse Phase 269
– – – – (fossae Sylvii), seitlich, venöse Phase 271
– thalamostriata superior, anterior-posterior, venöse Phase 269
– thalamostriatae superiores, seitlich, venöse Phase 271
– thyroidea ima, Vena cava superior, anterior-posterior 311
– tibiales anteriores, Beinphlebographie 321
– – posteriores, Beinphlebographie 321
– ulnares, Armphlebographie, Unterarm 319
– vermis inferior, anterior-posterior, venöse Phase 277
Venen, Mammographie mediolateral 209
Venentrichter
– Lungenhilus, Tomographie anterior-posterior 217
– Thorax posterior-anterior 195
Ventriculus(-i)
– dexter, Abdomen im Stand 205
– – Arteria pulmonalis, arterielle Phase 285
– – Thorax 197
– – – posterior-anterior 195
– – Vena cava superior, anterior-posterior 311
– laryngis, Hypopharynx seitlich 227
– – Tracheazielaufnahme, anterior-posterior 213
– – – seitlich 215
– sinister, Abdomen im Stand 205
– – Thorax 197
– – Thorax 2. schräger Durchmesser 203
– – Thorax posterior-anterior 195
Ventrikel
– linker s. Ventriculus sinister
– rechter s. Ventriculus dexter
Verdauungssystem, Kontrastuntersuchungen 224 ff
Vertebra prominens, Tracheazielaufnahme, seitlich 215
Vesica urinaria
– – Abdomen im Stand 205
– – intravenöses Urogramm 249
– – Mammographie kraniokaudal 209
Vestibulum
– Felsenbein nach Stenvers 33
– laryngis, Tracheazielaufnahme, anterior-posterior 213
– – – seitlich 215
– nasi, Nasenskelett, seitlich 24
– Ösophagus 231
– Pyramidenvergleichsaufnahme 29
Vorfuß
– anterior-posterior 184 f
– schräg 186 f
Vorhof
– linker s. Atrium sinistrum
– rechter s. Atrium dextrum

W

Wadenbein s. Fibula
Wirbelgelenk, kleines s. Intervertebralgelenk
Wirbelkörper s. Corpus vertebrae
Wirbelkörperdeckplatte
– Brustwirbelsäule anterior-posterior 49
– – seitlich 51
– Lendenwirbelsäule 53
– – seitlich 55
– seitliche Halswirbelsäule 45
Wirbelkörpergrundplatte
– Brustwirbelsäule anterior-posterior 49
– – seitlich 51
– Lendenwirbelsäule 53
– – seitlich 55
– seitliche Halswirbelsäule 45
Wirbelkörperkante
– vordere obere 45
– – untere 45

Wirbelsäule
– Becken Ala-Aufnahme 66 f
– – anterior-posterior 58 f
– – – Kind 60 f
– – Obturatoraufnahme 68 f
– Beckenaufnahme nach Guthmann 64 ff
– – nach Martius 62 f
– Brustwirbelsäule anterior-posterior 48 f
– – seitlich 50 f
– Ganzaufnahme 40 f
– Gonadenschutz 41
– Halswirbelsäule 42 f
– Iliosakralgelenk anterior-posterior 70 f
– Kreuzbein 72 f
– – anterior-posterior 72 f
– – seitlich 74 f
– Lendenwirbelsäule 52 f
– – schräg 56 f
– – seitlich 54 f
– schräge Halswirbelsäule 46 f
– seitliche Halswirbelsäule 44 f
– Steißbein anterior-posterior 76 f
– – seitlich 78 f
Wurzelkanal s. Canalis radicis dentis
Wurzeltasche
– lumbale Myelographie, anterior-posterior 329
– thorakale Myelographie, anterior-posterior 325
Wurzeltasche L III, lumbale Myelographie, schräg 333

Z

Zahnschmelz s. Enamelum
Zahnwurzel s. Radix dentis
Zäkum
– Dünndarm 239
– Ileozäkalregion, Zielaufnahme 241
– Kolon 243
Zelle
– periantrale, Felsenbein nach Mayer 35
– – – nach Schüller 31
– retrofaziale, Felsenbein nach Schüller 31
– retrosinöse, Felsenbein nach Mayer 35
– – – nach Schüller 31
Zentrum-Ecken-Winkel nach Wiberg, Becken anterior-posterior, Kind 61
Zunge s. Lingua
Zungenbein s. Os hyoideum
Zungenschatten, Orthopantomogramm 22
Zwerchfell s. Diaphragma
Zwerchfellhälfte
– linke, Thorax 197
– rechte, Abdomen im Stand 205
– – Thorax 197
Zwerchfellkuppe
– Abdomen im Liegen 207
– Brustwirbelsäule seitlich 51
Zwerchfellkuppel, Thorax posterior-anterior 193
Zwerchfell-Rippen-Winkel s. Recessus costodiaphragmaticus
Zwischenwirbelraum, Lendenwirbelsäule schräg 57